JN432591

동양의학 연구

- 의학적 심리학의 입장에서

동양의학 연구 - 의학적 심리학의 입장에서
Copyright ⓒ 2021 Bou-Yong Rhi All rights reserved.
This Edition was published by Jipmoondang in 2021, Seoul, Korea.

이 책의 저작권은 저자에게 있습니다.
이 책의 출판권은 **(주)집문당**에 있습니다.
저작권법에 의하여 보호를 받는 저작물이므로 무단 전재와 무단 복제를 금합니다.

동양의학 연구

- 의학적 심리학의 입장에서

이부영

집문당

동양의학 연구
- 의학적 심리학의 입장에서

2021년 6월 15일 1판 1쇄

저자 | 이부영
발행인 | 임동규
발행처 | **(주)집문당**
등록 | 1971. 3. 23. 제2012-000069호
주소 | 03134 서울시 종로구 돈화문로 82, 5층
전화 | +82-1811-7567
이메일 | sale@jipmoon.com
홈페이지 | www.jipmoon.com

편 집 : 남시중
디자인 : 임용우

ISBN 978-89-303-1896-9 93510

가격 30,000원

머리말

1960년대 중반이었을 것이다. 내가 스위스 취리히의 C. G. 융 연구소에서 수련을 받고 있을 때, 나는 나의 스승 가운데 한 분인 마리 루이제 폰 프란츠 선생으로부터 동양의학의 중요성을 처음으로 듣게 되었다. 융의 충실한 수제자였던 선생은 당시 이런 말을 해주셨다. 동양의학은 동양의 연금술로서 연구할 가치가 크다. 뇌 과학을 잘 알고 있는 정신과 의사로서 당신은 매우 유리한 위치에 있다면서 당신이 부럽다는 표현까지 했다. 수련을 마치고 돌아와서 대학에 봉직할 때 젊고 패기 있는 의대 학생들이 조직한 동의연구회의 지도교수를 맡으면서 황제내경의 심오한 철학에 접해보고 논문도 써서 냈는데, 그 첫 논문이 『동의보감』의 정신병관으로 1973년 『최신의학』에 게재되었다. 그 뒤 해마다 논문을 발표하기도 하고 건너뛰기도 했는데 1990년대에는 일본에서 열린 동서비교의학사 국제심포지엄에 초대받아 『동의보감』의 정신병관과 병리에 관한 발표를 하여 공부가 많이 되었다. 그러다가 1997년 정년퇴임을 하였고 2001년 양생술에 관한 연구논문을 끝으로 다른 일에 밀려 일단 이 방면의 연구가 멈추어졌다.

여러 분야의 논문들을 분야별로 모아 책으로 펴낼 계획은 오래전부터 가지고 있었다. 그 가운데 하나로서 동양의학에 관한 논총은 다른 분야보다 쉽게 정리될 줄 알았는데 막상 일을 시작하니 이 일이 결코 만만치 않다는 사실을 알게 되었다. 한자를 한글로 옮기고 한문 원문을 정확히 인용하는 것, 참고문헌 번호 달기, 영문 초록 등

대부분 편집자의 엄청난 수고가 필요한 어려운 과정이었다. 무엇보다도 나는 아직도 동양의학에 대하여 모르는 것이 많다는 사실을 인정하지 않을 수 없다. 더구나 20년의 공백 뒤에 읽어보는 자신의 논문을 대하니 성급한 해석, 지식의 빈곤, 단순하고 단정적인 결론이 눈에 띄어 책 표제의 '연구'라는 말이 무색할 정도였다. 사실이 그러한데 왜 책을 내느냐는 번민도 생겼다. 그러나 이미 수레는 굴러가고 있어 멈추기가 어려운 상황이어서 마음을 다잡고 새로 나온 고전 번역서와 문헌을 참고로 많은 부분에서 수정 보완하였다.

이 책의 내용에는 '연구'라는 말보다는 '탐구', 또는 '이해'가 어울릴지 모른다. 의학적 심리학Medical Psychology은 영국 등지에서 정신의학Psychiatry과 같은 뜻으로 쓰이는 말로서 특히 이 말을 택한 것은 내가 여기서 보고자 하는 관점이 정신의학 영역 가운데서 심리, 정신병리, 심층심리 등 주로 인문학적 분야에 속하기 때문이다. 동양의학의 신경 생리적 · 약리학적 연구는 또 하나의 거대한 연구 분야이다. 이 책이 그런 생물학적 연구의 이론적 토대를 마련하는 데 얼마나 도움이 될지는 알 수 없다.

나는 전통 동양의학, 한 · 중 · 일의 동아시아 의학을 동아시아의 귀중한 문화유산의 하나로 본다.

고대 중국에서 수입 발전시켜 일본으로 전한 한국 전통의학 또한 한국의 귀중한 문화유산으로서 우리에게는 그 정신을 이해하고 현대에 맞게 계승 발전시킬 의무가 있다. 그러자면 전통의학에 대한 각 방면의 연구가 이루어져야 한다. 학문적 연구의 바탕 없이 어떤 전통문화도 '발전적으로' 계승할 수 없다. 이 책은 그런 연구들 한 편에 남겨질 한 작은 발자국에 불과하다. 근대 서양정신의학을 수련한 한 정신과 의사가 동아시아의 역사 속으로 거슬러 올라가 옛 의인들이 인간존재를 어떻게 파악했고 어떤 자세로 환자를 대했는지, 정신 병리를 어떻게 분류하고 어떻게 치료했는지, 전통의학의 이론적 배경과 양생의 이치와 방법에 관해 주로 『황제내경』과 『동의보감』을 중심으로 이해하고자 노력한 흔적이라고 이해해 주었으면 좋겠다. 될 수 있는 대로 고전의 본문에 충실히 하고자 했지만 전통의학 전문가의 눈으로 본다면 미흡하거나 잘 못 이해된 부분이 없지 않을 것이다.

나는 여기서 또한 전통의학과 근대 정신의학의 비교뿐 아니라 전통의학 사상의 상징적 의미를 분석심리학적 입장에서 이해하는 데 주력하였다. 폰 프란츠 선생이 지적하신 동양의 연금술로서 전통 동양의학에는 신체구조에서 그 기능에 이르기까지 풍부한 상징을 내포하고 있고 심리적 상징으로서 이해될 부분이 많다. 이제 돌이켜보니 아직 구명해야 할 것들이 많은데 깊이 들어가지 못하고 상징성 연구의 가능성만 보여주는 데 그친 점이 아쉽다. 폰 프란츠 선생이 언급한 뇌 과학과의 관련은 나의 능력을 넘는 미래의 큰 과제가 될 것이다. 그것은 결국 물질과 정신의 관계, 융의 비인과적 동시성현상과 밀접한 관련이 있다.

여러 가지 어려움에도 불구하고 이 책을 흔쾌히 발행해준 집문당의 결단과 호의에 감사드린다. 편집과 교정 과정에서 한없는 인내와 성실성으로 애써준 편집진의 헌신적 노력이 없었다면 이 책은 햇빛을 보지 못했을 것이다. 이분들께 깊이 감사드린다. 이번에도 필사에 전영희 님이 수고했고, 영문 초록 교열에서는 자일펠더 씨의 도움을 받았는데 두 분께 감사드린다.

2021년 3월

西蕉 李符永

차 례

『동의보감』에 나타난 심신관계

전통의학의 정신질환 개념

『동의보감』에 기술된 정신요법 사례

전통적 양생술의 이론적 고찰
-『동의보감』을 중심으로 -

『황제내경』에서 본 의사-환자관계*

의사-환자관계는 정신의학에서는 물론, 현대 의료의 가장 핵심을 이루는 것 가운데 하나로서 행동과학과 의학교육의 필수적인 학습과목으로 중요시되고 있다.(Balis G. U. et al(ed.) 1978[1], Nicoli A. M. 1978[2])

의사-환자관계는 의사-환자 간에 지켜져야 할 윤리적 관계를 다루는 사회계약적 측면과 의사-환자 간의 심리적 교류의 관계를 다루는 심리 역동적 측면에서 고찰되어 왔다.(Balis G. U. 1978[3], Gross H. S. et al 1978[4], Hunt G. J. 1978[5]) 전자는 의료의 윤리적 · 철학적 가치를, 후자는 치료자-환자 사이의 독특한 심리작용의 기능적 측면을 다루는 것이지만 서로 차원을 달리하면서 뗄 수 없는 밀접한 관계를 지니고 있다.

의사가 환자에 대해서 취해야 할 바람직한 자세나 행동규범에 관해서는 이미 함무라비(Hammurabi) 법전에 제시되어 있거니와 현대까지 가장 잘 알려졌고 수용되고 있는 것은 히포크라테스 선서이다.(Balis G. U. 1978)[3] 이것은 기독교윤리와 접합되면서 현대에 이르기까지 여러 가지 형태로 세분화되었다.(Reiser S. J. et al(ed.) 1977)[6]

오늘날 의사-환자관계의 역사적 근원을 살피는 것은 의료의 전통을 재확인하고 인류의 이상을 현재를 거쳐 미래의학으로 연결하

---

* 이 논문은 이부영(1986) : 황제내경에서 본 의사-환자관계. 서울의대정신의학. 11(1) : 1-16을 수정 보완한 것이다.

는 데 매우 긴요한 작업임에 틀림없다. 그러나 우리는 고대 그리스의 히포크라테스 선서는 알지만 정작 우리가 살고 있는 동양의 고대 의학이 이에 관해 무엇을 말했는지를 잘 모르고 있다.

이에 저자는 한국의학에 커다란 영향을 끼쳤고 현재도 동양의 고전으로 존중되고 있는 중국 고대의학의 대표문헌인 황제내경『소문』과『영추』에서 의사－환자관계가 어떻게 기술되었는가를 살펴보고자 한다.

의사－환자관계라는 말이 비교적 새로운 말이고 보면 그 역사적 뿌리는 의사의 역할, 의무, 과제, 환자를 보는 자세, 나가서는 의료의 본분, 정도에 관한 고대의학의 소론으로 귀착될 것이다. 또한 환자가 의사나 의료에 대해서 어떤 자세를 취해야 하는가, 또는 취하고 있는가를 살펴보아야 할 것이다. 이에 관한 고대 그리스의학의 소설은 히포크라테스 전집 *Corpus Hippocraticum*(Jons V. H. S. 1932[7], Adam S. F. 1939[8])을 중심으로 비교적 구체적으로 밝혀져 있으나, 중국 고대의학의 경우는 기원 7세기, 손사막(孫思邈, Sun Ssu-miao)이『천금방(千金方)』에서 기술한 윤리강령 이외에 알 길이 없다.(Balis G. U. 1978)[1]

『황제내경』은 현존하는 중국의학의 최고의 문헌인 동시에 최고 경전의 하나로서 수천 년이 지난 오늘에도 그 기본원리는 변함 없이 동양의학의 근간을 이루고 있으므로(小曾戶, 浜田(譯) 1971[9], Veith I. 1972[10]) 이 속에서 의사－환자관계가 어떻게 기술되고 있는지를 살펴보는 것은 의의 있는 일이라 생각된다. 다만 이것이 중국의학의 전통적 견해를 전부 망라한 것이라고 볼 수 없는 만큼 본 논고에서는『황제내경』에 나오는 견해에 국한하여 그것이 지니는 현대 의학적 의미를 고찰하고자 한다.

1. 자료

『황제내경』 원서는 대만의 대련국풍출판사 간(명(明) 마원대, 장은암 역주) 『황제내경소문영추합편(黃帝內經素問靈樞合編)』(1973)[11]과 고문사 간(홍원식(역) 1972[12], 1973[13]) 『황제내경소문해석』과 『황제내경영추해석』에 실린 원문을 자료로 삼았다. 번역은 고소도(小曾戶丈夫)와 하마다(浜田善利)(1971)[9]의 『의석황제내경소문(意釋黃帝內經素問)』과 Veith I.(1972)[10]의 『소문』 34장의 번역을, 『영추(靈樞)』는 홍원식[13]과 Ki Sunu, Yunkyo Lee(1985)[14]의 번역을 원본과 대조하면서 사용하였다.

Veith I.(1972)[10]에 의하면 『황제내경』은 전설적인 통치자 황제(黃帝, 2697~ 2597 B.C.)가 쓴 것으로 일부에서는 전해지고 있으나, 황제가 실제 인물인지는 알 수 없고 Hsieh E. T.와 같은 학자가 주장하듯 4,000년 전(2697 B.C.)에 황제에 의해서 쓰여졌다는 설은 흥미로우나 역사적인 근거가 희박함을 지적하고 있다. Wong K. C.(王吉民)와 Wu L. T.(伍連德)(1932)[15]는 사마천의 편지에 입각하여 진왕(秦王) 초기, 초기 진대(秦代)나 전국시대(戰國時代), 전국시대 후기 등 갖가지 설이 있음을 제시하면서 지리적인 명칭, 문장구성, 역사적 언급, 그 밖의 대조되는 점들을 감안해 볼 때 『황제내경』은 주대(周代) 말, 혹은 진왕조(秦王朝) 초에 간행되었을 것이나 거기 실린 내용은 이보다 훨씬 오래된 것이라고 하였다. 또한 그것은 한 사람이 쓴 것이라기 보다 여러 저자에 의하여 쓰여졌으며 그 이전의 모든 실험적·생리적·이론적 지식을 종합한 것으로 고대의학을 최초로 체계화하고자 한 시도라 하였다(Wong K. C., Wu L. T. 1932, pp. 17-18)[15]. 또한 이들은 이 책이 유학자에 대한 사서(四書)의 중요성

만큼 의가(醫家)의 고전이 되어왔다고 하였다.

Veith I.(1972)[10]는 Wang의 의견에 대하여 Léon Wieger S. J.의 한(漢)왕조 초기설과 4세기 말 이전에 이 책의 윤곽이 잡혔으리라는 견해를 들고 있다. 『사고전서총목제요(四庫全書總目提要)』에 따르면 전한(前漢)(206 B.C.~25 A.D.)에 18분책(分冊)으로 된 『내경』이 언급되었고, 『소문』의 이름으로는 한대 명의 장중경(張仲景)의 『상한론(傷寒論)』에 언급되었으며, 진대(晉代)(265~419 A.D.)에 다시금 거론되었다 하며, 『황제내경소문』의 전체 이름으로는 처음으로 『수서(隋書)』(Annals of the Sui Dynasty, 589~618 A.D.)에 기록되어 있다고 한다. 그러나 이 당시에는 18책 중 10책이 없어지고 8책만이 포함되어 있는 것으로 적혀 있었다고 한다. 그러므로 24권으로 되어 있는 『황제내경소문』은 주로 당대의 왕빙(王氷, Wang Ping)의 손으로 이루어진(*『영추』는 12권-Wong K. C., Wu L. T. 1932)[15] 것으로 본다. 왕빙은 기원 762년 이에 대한 주석을 마치고 쓴 서문에서 여러 문헌과 주석을 결합하여 이 저서를 24권으로 증가시켰고 81장으로 나누었다. 기원 1068~1078년 송의 신종(神宗) 치하에 『황제내경소문』은 다시금 왕실의 보조로 재편집되고 주석이 가해졌다. 과거에는 주석과 원문을 구별하기가 어려웠던 만큼 어느 정도 원래의 내용이 남아 있는지 결정하기는 쉽지 않다는 것이 Veith의 견해이다. 그러나 이 책의 대부분이 한대에 있었을 것이며 그 중의 상당부분이 중국 고대부터 아마 구전되어 내려온 전승의학이었을 것이라고 추측하는 것은 합당한 일이라고 그녀는 말하고 있다.(Veith I. 1972, pp. 7-9)[10]

황제내경은 『소문』과 『영추』로 되어 있는데, 『소문』은 생리, 양생, 병인, 병리 등 의학의 개론과 원리를 주로 논하고 있고, 『영추』는 진단, 치료, 침구법 등 임상의학을 논하고 있는데, 둘 다 각각 81편으로 이루어져 있다.

대상자료에서 진찰, 치료 시의 의사의 기본자세, 의도, 명의의 조건과 특징, 의료의 본분, 질병의 본체, 환자의 심리, 질병의 사회 문화적 · 심리적 측면, 의사—환자 간의 감정교류 등 현재 우리가 알고 있는 의사—환자관계에 직접 · 간접으로 관계 있는 내용을 조사하여 추출하고 이를 종합 분석하여 현대 정신의학, 또는 행동과학에서의 의사—환자관계의 개념과 비교하고자 한다. 아울러 비교적 비슷한 시대에 여러 저자에 의해 적혔으리라 추측되는 *Corpus Hippocraticum*에 언급된 의사—환자관계의 윤리적 측면에 대한 견해도 비교고찰의 자료로 삼고자 한다.

2. 고찰

『황제내경』에서는 어떤 의사를 가장 훌륭한 의사라고 보았는가를 먼저 살펴보기로 하겠다.

1) 양의(良醫)의 정의와 조건

(1) 발병 전 치료 및 미세한 변화의 인식능력

『황제내경소문』의 제1권 2편, 사기조신대론편(四氣調神大論篇) 제2에 보면 "성인은 이미 병이 난 뒤에 치료하는 것이 아니라 병이 나기 전에 고치는 것이다"(是故聖人不治已病, 治未病)라는 말이 있다.

먼저 병이 난 뒤에 아무리 좋은 약을 주어도, 혹은 난세가 되고 나서 아무리 선정을 베풀어도 그것은 마치 목이 말라 죽을 지경이 된 뒤에 우물을 파거나, 전투가 시작된 뒤에 황급히 무기를 만드는 것과도 같아서 이미 때 늦은 처사라고 어찌 말하지 않을 수 있겠는가?(小曾戶, 浜田(譯) 1971)[9]

夫病己成而後藥之, 亂己成而後治之. 譬猶渴而穿井鬪而鑄兵, 不亦晚乎.

비슷한 말이 제5편에도 언급되고 있다.

대저 인체를 손상하는 천(天)의 사기(邪氣)가 몸에 침입해 올 때는 풍우와 같이 갑작스러우며 빠른 것입니다. 그러므로 병의 치료에 우수한 의사는 침습해온 사(邪)가 아주 표면인 피모에 머물러 있는 동안에 재빨리 고치는 것입니다. 이보다 일단 아래인 의사는 사가 근맥에 이르렀을 때, 그 아래인 의사는 육부에 이르렀을 때, 다시 그 아래인 의사는 사가 오장에까지 침입한 다음에 겨우 치료를 해서 벌써 때늦은 경우가 많고 환자의 반수밖에 낫지 않습니다.(음양응상대론편 제5)(小曾戶, 浜田(譯) 1971)[9]

故邪風之至, 疾如風雨. 故善治者治皮毛. 其次治肌膚. 其次治筋脈. 其次治六腑. 其次治五臟. 治五臟者, 半死半生也.(陰陽應象大論篇 第五)

춘하추동의 음양의 상태를 알고 자연의 이치에 맞게 생활하는 성인은 천지간의 음양, 춘하추동의 질서가 혼란해지더라도 병에 걸리지 않고 아무것도 잃지 않으며 그 생기력(生氣力)은 영원하다는 말(사기조신대론편(四氣調神大論篇) 제2)에서도 볼 수 있듯이 대우주인 자연에 소우주인 인간이 순응하면서 병에 걸리지 않는 상태를 중요시해 온 동양의학의 양생(養生) 사상이 이런 양의(良醫)의 개념에도 반영되고 있다고 할 수 있지만 이를 두고 성급하게 근대 서양의학의 예방의학적 개념과 결부시키기보다는 의사가 질병의 조기 발견 능력을 가져야 한다고 강조하고 있는 것으로 간주된다.

예컨대 제2권 이정변기론편 제13에는 사람의 안색이나 맥상(脈狀)이 계절에 따라 변화하는 양상을 잘 파악하고 있으며, 아직은 발병하지 않았으나 장차 병이 될 것을 미리 알면 예방할 수 있고 그렇게 하면 천수를 다할 수 있다고 말하면서 그것을 성스러운 왕자의 술이라 하였다. 그러나 시대가 지나 중고시대에는 발병하고 나서 비로소 그것을 알게 되어 그 뒤에 치료했는데, 10일간 치료하면 낫고 낫지 않으면 탕약으로 고쳤으나 상고의 성세에서 멀어진 말세의 치병은 그렇게 간단치 않았고 의사의 치료법도 때로는 아주 불합리했다고 지적한다. 한마디로 사연이 변화하는 이치와 진단과 치료의 요체를 모르는 데서 오치를 범하게 된다는 것이다.(홍원식 1972, pp. 74-75)[12)]

> 夫色之變化以應四時之脈, 此上帝之所貴. 以合於神明也. 所以遠死而近生. 生道以長. 命曰聖王. 中古之治病, 至而治之. 湯液十日. 以去八風五痺之病. 十日不已, 治以草蘇草荄之枝. 本末爲助. 標本已得, 邪氣乃服. 暮世之治病也. 則不然, 治不本四時, 不知日月, 不審逆從.(移情變氣論篇 第十三)

그러나 중고시대에는 잘 낫다가 지금 치료가 안 되는 것이 반드시 의사의 잘못 때문만은 아니고 시대의 변천에 따라 세상이 복잡해지고 인심이 혼란해진 탓이기도 하다는 말도 언급되고 있다.

옛날사람들은 새나 짐승과 함께 자연 속에서 살고 추울 때는 몸을 움직여 몸을 덥히고 더울 때는 그늘에 들어가 식히듯 짐승이나 비슷한 원시적 생활을 했습니다. 그러므로 지금처럼 개인적으로는 육친간의 감정의 알력도 없고 대외적으로 입신출세의 욕망도 생각하는 일이 없어 단순명쾌한 세상이었으니 외사가 인체에 깊이 들어오지 않았고 지금처럼 정신의 피로를 틈타서 몸속 깊이 침입한다는 것은 생각할 수도 없었습니다. 그러므로 약으로 체내의 사를 제거하거나 침이나 칼로 외표의 사를 내쫓는 일 같은 것이 필요치 않았습니다. 그것은 정신적인 암시를 주어 기분을 바꿔주는 것만으로 병이 나을 정도로 옛날은 단순했기 때문이라 말할 수 있겠습니다. 지금 세상은 그렇지 않습니다. 무척 복잡하므로 정신적인 고뇌는 내장의 기능을 손상시키고 육체적 과로는 체력을 침식합니다. 또한 춘하추동 사시의 양생법을 지키지 않고 추위와 더위에서 몸을 지키는 것을 잊고 있습니다.(小曾戶, 浜田(譯) 1971)[9]

往古人居禽獸之間, 動作以避寒, 陰居以避暑. 內無眷慕之累, 外無伸官之形. 此恬憺之世, 邪不能深入也. 故毒藥不能治其內, 鍼石不能治其外. 故可移精祝由而已. 當今之世不然. 憂患緣其內. 苦形傷其外, 又失四時之從逆.…(移情變氣論篇 第十三).

이 말은 현대적인 관점에서도 매우 적절한 지적이라고 할 수 있다. 그러나 『황제내경소문』에서 황제는 기백에게 과격한 작용을 하는 약을 써서 환자의 체력을 소모시켜도 효과가 없는 이유를 물었고, 기백은 다시 의사의 서툴고 거친 치료법을 그 원인으로 지적하고 있다.

…기백이 대답하였다. 그것은 아무리 사기(邪氣)를 공격하여도 인간의 신기가 따르지 않기 때문입니다. 황제께서 물으셨다. 신기가 따르지 않는다는 것은 무슨 뜻인가? 기백이 대답하였다. 침의 치법의 요도(要道)는 상규에 따르지 않으면서 방황하는 이 신기를 상규에 복귀시키는 데 귀결됩니다. 그런데 정신의 상태가 불안정한

채 이런 거친 치료를 하므로 병이 나을 턱이 없습니다.(小曾戶, 浜田(譯) 1971[7], 홍원식 1972, p. 78)[12]

帝曰, 形弊血盡, 而功不立者何. 岐伯曰, 神不使也. 帝曰, 何謂神不使. 岐伯曰, 鍼石道也. 精神不進, 志意不治. 故病不可愈…(湯液醪醴論篇 第十四)

기백은 인간의 신기에 따르는 치료를 올바른 의료라고 주장하는 것이다. 현대적 언어로 표현한다면 인간생명에 본래 존재하는 자연스러운 심리생리기능이 일탈되었던 것을 그 본래법칙에 맞게 먼저 조절하여 회복시키지 않고 병증만을 공격해서는 치유가 안 된다는 말이다. 동양의학에서 정신이란 반드시 심리상태만을 지칭하는 것이 아니고, 심신양면에 작용하는 에너지(이부영 1983)[16]라고 보아야 하기 때문에 여기서 기백이 말하는 것이 환자의 심리상태를 잘 살피라는 뜻으로 일방적인 해석을 가하는 것은 적절치 않지만 인간의 마음을 바로잡아야 한다는 뜻이 내포되어 있는 말임은 다음 설명을 보아도 틀림없다.

더욱 정신을 교란하게 되므로 교란된 영기(營氣)도 위기(衛氣)도 정상으로 되돌아올 수가 없는 것입니다. 왜 이렇게 되느냐 하면 이 환자는 기호나 욕망이 강해서 근심걱정이 가라앉을 틈이 없기 때문에 생명활동의 근원인 정기가 과도한 긴장의 연속으로 해이되어 그 작용을 할 수 없게 됩니다. 그 결과 영혈은 유통되지 않고 위기는 방위의 소임을 다 하지 않습니다. 그러므로 신기가 상규에 따르지 않을 때 병은 낫지 않게 되는 것입니다.(홍원식 1972, p. 78)[12]

今精壞神去, 榮衛不可復收, 何者. 嗜欲無窮, 而憂患不止. 精氣弛壞, 榮泣衛除. 故神去之. 而病不愈也.(湯液醪醴論篇 第十四)

이리하여 다시금 의사는 무엇보다도 병의 발현의 미세한 신체변화를 조기에 발견하여 치료해야지 병이 심해진 뒤에 손을 써서는 낫지 않는데 이런 경우 의사들은 환자가 중태라는 핑계만 대기 쉽다는 뜻을 전하고 있다.(小曾戶, 浜田(譯) 1971)[9](홍원식 1972, p. 79)[12]

Veith I.(1972)[10]의 해석은 다음과 같다.

> 생(生) 자체가 진정으로 병의 시초다. 미세한 것이 먼저 피부를 통해 체내에 들어간다. 모든 재주 있는 유명한 의사가 이를 완고한 병, 즉, 역(逆)이라 부른다. 침으로 치료가 안 되면 좋은 약으로도 안 된다.
>
> 帝曰, 夫病之始生也. 極微極精, 必先入結於皮膚, 今良工皆稱曰病成. 名曰逆. 則鍼石不能治. 良藥不能及也.(湯液醪醴論篇 第十四)

이렇게 보면 '부병지시생(夫病之始生)'은 참으로 깊은 철학적 의미를 지니고 있다. 그러나 이 부분을 의역한 고소도(小曾戶) 등의 설명도 일리가 있어 가늠하기 어렵다.

그런데 황제는 다시 묻는다.

> 그러나 용하다는 의사들이 지금도 치료를 하고 있을 것이다. 매일 환자의 목소리를 듣고 안색을 살펴서 정성껏 진찰하여 치료하는데도 병이 낫지 않으니 어찌하여 이와같이 시간이 걸리며 빨리 낫지 않느냐?
>
> 今良工皆得其法. 守其數, 親戚兄弟遠近. 聲音日聞於耳, 五色日見於目. 而病不愈者. 亦何暇不早乎.(湯液醪醴論篇 第十四)

이에 기백은『황제내경』의 근간사상인 치병의 근본원리를 다음과 같이 개진한다.

> '병을 나무의 뿌리인 본(本)으로 보고 치료법을 나무의 지엽인 표(標)라고 보면 뿌리와 지엽이 함께 나무의 생명을 지키고 있는 것처

럼, 병과 치료법이 일치될 때, 곧 사기를 추방하여 정기를 회복시킬 수 있는데, 일치되지 않으면 사기가 도저히 항복되지 않는다'고 하는 것이 바로 지금의 경우에 해당합니다.(小曾戶, 浜田(譯) 1971)[9] (홍원식 1972, p. 79)[12]

岐伯曰, 病爲本, 工爲標. 標本不得, 邪氣不服. 此之謂也.(湯液醪醴論篇 第十四)

Veith I.(1972)[10]는 '**병의 뿌리에 도달하지 못하면**' 사기를 추방할 수 없다고 해석하였지만 고소도(小曾戶) 등은 '**병과 치료법의 일치**'란 말을 쓰고 있다. 이 두 가지 해석은 현격한 논법상의 차이를 보여주고 있다. 전자는 원인론적 접근을 말한 것이고, 후자는 전체론적·동시성적 입장을 대변한 것이다. 동서양인의 사고의 차이가 나타나 있다고 보겠다.

훌륭한 의사란 무엇인가? 대우주인 천지와 소우주인 인간의 생리와 상호관계를 잘 알아서 병이 가벼울 때 이를 발견하여 치료할 줄 아는 사람이다. 병의 바른 진단과 바른 치료를 하는 것 이상 중요한 일은 없다. 그리하여 의사는 천(天)의 시를 잘 살펴서 환자의 혈기 혼란을 조화시켜 주어야 하고 사계절에서 인체혈기의 존재 상황을 알아서 치법을 실시해야 한다.(팔정신명론편 제26)

제3권 26편에서 『황제내경소문』은 미세한 변화의 인식능력을 거듭 양의의 조건으로 강조하고 있다.

『침경(針經)』에 있는 그 명명(冥冥)함을 관(觀)한다는 것은 사(邪)가 침범한 초기에는 육체적·정신적으로도, 또 영기·위기의 성쇠도 좀처럼 외견상 잠깐 보는 것만으로는 나타나지 않은 것처럼 생각되므로 이 미세한 이상의 표현은 의술을 습득한 사람이 아니고서는 모르는 것입니다. 그러나 우수한 의사는 이를 감지하여 다시 천기(天氣)의 한온(寒溫), 일(日)의 영허(盈虛), 춘하추동의 양기 소장(消長) 등을 짐작하여 환자의 경맥 이상을 조화시켜 줍니다. 우수한 의사라면 이 사기의 침입을 조기에 발견할 수 있는데 범의(凡醫)들은 좀처럼 알 수 없습니다. 그러므로 그 명명함을 관한다고 하는 것입니다. 그러므로 이 의술을 전할 수 있는 우수한 의사가 다른 범의들과 다른 까닭이 있습니다. 범의는 이 미묘성을 감지할 수 없습니다. 즉, 보고자 해도 보이지 않으며 핥아도 맛을 모른다는 형편이기 때문입니다. 그러므로 명명함이 신(神)을 방불케 한다. 즉 그 알기 어려움은 신불(神佛)의 존재와 같다는 것입니다.(팔정신명론편 제26)(小曾戶, 浜田(譯) 1971)[9](홍원식 1972, p. 146)[12]

冥者, 言形氣榮衛之不形於外, 而工獨知之. 以日之塞溫. 月之虛盛, 四時氣之浮沈, 參伍相合而調之. 工常先見之. 然而不形於外. 故曰觀於冥冥焉. 通於無窮者, 可以傳於後世也. 是故工之所以異也. 然而不形見於外. 故俱不能見也. 視之無形, 嘗之無味. 故謂冥冥, 若神髣髴.(八正神明論篇 第二十六).

양의는 신불의 존재와도 같다는 말이다. 여기에 상급 의사와 하급 의사의 구별이 생긴다.

그런데 양의가 되면 그 미묘한 이화(異和)를 찰지하여 병사의 싹을 적출하게 됩니다. 즉, 먼저 반드시 삼부구후(三部九候)의 맥을 살펴서 사소한 이상이라도 조화시켜서 병사의 공격을 모면케 합니다. 그러므로 상급 의사라고 할 수 있습니다. 하급 의사는 병변이 이미 형성되어 환자의 진기가 사기에 패배하고 있을 무렵이 되어야 겨우 알게 되며, 그때부터 진기를 사기에서 구출하려고 시도합니다. 이미 이루어진 것을 구하는 것은, 3부 9후의 맥상에 이상이 있음을 발견하지 못하여, 병사(病邪)가 깊이 침입되어서 비로소 치료를 개시하는 것으로 됩니다.(팔정신명론편 제26)(홍원식 1972, pp. 146-147)[12](고소도(小曾戶), 하마다(浜田)(譯) 1971)[9]

上工救其萌芽, 必先見三部九候之氣, 盡調不敗而救之, 故曰上工. 下工救其已成, 救其已敗, 救其已成者, 言不知三部九候之相失, 因病而敗之也.(八正神明論篇 第二十六)

『황제내경영추』에도 우수한 의사와 조잡한 의사의 구별을 되풀이해서 설명하고 있는데 대개 비슷한 내용들이다. 이것을 열거하면 다음과 같다. 몇 사람의 의역을 참조하여 다음에 소개한다.

낮은 의사는 외견상 나타난 병상에 사로잡혀 보편적인 자법을 고수하지만 우수한 의사는 신기(神氣)의 성쇠를 주의하여 보사합니다. 신기의 작용이란 얼마나 미묘한 것이냐. 병사가 사람의 신기가 출입하는 곳에 침입하였을 때 어떤 사기가 무슨 경맥을 침범하고 있는지 발견할 수 없으면 병의 근원이나 치료법을 알 까닭이 없습니다. 자침의 미묘한 작용은 수로 침의 운용상에 있이서 자입의 느리고 빠름에 관계되는 것입니다. 낮은 의사는 침자리를 찾아 헤매지만 우수한 의사는 미세하고 미묘한 환자의 기의 기능을 살핍니다.(홍원식(역) 1973, p. 2)[13](Ki, S., Lee, Y.K. (trsl.) 1985, pp. 31–32)[14]

粗守形, 上守神, 神乎神. 客在門, 未觀其疾. 惡知其原, 刺之微在遲速, 粗守關. 上守機. …(九鍼十二原篇 第一 法天)

우수한 의사는 시술의 형식에 구애되지 않고 시술의 시기를 포착할 수 있어야 한다는 뜻인 듯하다. 의료시술상의 '시간성'의 중요성이 동양의학에서는 특히 강조되고 있는 듯하다.

소침해편 제3 법인(小針解篇 第3 法人)에서 다시 앞에서 거론한 우수한 의사와 낮은 의사의 풀이가 기술되고 있다. 즉 상수신(上守神)이란 우수한 의사가 환자의 혈기 성쇠를 잘 분간하여 보사한다는 것, 상수기(上守機)란 우수한 의사가 환자의 기의 사정(邪正)의 기미를 포착한다는 것, 조수관(粗守關)이란 사지의 수혈(輸穴)만 주의하여 혈기정사(血氣正邪)의 왕래를 모르는 것이라 하였다. 또한 우수한 의사는 얼굴과 눈의 색택을 잘 관찰하여 척촌의 맥의 대·소, 완·급, 활(滑)·삽(澁)을 보아 병의 상황을 요해하고 치법을 고려한다는 뜻이라 하였다.(홍원식 1973, p. 21)[13)]

사기장부병형 제4 법시에는 의사를 상·중·하로 나누어 다음과 같이 말한다.

> 척(尺)의 피부상태를 잘 분별할 수 있는 의사는 비록 촌구의 맥을 조사하지 않더라도 그 맥상을 알 수 있으며, 또 맥진을 잘 할 수 있는 의사는 안색을 보지 않더라도 틀림없이 진단할 수가 있습니다. 이들 세 가지 진단법을 잘 결합시켜 진료할 수 있는 의사를 상공이라 합니다. 상공은 십 명의 환자를 진료하여 구 명까지는 고칠 수 있는 사람이고, 두 가지만을 잘 다룰 수 있는 의사를 중공이라고 하는데 십 명 중 칠 명까지 고칠 수 있습니다. 한 가지만을 할 수 있는 의사를 하공이라 합니다. 하공이라도 십 명 중 육 명까지는 고칠 수 있습니다.(홍원식(역) 1973, p. 30)[13)]
>
> 故善調尺者, 不待於寸. 善調脈者, 不待於色. 能參合而行之者, 可以爲上工. 上工十全九. 行二者爲中工, 中工十全七. 行一者爲下工, 下工十全六.(邪氣藏腑病篇 第四 法時)(黃帝內經素問靈樞合編 靈樞, p. 30)[11)]

또한 근결편(根結篇) 제5 법음(法音)에는 다음과 같은 언급이 있다.

> 상급의 의사는 혈기를 조화시키지만 중급의 의사는 혈기가 운행되는 경맥의 조화를 반대로 깨뜨리는 수가 있으며 하급의 의사는 혈기를 끊어 환자의 생명을 위태롭게 하는 수가 있다. 그러므로 서툰 의사라면 오장의 어디에 이상이 있는지, 장의 맥과 병상은 상응한 것인지, 경맥과 낙맥은 어디에 허와 실이 나타나고 있는지, 척의

피부상태는 어떠한지 하는 것 등을 소상히 진찰하여 판단한 연후에 치료에 착수해야 한다.(홍원식 1972, p. 43)[12]

故曰上工平氣. 中工亂脈. 下工絕氣危生. 故曰, 下工不可不愼也, 必審五藏變化之病, 五脈之應, 經絡之實虛, 皮之柔脆, 而後取之也.(根結篇 第五 法音)(合編 45)[11]

역순편(逆順篇) 제55에는 『황제내경소문』에서 강조된 바와 같이 병의 조기 발견 능력을 우수한 의사의 조건으로 재삼 지칭하고 있고 이와 비슷한 말이 관능편(官能篇) 제73에도 보인다.

우수한 의사는 아직 병이 나타나기 전에 그것이 미치려고 하는 곳을 미리 알아서 자법(刺法)을 실시합니다. 그 다음의 의사는 아직 사기가 충분히 세력을 얻기 전에 자법을 실시합니다. 그 다음의 의사는 이미 사기가 쇠하기 시작한 시기에 맞추어서 자법을 실시합니다. 어리석은 의사는 사기가 전 세력을 다하여 한창 덮칠 때, 혹은 병세가 가장 강할 때, 혹은 병증과 맥증이 일치하지 않는 가장 위험할 때에 자법을 실시합니다. 고로 다음과 같이 전해지고 있습니다. 사기가 가장 치열할 때 이를 자침하여 정기(正氣)를 손상시켜서는 안 된다. 사기가 점차 쇠하고 정기가 점차 회복되었을 때를 맞추어 자침하면 그 효과는 최대이다. 또한 다음과 같이 전해지기도 합니다. 우수한 의사는 병이 아직 노출되기 전에 그 이변을 찰지하여 사전에 치법을 쓰고 이미 병사가 성대해졌을 때는 치법을 쓰지 않는다. 이는 모두 위의 사실을 말하는 것입니다.(홍원식(역) 1973, p. 237)[13]

上工刺其未病者也. 其次刺其未盛者也. 其次刺其已衰者也. 下工刺其方襲者也. 與其形之盛者也. 與其病之與脈相逆者也. 故曰方其盛也, 勿敢毁傷, 刺其已衰事必大昌. 故曰上工治未病, 不治已病. 此之謂也.(逆順篇 第五十五)(合編 331)[11]

이상의 주장들을 현대의학적 언어로 요약하면 양의란 사람의 미세한 변화를 알아차릴 수 있어야 하고, 그래서 병이 발현되기 이전에 재빨리 치료할 수 있는 능력을 갖추어야 하고, 그러기 위해서는 인체에 미치는 기후의 영향과 인간의 심리생리기능의 움직임을 잘 파악할 수 있어야 하고, 적시에 치료를 행할 수 있어야 하며, 심신양면으로 총체적인 치료를 해서 병적인 것을 공격하기 보다 정상적인 생리를 회복할 수 있도록 도와야 한다고 할 수 있다.

그런데 여기 또 하나 중요한 양의의 조건이 있다. 그것은 환자를 치료하려면 환자의 사회 문화적 요인을 알아야 한다고 강조하고 있는 점이다.

(2) 환자의 사회적 · 문화적 · 심리적 요인의 인식

『황제내경소문』 소오과론편(疏五過論篇) 제77을 보면 황제가 뇌공에게 의사의 오과(五過)와 사덕(四德)에 관해 가리키는 말이 있다.

> 먼저 환자를 진찰하기 전에 그 자가 옛적에는 귀한 지위에 있었는데 지금은 신분이 떨어져서 가난하고 천한 지위에 있지 않은지를 물어 보아라. 만약 그러하다면 비록 외사(外邪)에 손상되지 않았더라도 병은 정신적으로 속에서 생기는 것이다. 이를 영기(營氣)가 빠졌다고 해서 탈영(脫營)이라 한다. 또한 옛날에는 부자였는데 지금은 가난해졌다면 이는 정기(精氣)를 잃었다고 해서 실정(失精)이라 한다. 이 경우에는 정신활동의 본인 오장의 정기가 울결해서 안에서 병이 생기는 것이다. 의사가 이를 진찰하여도 장부에는 이상이 보이지 않는 것 같으며 외견상으로도 육체에 이상이 없으므로 무엇이라 병명을 붙여야 할지 모른다. …아무리 기술이 우수한 의사라도 이와같이 병이 유래한 상황을 모르면 정확한 진단을 내릴 수 없다.

이것이 일과(一過), 즉 첫째의 오진이다.(小曾戶, 浜田(譯) 1971, p. 239)[9)]

帝曰, 凡未診病者, 必問嘗貴賤. 雖不中邪, 病從內生. 名曰脫營. 嘗富後貧, 名曰失精. 五氣留連, 病有所并, …醫工診之, 不在藏府, 不變軀形, 診之而疑, 不知病名. 身體日減, 氣虛無精, 病深無氣, 洒洒然時驚. 病深者以其外耗於衛, 內奪於榮. 良工所失, 不知病情, 此亦治之一過也.(疏五過論篇 第七十七)

또 환자를 진찰하려고 할 때, 그 음식의 상태나 주거의 환경을 묻지 않으면 안 된다. 즉, 갑자기 쾌락에 빠지거나, 갑자기 고난에 부닥치거나, 안락한 생활에서 신고한 생활로 변하거나 해서 이들은 모두 오장의 정기를 손상한다. …갑자기 화를 낼 때 그 도가 지나치면 음기가 상하고, 갑자기 기뻐할 때 도가 넘으면 양기가 상한다. …용의(庸醫)가 보사의 법도 병의 성립도 모르고서 무책임한 치료를 하면 오장의 정기가 날이 갈수록 빠져서 사기가 들어오게 된다. 이것이 이과, 즉, 제이의 오진이다.(小曾戶, 浜田(譯) 1971, pp. 239-240)[9)]

凡欲診病者, 必問飮食居處. 暴樂暴苦, 始樂後苦, 皆傷精氣. …暴怒傷陰, 暴喜傷陽, … 愚醫治之, 不知補寫, 不知病情, 精華日脫, 邪氣乃并. 此治之二過也.(疏五過論篇 第七十七)

맥진을 잘하기 위해서는 반드시 비류편(比類篇), 기항편(奇恒篇), 종용편(從容篇)을 숙지함으로써 달성할 수 있으며 적어도 의사로서 이 방법을 숙지하지 못한 자는 그 진찰은 가치없는 것이다. 이것이 삼과, 즉 제삼의 오진이다.(小曾戶, 浜田(譯) 1971, p. 240)[9)]

善爲脈者, 必以比類, 奇恒從容. 知之爲工, 而不知道, 此診之不足貴. 此治之三過也.(上同)

환자를 진찰함에 있어서 세 가지 일상적인 정신적 고뇌를 알 필요가 있다. 즉 다음의 세 가지 사항을 묻는다. 첫째, 귀한 지위에서 천한 지위로 전락하지 않았는가? 둘째, 왕·후·태수의 지위를 잃은 것이 아닌가? 셋째, 왕·후·장(將)·상(相)을 강하게 희망하지 않는가? 만약 이전은 귀위에 있었는데 전락하여 그 세력을 잃었다면 외사에 손상되지 않더라도 정신적 고뇌에서 심이나 현의 정기, 즉 신기와 정기를 강하게 동요시켜서 그 내인에 의하여 육체도 파손되어 버린다. 또한 이전에 부유한 생활을 하고 있던 자가 갑자기 가난해지면 외사에 손상되지 않더라도 정신적 내인에 의해서 점차 피부의 광택을 잃고 근육이 수축된 채 펴지지 않게 되어 발이 시들어 경련을 일으키게 된다. 또한 왕·후·장·상이 어찌 종자가 있을 것인가 하고 강렬한 야망을 가졌으나 희망을 달성할 수 없어서 울울한 것을 관찰하고 의사가 이 허망한 생각을 타이르지 못하고 정신적인 면에서 치료를 할 수 없을 때 환자는 오장의 정기가 속에서 울하여 영위의 기가 밖을 지키지 못하여 마침내 생명활동의 평형을 잃어서 질병이 되는 것이다. 이 세 가지 경우 환자의 정신을 전환할 수가 없다면 이는 의료가 실시되지 않은 것이 된다. 즉 이것이 사과이다.(小曾戶, 浜田(譯) 1971, p. 240)[9]

診有三常. 必問貴賤. 封君敗傷. 及欲侯王, 故貴脫勢, 雖不中邪, 精神內傷, 身必敗亡. 始富後貧, 雖不傷邪, 皮焦筋屈, 痿躄爲攣. 醫不能嚴, 不能動神, 外爲柔弱, 亂至失常, 病不能移. 則醫事不行, 此治之四過也.(上同)

병이 생긴 발단과 그 병의 종말, 즉 죽음을 발견하지 못하는 과실이다. 이를 제대로 할 수 있으려면 망진(望診), 맥진(脈診), 문진(問診)으로 병명을 찾아야 하고 남녀의 성도 고려해야 하며, 우(憂)·공(恐)·희(喜)·노(怒)·사고(思考)의 울적 등 내인을 알아야 하고 사회적 지위의 급격한 변화를 알아야 한다. 용의가 이를 무책임하게 치료하면 음양을 강하게 자극하여 그 기를 더욱 혼란시키는 결과가 되어 신체에 원기가 없어지고 사기(死期)에 이르게 되는데 의사가 병의 발생 원인을 발견하지도 못하고 혹은 그것을 물어서 밝히지도 못하여 속수무책으로 환자의 사기를 말하게 되면 이 또한 용의라 아니할 수 없으니 오과이다.

凡診者, 必知終始, 有知餘緖, 切脈問名, 當合男女. 離絶菀結, 憂恐喜怒, 五藏空虛血氣離守, 工不能知, 何術之語. 嘗富大傷斬筋絶脈, 身體復行, 令澤不息. 故傷敗結, 留薄歸陽, 膿積寒炅. 粗工治之亟刺陰陽身體解散, 四支轉筋死日有期. 醫不能明, 不問所發, 唯言死日, 亦爲粗工. 此治之五過也.(上同)

이리하여 이제 양의의 조건이 다음 말 속에 모두 요약된다.

고로 성인이라 하는 사람은 천지간의 음양의 기의 소장, 춘하추동 사시의 변천, 오장과 육부와의 관계, 수족의 음양, 경맥의 표리, 침구석(針灸石) 독약물 등의 주치효능, 사람의 생활환경이 미치는 정신 위생적 관련성 등을 숙지하고 정상과 이상을 분명히 분별해서 치료를 행하는 것이다. 즉, 환자의 부귀빈천, 연령의 장유, 용겁 등의 정신적 성질을 고려하고 이상이 있는 부분을 발견할 수가 있고 또한 병의 근본이나 시작의 상태, 팔풍(八風)의 사기에 손상되는 이치, 삼부구후(三部九侯)의 맥진법을 숙지하고 있으면 반드시 바른 진찰법에 적합하게 된다.(小曾戶, 浜田(譯) 1971, p. 241)[9]

故曰聖人之治病也, 必知天地陰陽, 四時經紀, 五藏六府, 雌雄表裏, 刺灸砭石, 毒藥所主, 從容人事. 以明經道, 貴賤貧富, 各異品理. 問年少長, 勇怯之理. 審於分部, 知病本始. 八正九侯, 診必副矣.(上同)

의사가 천지와 인체의 음양의 이치를 모르는 것은 의사의 첫째 실책이다. 비윤리적 자만은 두번째 실책, 즉 이실이다. 스승의 가르침을 모두 준수하지 않고 멋대로 대법에서 떠난 의술을 농하고, 잘못된 설을 주장하면서 이를 진실이라 하고, 제멋대로 이름을 붙여 자기의 공으로 삼고 혹은 함부로 돌칼을 사용하여 강한 사법(瀉法)을 행하며, 이렇게 해서 후세에까지 죄악을 남기게 되는 것, 이것이 치(治)의 이실(二失)이다. 환자의 부귀빈천의 사회적 환경이나 일상의 생활상태, 지역적 기후의 한온 상태 등을 고려하지 않고, 또 음식의 위생을 적절하게 함을 지키지 않고, 혹은 사람의 용겁 등의 정신상태를 참작하지 않고, 비류, 즉 환자를 유별(類別)하지 않고 스스로 진단치료를 혼란케 하여 올바른 대책을 밝힐 수 없음은 치(治)의 삼실(三失)이다. 환자에게 정신격동, 폭음폭식, 방종한 생활태도, 혹은 독물을 섭취하는 기회 등을 소상하게 질문하지 않고 바삐 촌구의 맥만을 진찰해서는 무슨 병인지 알 까닭이 없으니 용의들이 결국 엉터리 병명을 붙여서 후에 어쩔 수 없는 함정에 빠지게 되어 이것이 치의 사실(四失)이다. 이같이 하여 의사에 대한 세인의 비판이 천리 밖의 먼 곳까지 퍼지게 됨을 개탄한다.(小曾戶, 浜田(譯) 1971, p. 242)[9]

診不知陰陽逆從之理, 此治之一失矣. 受師不卒, (妄作雜術, 謬言爲道, 更名自功,)[12] 妄用砭石, 後遺身咎, 此治之二失也. 不適貧富貴賤之居, 坐之厚薄, 形之寒溫, 不適飮食之宜, 不別人之勇怯, 不知比類, 足以自亂, 不足以自明, 此治之三失也. 診病不問其始, 憂患飮食之失節, 起居之過度, 或傷於毒, 不先言此, 卒持寸口, 何病能中, 妄言作名, 爲粗所窮, 此治之四失也, 是以世人之語者, 馳千里之外, 不明尺寸之論, 診無人事治數之道….(徵四失論篇 第七十八)(괄호 : 補注黃帝內經素問, p. 677)[12]

이런 말은 해정미론편 제81에도 황제에게 뇌공이 교시를 청하는 말 가운데 반복 기술되어 있다.

환자를 치료함에 있어서는 먼저 그 자의 비애나 희로와 같은 감정의 움직임, 조습이나 한서 등 자연의 환경조건, 거기에 성생활의 상황, 남녀노소의 구별 등을 고려해야 한다는데 그 이유를 설명해 주시기 바랍니다. 그것은 환자의 비천부귀 등의 사회적 관계에서 생기는 정신적인 면, 혹은 또 여러 가지 조건에 영향된 육체적인 면을 말하는 것이옵니까?(小曾戶, 浜田(譯) 1971, p. 250)[9](홍원식(역) 1973, p. 319)[13]

若先言悲哀喜怒燥濕寒暑, 陰陽婦女. 請問其所以然者, 卑賤富貴. 人之形體所從, 羣下通使臨事. 以適道術, 謹聞命矣.(解精微論篇 第八十一)

이상은 의사가 환자의 생리뿐 아니라 심리적 변동, 사회 문화적 요인에 이르는 모든 것을 알아야 좋은 의사가 될 수 있다는 말인데, 이런 주장은 서양 근대의 물질주의 의학의 개념을 훨씬 앞지른 현대적 개념으로서 의사가 좋은 의료를 수행하기 위해서 인간의 생물학적, 심리·사회·문화적, 영적 측면을 포괄한 전체를 알아야 한다는 현대 정신의학과 의학교육의 주장과 일치하는 정신이다.

(3) 진찰, 시술 시 의사의 자세

『황제내경소문』 이정변기론편 제13을 보면 황제가 기백으로부터 환자가 죽을 것인지 살 것인지 삶의 진단법의 요령을 색(色)과 맥과의 관계에서 설명을 들었을 때, 그것은 자기가 이미 알고 있으니 좀 단적으로 말해 줄 것이 없는가 묻고, 기백이 이에 대답하는 내용이 있는데, 다음과 같다.

기백이 말했다. 그것을 요약하면 한마디로 족합니다. 황제가 묻기를 그 하나가 무엇이오? 기백이 말했다. 환자의 신기 유무를 간파하는 것입니다. 황제가 물었다. 어떻게 환자의 신기 유무를 간파할 수 있는가? 기백이 대답하였다. 문을 닫고 창을 닫고 조용히 하여 그 가운데 술자의 정신을 통일해서 환자를 향하여 여러 가지 정신적·육체적 병상을 진찰하는 것입니다. 이때 술자의 추리에 따라 직관적으로 환자의 신기를 인정할 수 있으면 이 환자는 회생의 능력이 있고, 만약 환자의 신기가 인정될 수 없을 때는 사병(死病)이라고 판단되는 것입니다.

황제는 수긍이 되는 모습을 지었다.

帝曰, 余聞其要於夫子矣, 夫子言不離色脈, 此余之所知也. 岐伯曰, 治之極於一. 帝曰, 何謂一. 岐伯曰, 一者因得之. 帝曰奈何, 岐伯曰, 閉戶塞牖, 繫之病者, 數問其情, 以從其意, 得神者昌, 失神者亡. 帝曰善.(移精變氣論篇 第十三)

"술자의 정신통일"이라는 말은 본문에 분명히 명시되어 있지 않고, Veith는 사람들의 마음이 닫혀 있는 것으로 해석하고 있지만, 고소도(小曾戶) 등이나 홍원식의 의역을 다른 원문들에 나오는 치료자의 자세와 비교하면 이런 의역이 충분히 타당함을 짐작할 수 있다.

또한 "진법(診法)에는 원칙적인 법이 정해져 있고 의사는 일상생활이 올바르고 호흡을 조정하여 정신을 오로지 의사(醫事)에 돌리고 청정한 태도로써 천지의 움직임을 보고 팔풍(八風)의 정사(正邪)를 살피고… 맥박의 상태를 살피면서…"(小曾戶, 浜田(譯) 1971, p. 249)[9)]

是以診有大方, 坐起有常, 出入有行以轉神明. 必淸必淨, 上觀下觀, 司八正邪, …, 按脈動靜, …(方盛衰論篇 第八十)

고소도(小曾戶), 하마다(浜田) 등의 의역이 옳다면 이 말은 진단과정에 임하는 의사의 정신 상태를 강조한 말이다. 올바른 일상생활, 정신집중과 통일, 우주의 원리(하늘과 땅)를 관조할 때 가져야 할 맑고 깨끗한 마음의 자세를 요구하고 있다. 청정심이란 사(私)가 끼지 않은 치우침이 없는 마음일 것이며 반드시 의사의 윤리규범을 말하는 것이 아니라 소우주로서 대우주와 일치된 삶과 정신자세 '전체'로서 '전체'인 환자를 대하는 자세를 가리키고 있다고 본다. '호흡조정'도 그러한 맥락에서 이해해야 할 것이다. 의사가 한 쪽만 보지 않고 전체를 보아야 한다는 뜻이 같은 곳에서 언급되고 있는데, 그 표현이 매우 흥미롭다.

> 추(醜)도 알고 선(善)도 알며, 병도 알고 병 아님도 안다. 높은 것도 알고 낮은 것도 안다. 앉는 것도 알고 서는 것도 안다. 가는 것도 알고 멈춤도 안다. 이렇게 모든 것의 뒤와 겉을 알고 진정한 진법()에 따른다면 치료는 완전하며 언제까지나 의술에 대한 의심은 없을 터이다. 남는 것에서 부족한 것을 발견하고 이리하여 사물의 전체를 안다면 의술의 대도에 통하는 것이다.(小曾戶, 浜田(譯) 1971, p. 248)[9)]
>
> 知醜知善, 知病知不病, 知高知下, 知坐知起, 知行知止. 用之有紀, 知道乃具, 萬世不殆. 起所有餘, 知所不足….(方盛衰論篇 第八十, 小曾戶 1971, p. 248)

의사가 인체의 구조를 배워서 알고 있어도 치료에 실패하는 것은 술자가 스스로의 정신을 집중하지 않고 그 때문에 환자의 의지를 다스릴 수 없어 환자의 망(望), 문(問), 타진(打診)을 배합한 진찰을 제대로 할 수 없어 진단치료에 의구가 생기는 까닭이라고도 지적되고 있다.(小曾戶, 浜田(譯) p. 242)[9)]

> 所以不十全者, 精神不專, 志意不理, 外內相失, 故時疑殆.(徵四失論篇 第七十八)

의사의 해이한 정신적 집중력은 환자의 의지(志)에 직접 영향을 주어 진찰 과정에 해를 입힌다. 앞에서 말한대로 동양의학에서 '정신'은 단순히 심리적인 요소가 아니기 때문에 그런 구체적인 영향을 환자에서 일으킬 수 있다고 보는 것이다.

또한 형(形)과 신(神)을 묻는 자리에서 기백은 그것이 극히 미묘한 것이므로 정신을 차리고 무아의 경지에서 살펴야 한다는 말을 한다.

신 기백이 삼가 아뢰옵니다. 형(形)이여! 형이여! 즉 육체적 이상은 눈에 의지할 것이 아니고, 반안(半眼)을 감고 그 병상(病狀)에 따라서 삼부구후(三部九候)를 살펴서 이상이 있는 경맥을 구하면 뚜렷이 안전에 나타나는 것입니다. 범의(凡醫)는 단지 환자의 형태에만 마음이 쏠려서 이에 구애되므로, 아무리 진찰하여도 진짜로 어디가 나쁜지를 전혀 모릅니다. 그것은 참 이치를 모르기 때문입니다. 그래서 이를 형이라 하는 것입니다.(小曾戸, 浜田(譯) 1971, p. 118)[9)]

岐伯曰, 請言形, 形乎形, 目冥冥問其所病, 索之於經, 慧然在前. 按之不得, 不知其情, 故曰形.(八正神明論篇 第二十六)

'시력을 약하게 한다(目冥冥)'든가 의역해서 눈을 반쯤 감고 본다는 것은 외형적인 현상이나 형태에 만 집착하지 말고, 그 뒤의 눈에 보이지 않는 동기(경맥)와 의미를 파악한다는 뜻으로 이해된다. 심층심리학에서 의식된 것만 보지 않고 그 너머의 무의식을 꿰뚫어 보기 위해서는 의사의 외향적 판단과 지각을 약간 누르고 직관 기능을 발휘하여 심층작용을 파악하는 것과 같은 맥락을 가지고 있다.

기백의 신(神)에 관한 다음 말의 심안(心眼)'을 뜬다는 것과 통하는 말이다.

황제가 물었다. 신이 무엇을 말하느냐?

기백이 대답하였다. 신이여! 신이여! 신의 움직임, 즉 기의 움직임은 귀로 들으려고 해도 들리지 않습니다. 심안(心眼)을 크게 뜨고, 무아(無我)의 경지에 서서 정신을 통일하면 뚜렷이 홀로 느끼게 됩니다. 그 상태를 말로써 표현하라고 하여도 도저히 표현할 수 없습니다. 동시에 진찰하여도 명의만이 알 수 있습니다. 범의들은 멍청해서 무엇인지 모릅니다. 바로 바람이 구름을 헤치고 청천이 활짝 나타나는 것처럼 명인에게는 홀로 명료하게 찰지됩니다. 그러므로 이를 신의 느낌이라 합니다.(小曾戶, 浜田(譯) 1971, p. 118)[9)]

帝曰, 何謂神. 岐伯曰, 請言神神, 乎神, 耳不聞, 目明心, 開而志先慧然獨悟, 口弗能言, 俱視獨見, 適若昏, 昭然獨明, 若風吹雲, 故曰神.(上同)

'심안'이니 '무아의 경지'니 '정신통일'이라는 말들은 물론 풀어서 설명한 표현이다. '눈을 밝게 하고 마음을 열고 뜻을 앞세우면'(目明心開而志先)이라는 말로 압축된 뜻을 역자들이 알기 쉽게 설명한 것이다. 합리주의적 의식심리학 또는 자연과학적 사고로는 이해하기 어려우나, 무의식의 심리학, 직관적 · 철학적 · 종교적 통찰의 입장에서는 이해되고 설명될 수 있는 표현이다.

신(神)의 느낌 혹은 깨달음의 상태를 말로 표현할 수 없다는 데 이르러서는 고대 의술은 어떤 누미노제(신성한 힘)를 지닌 대상, 초월적인 것과 연관된다는 것, 이른바 신비한 몸과 마음을 다루는 신비술이며, 훌륭한 의사란 그런 신비술을 매개로 몸과 마음의 질서를 회복시키는 매개자였음을 짐작케 한다. 가장 적절한 시간에 맞추어 침을 놓을 때 시술자가 갖는 감정상태 또한 형언할 수 없는 초감각적 상태, 일종의 엑스타제(Ekstase)이다.

보명전형론 제25에서도 침술자의 자세를 다음과 같이 강조하고 있다.

환자의 기의 작용을 주시하여, 바로 찔러야 할 시기를 포착하여, 제때에 정신을 집중하여 침을 쓰면, 침의 운용은 분명히 조화되는 것입니다. 이리하여, 무아의 경지에 서서 자침이 잘 되었음을 느꼈을 때를 기가 이르렀다고 하는 것이며, 그 느낌은 매우 미묘하여 무엇이라 형용해야 좋을지 모를 정도입니다. 그 기가 이르러 모이는 것은 마치 새가 어디에선가 모여오는 것처럼, 또 그 기가 사라지는 것은 마치 새가 훌쩍 날아가는 것처럼 매우 빠른 것이며, 대체로 무엇이 그렇게 만드는 것인지 전혀 알 수 없을 정도입니다. 그러므로 예컨대 석궁을 잡아당겨서 때를 겨누어 '탁' 발사하는 것처럼 침의 운용은 그 시기를 포착하는 데 신중을 기해야 합니다.(小曾戸, 浜田(譯) 1971, p. 114)[9]

手動若務, 鍼耀而匀. 靜意視義, 觀適之變. 是謂冥冥. 莫知其形. 見其烏烏, 見其稷稷. 從見其飛, 不知其誰. 伏如橫弩, 起如發機.(寶命全形論 第二十五)

기가 모이고 흩어지는 양상을 새의 모이고 사라짐으로 표현한 점이 흥미롭고, '무엇이 그렇게 만드는지 모른다'는 말 또한 미지의 존재에 대한 신비한 경이의 느낌을 짐작케 한다. 침의 운용을 활의 시위를 날리는 순간에 비유하는 것 또한 매우 상징적이다. 궁술(弓術)은 하나의 도(道), 분석심리학적으로는 전체상이며 자기실현의 목표를 상징한다.(이부영 2012, pp. 84-90)[17]

신체 표면처럼 오관으로 지각할 수 있는 것 너머의 것을 주목하라는 『황제내경』의 정신은 『동의보감』의 다음과 같은 말 가운데 계승되고 있다.

도(道)로써 병을 치료하다 :

구선(臞仙)이 가로되, 옛날 신성한 의자는 능히 사람의 마음을 다스려서 미리 병이 나지 않도록 하였는데, 지금의 의자는 오직 사람의 병만 다스리고 마음을 다스릴 줄 모르니 이것은 근본을 버리고 끝을 좇는 법이다. 그 근원을 연구하지 않고 말류(末流)만 의논하는

법은 어리석은 일이다.(동의보감 1998, p. 6 내경편 권1 : 15)[18)]

以道療病 :

臞仙曰, 古之神聖之醫, 能療人之心, 預使不致於有疾, 今之醫者, 惟知療人之疾而不知療人之心, 是猶捨本逐末, 不窮其源而攻其流, 欲求疾愈不亦愚乎.

또한 태백도인(太白道人)의 말이라 하여 질환을 고치려면 먼저 그 마음을 치료하라는 말을 하고 있다.(동의보감 1998, p. 6)[18)]

太白道人曰, 慾治其疾, 先治其心, 必正其心, 乃資於道, 使病者盡去, 心中疑慮思想一切.(內景篇 1 : 15)

그리하여 이를 '진인이도치심요병지대법(眞人以道治心療病之大法)'이라고 주장했다. 도에 입가한 치료란 한마디로 음양이 합친 치우치지 않은 전일적 경지에서 인간을 또한 전일의 입장에서 보면서 치료함을 말하며 이는 곧 위에 열거한 의사의 자세와 일치되는 견해라 할 것이다.

다만 신비한 세계를 볼 줄 알며, 일종의 신비적 참여(Participation mystique)를 통하여 트랑스 상태에서 그 세계의 원리에 간섭하는 신의(神醫)의 개념은 아마도 중국 고대의 의사상이 갖는 특이점일 것이다.

(4) 진단과 치법의 융통무애성

성인의 치료법도 규칙에 따라 규정을 지키고 예를 인용하여 분류해서 실시하는 것이지만 한편으로는 물(物)의 변화가 보이는 미묘함을 예측할 수 없으므로 융통무애한 사고를 전개하여 손의 태음

(太陰)을 생각할 때는 발의 태음까지도 고려해서 실시한다.(시종용론편 제76)(小曾戸, 浜田(譯) 1971, pp. 237-238)[9)]

夫聖人之治病, 循法守度. 援物比類, 化之冥冥. 循上及下. 何必守經.(示從容論篇 第七十六)

방성쇠론편 제80에도 진단의 융통성을 강조하고 있다.

진단은 언제나 정해진 형식에 구애받지 않고 여러 조건을 고려하여 그야말로 융통무애하게 행해져야 한다. 예컨대 십도(十度) 외에도 신분의 고하, 즉 민중과 왕후와의 정신적·육체적 차이를 고려할 필요가 있다.(방성쇠론편 제80)(小曾戸, 浜田(譯) 1971, pp. 243)[9)]

珍有十度, … 診無常行, 診必上下, 度民君卿.(方盛衰論篇 第八十)

2) 의술의 권위와 의도의 전수

아! 우수한 의술이란 얼마나 유원한 것인가! 속된 그들이 어찌 이 진리를 알겠는가! 우리 의술의 방대함은 천지에 비길 수 있고 사해에 비길 수 있으며 계측하기 어렵다.(징사실론편 제78)(小曾戸, 浜田(譯) 1971, p. 248)[9)]

嗚乎, 窈窈冥冥, 孰知其道. 道之大者, 擬於天地. 配於四海. 汝不知道之諭受. 以明爲晦.(徵四失論篇 第七十八)

의술의 오묘함, 신기(神技)와도 같은 그 술, 무애의 경지와도 같은 그 도가 높이 강조되면서도 의도는 결코 귀신과 같은 요괴변화 따위와는 전혀 관계가 없다고 단언하고 있고 요컨대 다만 술자가 자유자재, 융통무애하게 시술하는 데 있다고 한다.(보명전형론 제25)(小曾戸, 浜田(譯) 1971, pp. 113-114)[9)]

또한 만약 무당을 섬기는 미신가(迷信家)라면 이 우수한 의술의 덕을 함께 논할 자격이 없다고 지적하고 있다.(오장별론편 제11)(小曾戸, 浜田(譯) 1971, p. 56)[9]

拘於鬼神者, 不可與言至德.(五臟別論篇 第十一)

그러므로 의도의 전수가 그렇게 허술하게 이루어질 수 없다는 말이다.

『황제내경영추』 금복편 제48을 보면 뇌공이 황제 앞에 나와 자기는 지능사려(智能思慮)가 몹시 천박하나 의술을 가리켜달라고 청할 때 황제는 이렇게 말한다.

이에 관해서는 나의 스승이 항상 경계한 바가 있다. 그것을 경솔하게 이 자리에서 가르칠 수는 없다. 혈맹을 하여 전수해야 할 것이다. 그대 뇌공이여! 길일(吉日)을 택하여 목욕재계할지어다.(『영추』 금복편 제48)(홍원식 1973, p. 211)[13]

此先師之所禁, 坐私傳之也. 割臂歃血之盟也. 子若欲得之, 何不齊乎.(靈樞 禁服篇 第四十八)

그래서 뇌공은 목욕제계하기를 3일, 그 뒤에 정오에 혈맹을 받고자 하니 황제가 뇌공과 함께 제실로 들어가 팔을 베고 그 혈을 입언저리에 바르고 혈맹의 의식을 거행하여 천(天)에 기원하며 말했다. "천이시여! 오늘 정오를 기하여 지금 혈맹을 하고 뇌공에게 방술을 전수하겠습니다. 감히 맹세를 위반할 때는 천의 재앙을 받겠습니다."(홍원식 1973, p. 212)[13]

雷公再拜而起曰, 請問命于是也. 乃齊宿三日而請曰, 敢問今日正陽, 細子願以受盟, 黃帝乃與俱入齊堂. 割臂歃血. 黃帝親祝曰, 今日正陽歃血傳方. 敢有背此言者, 反受其殃.(『靈樞』 禁服篇 第四十八)(合編 영추 303).

스승의 가르침을 준수하지 않고 제멋대로 대법에서 벗어나 의술을 농하는 의사의 여러 실책에 『소문』 징사실론편 제78의 설명은 이미 앞에서 기술했듯이 의도의 권위를 반증한다고 할 것이다.

3) 환자의 의사 및 의료에 대한 태도와 대처

『황제내경』에는 이상하게도 의사의 자질, 기본자세, 숙지하고 있어야 할 지식, 진찰태도에 관해서는 자세히 기술되어 있으나, 환자가 의사에게 어떤 반응을 보이며 여기 대해서 어떻게 대처할 것이냐 하는 의사-환자 간의 관계에 관한 설명이 거의 발견되지 않는다. 그런데 오직 한 군데, 『소문』 오장별론편 제11에 귀신을 믿는 자들과는 의술을 말할 필요가 없다는 말과 함께 아래와 같은 말이 있다.

> "또한 침이나 칼의 치료를 싫어하는 자에게는 이 우수한 의술의 기(技)를 이야기해 줄 필요가 없습니다. 혹은 의사를 신용하지 않고 치료를 받기 싫어하는 환자에게는 결코 치료를 베풀어서는 안 됩니다. 이러한 사람들에게 비록 자비심을 베풀어 치료를 해준다 하더라도 효과가 나타나지 않는 경우가 많기 때문입니다."
>
> 惡於鍼石者, 不可與言至巧. 病不許治者, 病必不治, 治之無功矣.(五臟別論篇 第十一)

『황제내경』의 사상은 의술의 절대권위를 신봉하는 사상으로 환자는 이를 절대로 신뢰하여야 하며, 다른 선택의 여지가 없고 의사 또한 혼신의 힘을 다하여 의술을 행하는 것이 가장 바람직한 의사-환자관계로 간주된 것이 아니었던가 생각된다.

당대(A.D. 602~907)의 도인이며 명의인 손사막(孫思邈)이 기원 7세기에 저술한 의서에도 의사가 실력을 연마하는 것이 가장 중요한 것임을 강조하고 있다. 그러나 여기에는 보다 더 구체적으로 환자에 대한 윤리적 태도가 명시되어 있다. 즉,

> 의술은 통달하기 어려운 기예이다. 만약 상상의 거룩한 인도를 받지 않는다면 그 신비로운 점들을 이해할 수 없을 것이다. 어리석은 자는 의료처방을 3년간 읽고나서 모든 병이 치유되리라 믿는다. 그러나 3년간 임상을 경험하고 나서는 대부분의 처방이 효과가 없을 것임을 알아차리게 된다. 그러므로 의사는 모든 의학문헌에 통달한 학자이어야 하며 주의 깊고 끊임없이 일해야 한다. 위대한 의사가 환자를 치료하려면 스스로의 마음을 안정하면서 확고한 마음을 가져야 한다. 그는 탐욕해서는 안 된다. 그는 아픈 사람에게 자비를 갖고 스스로 모는 계층의 사람들에게 한결같이 고통을 덜어줄 것을 다짐해야 할 것이다. 귀족이든 평민이든, 부자든 가난한 자이든, 노인이든 젊은이든, 잘 생겼거나 못생겼거나, 적이든 친구이든, 동향이든 이방인이든, 교양이 있든 없든 모든 사람을 평등하게 치료해야 한다. 환자의 불행을 자기의 불행으로 여겨야 하며, 비록 밤중에 깨우거나 일기가 사납거나 배고프거나 피곤하다는 등 개인석인 불편이 있다고 하더라도 그의 고통을 덜어주도록 애써야 한다. 비록 누공, 농양, 설사 등 나쁜 냄새가 나는 경우에도 조금도 혐오감을 표시하지 말고 치료해야 한다. 이 원칙을 따르는 사람은 위대한 의사이며 그렇지 않은 사람은 큰 도둑이다. 의사는 점잖아야 하고 말을 많이 해서는 안 된다. 자기 자랑을 하거나 다른 의사를 비방하는 것은 큰 잘못이다.(Balis, G.U. 1978, p. 345)[1,19]

고대 중국의서도 저자에 따라서는 더 자세한 의사-환자관계가 기술된 것이 있을 것으로 생각되며 앞으로 더 살펴보아야 하겠다. 『천금방』은 단독 저자의 철학이 강하게 나타난 반면 『황제내경』과

같은 무명의 여러 저자의 기술은 편자의 성향에 따라 취사선택되어 대환자관계의 구체적인 측면은 기록에서 없어졌을 가능성도 있다.

동양의학의 고전인『황제내경』에서의 의사의 역할은 서양의학의 고전인 Hippocrates 전집 속에서 볼 수 있는 의사의 사명 또는 역할과 내용상 근본적으로 큰 차이가 있는 것 같지는 않다. 의사의 양심, 박애주의, 의료의 평등주의, 환자의 조기진단과 결연성, 의사의 탐욕, 이기주의에 대한 경고, 진료기피에 대한 경고, 친절, 단정한 외모, 옷차림, 바른 행위, 환자의 의료권고 불이행 여부의 주의 깊은 관찰, 침착한 마음의 자세, 의학도의 자질, 환자의 인권존중 등이 'Hippocrates 선서', '교훈', '기술', '전염병', '의사', '예법', '법' 제하의 글 속에 상당히 구체적으로 제시되어 있다.(Jones V. H. S. (trans.) 1932[7], Adams F. (trans.) 1939[8], Etzinoy M. B. 1973[20])

의사의 역할이 의료의 개념, 의학의 본질, 질병개념, 나아가서는 인간관 · 세계관에 따라 달라질 수 있다고 볼 때, Hippocrates가 병을 밖에서 사람 속에 들어온 실체로 보지 않고 괴로운 한 상태로 간주하였고, 따라서 Hippocrates 의학은 병을 치료 대상으로 삼은 것이 아니라 '병든 사람'을 치료한 것이며, 의사는 병을 쫓는 마술사가 아니고 인간 속에 있는 자연스러운 치유기능이 살아나도록 봉사하는 자라는 매우 적절한 설명을 하고 있다. 그의 의료윤리적 태도의 기원이 여기 있다.(川喜田愛郎 1983[21], Ackerknecht E. 1973[22]) 이것은 인간 속에 흐르는 기(氣)의 본래의 조화를 회복시키는 것을 치료의 본령으로 삼았으며, 진찰과 치료에서 전체 인간을 대상으로 삼은 중국의학의 사상적 배경과 유사하며, 따라서『황제내경』과 Hippocrates 전집에서의 의사의 역할에 대한 견해가 비슷해질 수 밖에 없었던 것이다.

그러나 여기 간과할 수 없는 몇 가지 차이점이 있다. Hippocrates 전집에 나온 의사의 사명과 역할에는 『황제내경』에서 보는 바와 같은 의술의 신비성, 혹은 신성성의 냄새가 전혀 풍기지 않고, 원칙적인 의사의 자세보다는 상당히 실질적이고 구체적인 행동규범을 자세히 묘사하고 있다는 점이다. 물론 이것이 『황제내경』 고유의 서술형식이나 철학에 기인하는 것인지도 모르지만 소우주인 인간과 대우주가 하나로 교류되던 중국 고대철학의 인간관 · 세계관의 영향인지도 모른다. Ellenberger H. F.(1970)[23]가 말하는 과학적 치료에 대한 원시적 치료의 특징이 『내경』의 의사관념에 짙게 내포되어 있다. 어쩌면 그것이 오늘날의 의학이 잃어가고 있는 것인지 모른다.

또한 Hippocrates의 의사-환자관계의 윤리적 측면이나 『내경』의 그것이 환자의 의료나 의시에 대한 반응이나 이에 대한 대처에 대해서는 언급이 매우 적고 의사-환자 간의 무의식적인 감정교류, 즉 전이, 역전이 등에 비길 만한 설명은 최소한 고대의학의 이 양대 문헌에서는 발견될 수 없다는 것도 특기할 일이다.

3. 결론 및 요약

황제내경 『소문』과 『영추』에서 오늘날 우리가 의사-환자관계라 부르는 것에 비길 수 있는 의사의 역할과 사명, 대환자관계를 조사하여 그 특징을 살펴보았다.

『황제내경』에는 양의의 조건이 열거되어 있었는데 윤리적인 행동규범보다는 환자의 진찰과 치료에 임하는 의사의 기본자세가 강조되어 있었고, 그것은 한마디로 환자의 고유성과 보편성, 심리와 생리, 체질과 사회문화적 요인, 성별, 연령의 차이 등 전체를 대상으로 하는 전일적 자세라 할 수 있다.

이를 Hippocrates 전집에서 발췌된 의사-환자관계의 윤리적 측면에 대한 자료와 비교하면 전자는 핵심적이며 원칙적인 자세를 서술한 데 반해 후자는 구체적인 행동규범에까지 자세히 묘사하고 있으면서 전자에서의 신비주의적 색채, 우주적 깊이가 결여되어 있는 대신 실제적인 객관적 기술이라는 특징이 있었다. 그러나 그 내용이 지향하는 의술과 의사의 존엄성을 강조하는 점에서는 모두 일치하였다.

양자 모두 오늘날과 같은 의사-환자관계의 심리역동적 측면에 비길만한 통찰의 증거는 보이지 않았다.

그러나 오늘날 의사-환자관계가 상당히 실용주의적 기술이거나 심리주의적 기능주의에 치우치기 쉬운 상황에서 고대 중국의 고전, 『황제내경』에 나타난 좋은 의사의 제 조건과 의료의 권위에 대한 믿음과 확신, 의술이 도, 즉 전일의 경지에서 시술되어야 한다는 정신은 현대정신의학, 나가서는 현대의학 일반이 새롭게 수용하고 재인식되어야 할 것이라고 생각한다.

4. 참고문헌

1. Balis G. U. et al(ed.)(1978) : *The Behavioral and Social Sciences and the Practice of Medicine.* Boston : Butterworth Publishers.
2. Nicoli A. M.(1978) : The Therapist-Patient Relationship. (in) Nicoli A. M.(ed.)(1978). *The Harvard Guide to Modern Psychiatry.* Cambridge : e

Belknap Press of Harvard Univ. Press. pp. 3-22.

3. Balis G. U.(1978) : Contractual Aspects of the Doctor-Patient Relationship. (in) Balis G. U. et al(ed.)(1978) ibid. pp. 342-67.
4. Gross H. S. et al(1978) : Psychodynamic of the Doctor-Patient Relationship. (in) Balis G. U. et al(ed.)(1978) ibid. pp. 369-94.
5. Hunt G. J.(1978) : Interpersonal Aspects of the Doctor-Patient Relationship. (in) Balis G. U. et al(ed.)(1978) ibid. pp. 395-406.
6. Reiser S. J. et al(ed.)(1977) : *Ethics in Medicine, Historical Perspectives and Contemporary Concerns.* Cambridge : e MIT Press. pp. 5-9.
7. Jones V. H. S.(trans.)(1932) : Hippocratic Corpus. Harvard Univ. Press. Cambridge. cited from Reiser S. J. et al(ed.)(1977) *Ethics in Medicine, Historical Perspectives and Contemporary Concerns.* Cambridge : e MIT Press. pp. 5-9.
8. Adams F.(trans.)(1939) : *The Genuine Works of Hippocrates.* Baltimore : e Williams & Wilkins.
9. 小曾戶丈天, 浜田善利(1971) : 意釋黃帝內經素問. 東京 : 築地書館.
10. Veith I.(trans.)(1972) : *The Yellow Emperor's Classic of Internal Medicine.* Berkeley : University of California Press.
11. 馬元臺, 張隱庵(註)(1973) : 黃帝內經素問靈樞合編. 台北 : 台聯國風出版社.
12. 홍원식(1972) : 황제내경소문해석. 서울 : 고문사.
13. 홍원식(1973) : 황제내경영추해석. 서울 : 고문사.
14. Ki S., Lee Y.(trans.)(1985) : *The Canon of Acupuncture, Huangti Nei Ching Ling Shu.* Seoul : Hong Sung Enterprises.
15. Wong K. C., Wu L-T.(1932) : *History of Chinese Medicine.* Tientsin : Tientsin Press.
16. 이부영(1983) : 정신, 정신의학, 정신과의사. 신경정신의학. 22(1) pp. 3-6.
17. 이부영(2012) : 『노자와 융 -「도덕경」의 분석심리학적 해석』. 서울 : 한길사.
18. 허 준(동의보감 국역위원회 역)(1998) : 『동의보감(국역 증보)』. 서울 : 남산당.

19. 孫思邈(1984) :『備急千金要方』. 大星文化史. pp. 1, 2.
20. Etziony M. B.(1973) : *The Physician's Creed, Springfield, III :* Charles C. Thomas, cited from Balis G. U.(1978) op, cit. p. 345.
21. 川喜田愛郎(1983) :『近代醫學の史的基盤』上. 東京 : 岩波書店.
22. Ackerknecht E. H.(1973) : *Therapeutics from the Primitives to the 20th Centry*. New York : Hafner Press.
23. Ellenberger H. F.(1970) : *The Discovery of the Unconscious*. New York : Basic Books.

Abstract

Concept of the Doctor-Patient Relationship in *Huang-ti Nei-ching*

Huang-ti Nei-ching Su-wen and Ling-shu (the Yellow Emperor's Classics of Internal Medicine) are the well-known canon of Chinese Medicine published presumably about the end of the Chou (1027-770 BC) or the beginning of the Ching dynasty (770-206 BC) and are still regarded as the highest authority in Oriental medicine. The purpose of this study is to elucidate the thoughts on the physician's mission and his relationship to the patient in this canon and comparing them to the modern concept of doctor-patient relationship. The conclusion is as follows:

The highest emphasis was laid upon the quality of 'the best physician,' Yang-eui – the one who should be able to treat the illness before it manifests itself. Therefore, physician should be well acquainted with not only the knowledge about the physiological state of the patient including the mode of interactions between the cosmic and the personal ch'i (energy) but also with the patient's previous socioeconomic status and changes in his or her social life including his emotional responses to those changes. The best physician should be highly intuitive and alert so that he could recognize subtle changes in the flows of the patient's ch'i. In applying acupuncture, he must choose the exact time of administration which is only possible when the physician is able to enter into a state of deep meditation. The physician should conduct his personal life according to the natural principles and should keep purity and calmness in his own spirit.

Medicine was regarded as a divine art; therefore, it should be practiced only after performing an adequate rite of blood pledge.

And as the physician is endowed with an absolute authority, his prescriptions should be followed by the patient without hesitation. If the patient is reluctant or suspicious of the healing art, the physician should not treat the patient.

In *Huang-ti Nei-ching*, detailed instructions about the physician's behavior toward the patient as seen in the works of Hippocrates are rarely mentioned. Nor we can find any explanations of the specific psychological aspect of the doctor-patient relationship based upon the psychoanalytic concepts of transference and counter-transference.

Nei-ching, however, has preserved an idea of the physician's mission which seems to be valid even today. That is its emphasis upon the wholeness (Dao) as an ideal attitude of the physician in diagnosing and treating the patient. This seems to be especially important because the behavioral dimension of the doctor-patient relationship in modern medicine can easily fall into mere utilitarianism without respecting the mystery of human life as a microcosm and the dignity of medicine as a divine art.

동양의학의 기 개념*

-『황제내경』을 중심으로 -

『동의보감』에 수록된 동양의학 문헌의 내용을 중심으로 보면 무엇보다도 그 이론의 근간은 도(道)이고, 이와 더불어 정(精)·기(氣)·신(神)의 개념으로 설명되는 일련의 생리설이다.

인간의 생명현상을 보는 동양의학의 접근방법을 현대적인 관점에서 이해하려는 목적 아래 지금까지 저자가 시도해온 일련의 연구[1-4]의 일환으로 저자는 여기서 정·기·신 가운데서 기의 개념에 관하여 고찰해보고자 한다.

사실상 정·기·신 이외에도 혈(血)·담(痰)·진액(津液) 등의 개념이 있고, 이런 개념들이 동양의학사에서 한결같이 중요시되어온 것은 아니며, 학파에 따라서 그 중요성의 정도가 달랐다. 그러므로 여기서 이 여러 개념 중에서 기의 개념을 택한 것은 다소 인위적인 선택이지만 이는 고찰의 대상을 축소시켜 그 뜻을 좀더 세밀히 파악하려는 데 그 의도가 있다. 물론 기의 개념은 그것이 무엇에 대한 상대개념이냐에 따라 그 내용이 달라질 것임을 감안하여 기에 관련되는 다른 개념과의 관계에 대해서도 유의하였다.

또한 지금까지 『동의보감』을 대상으로 보아 왔으나, 누차 지적된 것처럼 이 책이 주로 각종 중국의학의 서로 다른 학설을 집대성한 것이고, 그 편집의 방향에 일관성 있는 관점을 발견하기 힘들기 때

---

* 이 논문은 이부영 (1978) : 동양의학의 기 개념에 관한 고찰. 신경정신의학. 17(1) : 40-52를 수정 보완한 것이다.

에 여기서 오는 판단상의 혼란을 피하기 위하여 이번에는 동양의학의 고전으로서『동의보감』뿐 아니라 현대 한의학에 큰 영향을 끼치고 있는 황제내경을 중심으로 '기'의 개념을 살펴보되 황제내경 가운데서 특히 생리설을 편『소문』을 고찰의 대상으로 삼았고,『동의보감』이나 그 밖의 동양의학 관계 문헌은 비교자료로 동원하였다.

저자는 동양의학 이론이 첫째, 실제 관찰에 의거한 것, 둘째, 형이상학적 자연철학, 예를 들면 음양오행설 같은 것에 형식적으로 맞춘 것, 셋째, 미지의 생명현상에 대한 상상의 소산이 여러 갈래로 얽혀서 이루어진 것이라고 보는데, 세 번째의 상상의 소산이란 바로 심리적인 투사를 말하며 여기에 무의식적인 내용이 표현되었을 가능성이 있고, 두 번째의 음양오행설 같은 것도 그 근원을 더듬어 가면 무의식 속에 그 뿌리가 있으리라 짐작된다.

그러므로 중국 고대 자연철학의 영향을 많이 받은 것으로 전하는『황제내경』의 기 개념을 이해하는데 송대의 유학사상을 참고로 하지 않을 수 없고, 그러자면 자연히 우리나라의 퇴계, 율곡 등의 이기설도 언급하게 될 것이나, 고찰의 주 대상이 의서로서의『내경』에 있는 만큼 이에 대하여는 너무 깊이 들어가지 않을 작정이다.

기 개념과 심층심리학에서의 리비도(libido)설과는 유사한 점이 있으므로 어떠한 심리적인 요소가 이 개념에 반영되었는가를 보기 위해서는 프로이드(Freud), 그리고 특히 융(Jung)의 이 방면 가설을 비교해 볼 필요가 있다.

그러나 동양의학 이론의 전개방법은 서양의학과 전혀 다르기 때문에 하나하나의 개념의 의미를 그와 유사한 현대의 다른 개념과 비교한다 하더라도 결국은 동양의학 자체가 지닌 독자적인 체계 속에 흡수됨으로써 동양의학과 합리적인 서양과학과의 직접적인 연결은

지어지지 않는다. 어쩌면 우리는 이런 작업을 통해서 동양의학 특유의 논리를 재확인하는 데서 끝을 내야 할지도 모른다.

1. 자료

홍원식 역『황제내경소문해석』[5]을 자료로 삼았다. 여러 군데에서 주석과 원문을 구별하지 않고 의역을 하였기 때문에 원문(홍 1972, pp. 1-282)(合編 1973)[6]과 대조하였고, Ilsa Veith[7]의 영역도 참고로 하였다.

홍에 의하면 저자 미상의『황제내경』은 진·한대에 여러 학자들에 의하여 오랜 시일에 걸쳐 저술되었다고 한다. 오쯔카(大塚)[8]는 이 책이 진(秦)·한(漢)대에 나왔으리라 생각되지만, 전국시대부터의 오랜 전승에 의거해서 편찬되었으리라 추정된다 하였고, 오늘날 일반적으로 유포되고 있는 황제내경『소문』,『영추』(黃帝內經 素問, 靈樞)라 불리는 책은 한대의 것이 아니라 수·당시대 사람들의 주석문이나 추론이 본문 속에 들어가 있고 착간이나 전사의 오류도 엿보인다고 하였다. 그는 또한 현존의『황제내경』으로서 최고(最古)의 것은 일본 교토 인화사(닝와지, 仁和寺)에 있는『황제내경태소(黃帝內經太素)』인데, 당의 양상선이 고종의 칙명을 받아 주석을 가한 것이라고 한다.(오쯔카 pp. 35-36)[8] 우리나라 고문사 간의『황제내경』본문이 어느 시대의 것인지 저자는 유감스럽게도 확실히 모른다. 나가하마(長濱)[9]는 일본에 지금 남아있는『소문』은 송시대의 주석본을 원본으로 한 것이라 하고,『소문』에는 오운육기(五運六氣) 같은 운기론이 포함되어 있는데 소위 운기칠론편(運氣七論篇)은 당의 왕빙

(王冰)이 부가 삽입한 것으로 내경의학의 본래의 성격과는 다르다고 한다.(나가하마(長濱) p. 61) 천원기대론편(天元紀大論篇) 제66, 오운행대론편(五運行大論篇) 제67, 육미지대론편(六微旨大論篇) 제68, 기교변대론편(氣交變大論篇) 제69, 오상정대론편(五運行大論篇) 제70, 육원정기대론편(六元正紀大論篇) 제71, 지진요대론편(至眞要大論篇) 제74 등은 왕빙이 부가한 것이라는 이른바 운기칠론이다.(나가하마 p. 46, 64)[9)]

중국 고대의학은 춘추전국시대의 말기(A.D. 320~250)에 체계가 잡히기 시작하여 진 · 한대에 완성된 것이라 추정되고 있으며, 춘추전국시대에는 유가 · 도가의 학파가 생겨 음양오행설이 유행하여 고대 중국의학의 기초이론을 이루었고, 『황제내경』도 이러한 계통적인 자연철학사상이 그 이론형성에 결정적인 역할을 하였으리라고 간주된다. 또한 나가하마는 『황제내경』이 황하유역의 한(漢)민족사이에서 발달한 의학을 중심으로 집대성한 것으로, 그 내용은 의학이론과 침술을 주로 기본치법으로 설하였는데, 양자강 이남에서 발달한 상한론 및 약물학과 대조된다고 하였다.(나가하마 pp. 37-38)[9)](마루야마(丸山) 1988, pp. 21-154)[10)]

저자는 우선 이러한 배경을 가지고 있는 황제내경 『소문』에서 기에 관하여 기술한 것을 중심으로 『동의보감』[11-13)] 내경 『영추』[14)] 등에 나타난 기의 정의, 그 기능이나 성질, 종류, 질병과 치료와의 관계 등을 여러 측면에서 종합하고 이것을 다른 분야의 유사한 개념과 비교해 보고자 한다.

2. 고찰

먼저 『황제내경』에 기술된 기 개념의 특징을 살펴보기로 한다.

『황제내경 소문』에는 '기란 무엇인가'를 명확하게 정의한 곳이 없다. 그래서 이런 정의는 전체를 통해서 비로소 가능할 것 같다. 그만큼 이 의서는 '무엇'이라는 개념의 규정보다는 '어떻게 작용하는가'에 더욱 치중한 것 같고, 이 점은 유가들의 이기(理氣) 개념에 대한 논쟁과 대조적이다. 기를 조리 있게 종합한 것은 오히려 『동의보감』이지만 서로 다른 학파의 의견을 나열하였을 뿐 그 관념 상호간의 논리적 관련성에는 별로 신경을 쓰지 않은 것 같다.

1) 기의 근원

(1) 황제내경(黃帝內經)

기가 처음에 어디서 생겨난 것인가에 대해서 별로 친절한 대답이 없다. 다만 천지의 기의 존재를 누차 강조하였다. 우주의 정기에 관해서도 언급하여 인간 밖에, 그리고 인간 이전에 기가 작용하고 있었음을 암시하고 있다. 즉,

> 黃帝曰, 夫自古通天者, 生之本. 本于陰陽天地之間, 六合之內. 其氣, 九州九竅, 五臟十二節, 皆通乎天氣. 其生五, 其氣三. 數犯此者. 則邪氣傷人. 此壽命之本也. …故聖人傳精神, 服天氣, 而通神明. 失之則內閉九竅, 外壅肌肉, 衛氣散解, 此謂自傷氣之削也.(生氣通天論篇 第三)

홍[5]은 이 첫머리 부분을 "본래 생명이란 것은 天의 기와 통하여 생긴 것"이라고 번역하였으나, Veith[7]는 이를 "옛부터 하늘과 통함은 바로 생의 바탕(the very foundation of life)"이라 번역하였다.(홍 p. 23)(Veith p. 105) Veith에 의하면 "천기(the breath of heaven)는 구주(九州), 구규(九竅), 오장, 십이관절에 모두 통한다. 그 생(life)은 5(목(木) · 화(火) · 토(土) · 금(金) · 수(水)), 그 기는 삼음삼양(三陰三陽)의 6기(소양(少陽) · 양명(陽明) · 태양(太陽) · 궐음(厥陰) · 소음(少陰) · 태음(太陰))의 수(數)를 가지며, 이 요소에 어긋나면 사기(邪氣)가 사람을 상하게 하는데 그것이 수명의 근본이다. …그러므로 성인은 정신(natural spirit)을 보존하고 천기에 순응하여 하늘(신명)과 직접 교류하였다."(Veith pp. 105-106) 이러한 조화를 잃으면 스스로의 신체를 상하며 생의 힘(force of life)을 파괴한다는 것이다.

보명전형론편 제25에는 "인간은 천지의 기로써 살고 사시(四時)의 법으로써 완성된다(人以天地之氣生, 四時之法成.)"(Veith p. 213)고 되어 있는데, "천지음양의 기의 작용으로 생명을 얻었다"(홍 p. 140)고 보아야 할지 의문이다. 그러나 거의 이런 뜻의 구절을 다음에 발견하게 된다. Veith는 여기서도 직접 생명이라 하지 않고 생명력이라 번역하였다. 즉,

> 岐伯曰, 夫人生於地, 懸命於天. 天地合氣, 命之曰人. 人能應四時者, 天地爲之父母.

"사람은 생을 땅에서 얻으나 명(운명)은 하늘에 의존한다. 천지는 합하여 생의 활력(life-giving vigor)과 동시에 명(destiny)을 부여한다. 사람은 사시에 순응하는 능력을 가지고 있다. 천지는 그의 부모

처럼 작용한다."(Veith p. 214)

음양응상대론편 제5에 보면 음양의 창조적 기능이 다음과 같이 강조된다.

> 故曰, 天地者, 萬物之上下也. 陰陽者, 血氣之男女也. 左右者, 陰陽之道路也. …水火者, 陰陽之徵兆也. 陰陽者, 萬物之能始也.

Veith는 "혈기지남녀(血氣之男女)"를 "남녀에 있어서의 욕망(desire)과 정력(vigor)"이라 번역했고, 홍은 "혈·기 있는 남녀"라 했다.(Veith p. 120)(홍 p. 40)

천과 지의 기에 대한 보다 구체적인 설명은 다음에서 볼 수 있다.

천지 사이에 있어서는, 양은 맑은 것으로서 천(天)이며, 음은 탁한 것으로서 지(地)이다. 따라서 열을 띤 지의 기는 상승하여 구름이 되고 냉기를 띤 천의 기는 하강하여 비가 된다. 이와 같이 자연계에서는 음양 냉열의 순환을 되풀이하고 있으므로 결국 비는 땅의 기에서 나와서 일단 천으로 올라가도 다시 땅으로 돌아오며, 구름은 천의 기에서 나와서 일단 자취를 감추어도 다시 천에 응집하는 것이다. 그래서 일률적으로 음은 음, 양은 양이라고 단정해서는 안 된다.(홍 p. 34)

> 故淸陽爲天, 濁陰爲地. 地氣上爲雲, 天氣下爲雨, 雨出地氣, 雲出天氣.(陰陽應象大論篇 第五)

천기 지기의 순환이 끊임없이 일어남을 밝힌 것이다.(홍 p. 34)(Veith p. 115)

이렇게 보면 기가 어디서 시작되고 어디서 왔느냐를 말할 수 없음을 알게 된다. 그런데 이 순환의 과정은 극히 규칙적인 시간에 의하여 결정된다. 육절장상론편에서 기백이 기의 유형에 관한 황제의 질문에 다음과 같이 설명하고 있다.

"계절의 변화에 따라 목(木)·화(火)·토(土)·금(金)·수(水)의 5운이 차례로 주운(主運)이 되어 각기의 계절을 통치하게 됩니다. 이들은 일주를 끝내면 또 처음으로 돌아가서 여러 가지로 순환하므로 춘하추동의 사시가 차례를 따라서 변환하며 이에 따라 풍(風)·화(火)·서(暑)·습(濕)·조(燥)·한(寒)의 육기(六氣)가 작용하는 것이며, 이를 되풀이 하는 것은 마치 고리에 끝이 없는 것과 같습니다."

五運相襲而皆治之. 終朞之月周而復始. 時立氣布, 如環無端, 候亦同法.(六節臟象論篇 第九)(홍 p. 56)(合編 p. 79)[6]

또한 천(天)은 풍·습·조·한·서 등의 오기(五氣)를 가지고 사람을 기르며, 지(地)는 산(酸)·고(苦)·감(甘)·신(辛)·함(鹹)의 오미(五味)를 가지고 사람을 기르고 있다. 또한 천(天)의 오기(五氣)는 코로 들어오고 지(地)의 오미(五味)는 입에서 체내로 들어가고 위장에서 오장으로 퍼져 들어가 오장의 정기(精氣)를 기르고 있다고도 한다.(홍 p. 61)

天食人以五氣, 地食人以五味. 五氣入鼻, 藏於心肺. 上使五色修明,音聲能彰. 五味入口, 藏於腸胃. 味有所藏, 以養五氣. 氣和而生, 津液相成, 神乃自生.(六節臟象論篇 第九)

또한 음양응상대론편 제5에는 "味歸形, 形歸氣, 氣歸精, 精歸化. 精食氣, 形食味, 化生精, 氣生形."이라 되어 있다. Veith의 역에 의하면 "미는 신체에 귀속되고 신체가 죽으면 공기 중에 정기(ethereal spirit)가 저장되어 완전한 변형(metamorphosis)이 이루어진다"(Veith p. 116)고 하였다. 홍은 이를 다음과 같이 의역하고 있다.

"오미(五味)로서 이루어지는 음식물에 의해서 인간의 육제는 존재한다. 그리하여 그 육체에서 기의 작용이 생긴다. 그 기의 작용이 충실하면 생명훨동의 원천인 정(精)도 충실해진다. 다시 이 정기가 충실하면 신진대사의 변화가 원활히 이루어진다. 그러므로 정(精)은 기(氣)에서 생기며 육체는 음식물인 오미(五味)에서 생기게 된다. 그러므로 변화, 즉 신진대사에서 정이 생기고 기의 작용에 의해 육체가 생긴다고 해도 좋다."(홍 p. 35)

Veith의 번역이 인과적 해석이라면 홍의 의역은 인과적이기보다는 '동시적'이라 할 수 있을지 모른다. '그 기의 작용이 충실하면 정도 충실해진다'는 해석이 대표적인 사례이다. 그러나 '그 육체에서 기의 작용이 생긴다'든가 '그러므로 정은 기에서 생기며' 육체는 '음식물의 오미에서 생긴다', '변화로써 정이 생기고 기의 작용에 의해 육체가 생긴다'는 해석은 마치 인과적 관계를 설명하는 것처럼 들린다. 그러나 중요한 것은 '화(化)', 즉, 홍이 '신진대사'라고 번역한 변환과정(Wandlung)에 있다. 생긴다는 말을 '새롭게 변화되어 나온다'고 이해하면 미(味), 형(形), 기(氣), 정(精) 사이의 상호작용의 고리를 짐작할 수 있을 것 같다.

무형의 기가 모여 형(形)을 이룬다는 말("帝曰, 善餘聞. 氣合而有形, 因變以正名. …")(육절장상론편 제9)(홍 p. 61)(Veith p. 138)에는 기가 신체의 근원이라는 뜻이 풍기지만 꼭 그렇게 볼 수 있을지는 확실치 않다. 보명전형론편 제25에서 "天有陰陽, 人有十二節, 天有

寒暑, 人有虛實"이라 하였다면, 이것은 천과 사람 사이의 인과론적 관계를 말하는 것이 아니라 순전한 평행적인 상관성을 말한 것이다. 그러므로 이런 글은 기가 하늘에서 와 사람의 몸을 만들었다는 단순한 인과적 결론과는 거리가 멀다. 『내경』의 관심사는 생명현상을 어떻게 조화하느냐 하는 데 있는 것 같다. 그리하여 『내경』의 첫 장에 생명력을 소실시키는 사풍(邪風)은 막을 수 있는 것으로 그 불어오는 때를 역법으로 정확히 알면 된다고 주장한다. 그리하여 동양의학 특유의 '기(氣)의 시간학'(가노(加納) · 고노자와(小野沢) 1978, pp. 304-306)[15], 혹은 질병과 시간의 상관성이 강조된 뒤, 고대의 성인이 어떻게 해서 진기(眞氣)를 골고루 순환시켜 신기(神氣)와 정기(精氣)가 충실하여 빈틈없이 방위할 수 있었는지를 설명하고 있다.(홍 pp. 13-14) 그것은 삶에 임하는 성인의 마음의 자세로서 염담허무(恬淡虛無), 세상의 일체 명리를 떠나 마음을 무아의 경지에 두는 노장철학의 기본자세, 느긋한 마음과 욕심을 줄이고(志閑而小慾), 마음을 편안케 하여 아무것에도 놀라지 않으며(心安而不懼), 노동을 하되 무리하지 않는(勞而不倦) 동양사상의 조화, 중용의 철학적 자세가 제시된다.

> "夫上古聖人之敎下也. 皆謂之虛邪賊風. 避之有時. 恬淡虛無眞氣從之. 精神內守. 病安從來. 是以志閑而少慾. 心安而不懼. 形勞而不倦."(內經 素問. 上古天眞論)(合編 p. 4)[6]

홍은 진기(眞氣)를 '생명의 원천'이라 의역했고, Veith는 '진정한 생명력(true vital force)'으로 정(精)과 신(神)을 각각 essence of life(생명의 정수), vital spirit(생기적 영 (靈))이라 번역하였다.(Veith p. 98)

그러나 다른 곳(적정전신(積精全神) : 우주의 정기를 흡수 저장하여 생명력을 완전히 보유하여)(홍 p. 16)에서는 정을 에너지(energy)라 번역하여 일정하지 않다. 어떻든 이 글은 진기(眞氣, true vital force)가 어떻게 하면 성인에 항상 따르며(혹은 순환하게 하며 - 홍) 정(精)과 신(神, vital spirit)이 안에 보존되어 질병을 막을 수 있는가에 관심을 기울이고 있다.(Veith p. 98)

여기서 진기(眞氣)의 의미를 음미할 필요가 있다. 그것이 살아있는 것을 살아있게 하는 근원적 실체의 속성을 가리키는 말처럼 보이기 때문이다. 진기의 '진(眞)'이라는 한자는 노자의 『도덕경』 제41장 질진약유(質眞若愉)에 처음 나온다고 하는데 도가의 사상과 밀접한 관계가 있다. 진(眞)은 진실, 거짓이나 빌린 것이 아닌 참 그 자체, 불변, 있는 그대로의 자연, 본질을 뜻하며 도가에서는 이상적 경지로서의 천(天)을 가리키는 말이다.(모로바시(諸橋) 8. p. 197)[16](히바라(日原) pp. 223-224)[17] 그러므로 진기란 가장 참다운, 가장 본질적인, 가장 자연스런, 있는 그대로의 어떤 에너지원을 가리킨다고 추론해볼 수 있다. 서구의 언어로 표현하자면 리얼(real)한 것, 즉 리얼니스(Realness) 디 비르클리히카이트(die Wirklichkeit : 현실, 진실), 융이 정신적 현실(psychische Wirklichkeit)이라 말하면서 진정으로 작용하는 것(das wrklich Wirkende)이라 강조한 그러한 정신적 진실 그 자체인 것(das Selbst), 대승불교의 진실로 여여(如)한 진여(眞如)와 비길 수 있는 개념이며, 절대 순수성, 융이 말하는 무의식의 절대지(das absolute Wissen)에 대응하는 관념이기도 하다. 여기서 언급된 성인의 마음가짐 또한 심리학적인 대응을 분석심리학의 자기실현과정에서 강조되는 자아성(자아집착)을 버리고 자기(전체정신)에 맞추어가는 자세에서 발견할 수 있다. 같은 해석을 『황제내경소문』의 다음 설명에서도 시도할 수 있을 것이다.

상고시대에 진인이라는 선인이 있었다. 진인은 천지의 대도를 파악하고 음양의 법칙에 따라서 우주의 정기를 호흡하고 다른 어떤 사람에게도 구속을 받지 않고 생명력을 유지하여 심신이 함께 천지의 순행에 융합한 상태가 되었으므로 그 수명은 천지와 같이 무궁하였다. 그야말로 천지의 대도와 함께 생존하고 있었다.(홍 p. 16)

上古有眞人者, 提挈天地, 把握陰陽, 呼吸精氣, 獨立守神, 肌肉若一. 故能壽敝天地, 無有終時, 此其道生.

상고시대의 진인이나 중고대의 지인, 근세의 성인, 금세의 현인 모두 음양의 법칙과 조화되며 우주의 정기를 호흡하여 생명력을 최대한 발휘했을 뿐 아니라 시공의 한계를 자유로이 넘을 수 있는 유행(流行) 능력을 얻은 사람이라고 설명된다.(홍 p. 16)(Veith p. 101)

中古之時, 有至人者. 淳德全道. 和于陰陽. 調于四時. 去世離俗. 積精全神, 游行天地之間, 視聽八達之外.(上古天眞論篇 第一)(홍 16)(Veith 101)

도가적 선인(仙人)은 신화적 인격, 하나의 원형상의 상징적 표현이라고 볼 수밖에 없다. 음양의 조화로운 화합, 천지 대도의 파악은 심리적 대극합일, 의식과 무의식의 조화로운 관계에 비길 수 있다. 우주의 정기를 흡수하고 시공의 한계를 자유로이 넘을 수 있다는 것은 집단적 무의식의 누미노제와의 접촉을 통하여 인간의식이 집단적 무의식의 자기원형상에 의해 팽창된 상태이다. 자기원형은 인간 무의식에 내재하는 핵심적인 원형으로 시공을 상대화할 수 있는 전일자(全一者)인데, 신, 도, 일심(一心), 그리스도상에서 그 상징적 표현을 볼 수 있다.(이부영 2002, p. 150)[15,18)]

기의 근원에 대한 설명이 『내경 · 소문』에 생략되어 있고, 『영추』

결기편 제30에는 마치 인체에 앞서 생기는 것은 기보다 정인 듯 말하지만, 『동의보감』이 여러 문헌을 인용하여 책 첫머리에 형기(形氣)의 시초를 설명한 것은 흥미 있는 일이다. 『내경』보다도 시대가 뒤이기 때문에 사고방식이 비교적 논리적인 것으로 바뀐 탓인지, 항상 뿌리를 찾는 한국인의 성격이 『동의보감』의 편집방향에 영향을 준 것인지는 속단하기 어렵다.

내경(內景)편 신형(身形)에 "형기지시(形氣之始)" 제하에 다음 글이 있다.

> 乾鑿度云, 天形出乎乾, 有太易太初太始太素. 夫太易者, 未見氣也. 太初者, 氣之始也. 太始者, 形之始也. 太素者, 質之始也. 形氣已具而痾痾者, 瘵瘵者病, 病由是萠生焉. 人生從乎太易, 病從乎太素.

즉 기는 태초에 비로소 생기며, 기가 생긴 뒤에 신체의 모양이 생기고 그 뒤에 질(質)이 생긴다. 병은 형(形)이 생긴 뒤에 있게 된다.(동의 p. 14)[12](원본 p. 22)[13] 『동의보감』은 계속해서 『참동계(參同契주)』와 『주역』을 인용하고 형기(形氣)가 아직 갖추기 이전의 홍몽(鴻濛)과 그 이후의 혼륜(渾淪), 즉 태극을 구별하였으며, 열자(列子)의 "太初氣之始也, 太始形之始也"도 이와 같은 것이라 설명하였다. 이것은 태초의 혼돈(chaos)이 있고, 그 혼돈에서 빛이 생기며 밤과 낮이 갈라지며 생명이 생긴다는 식의 창조신화의 논법과 같다. 태역(太易)이나 홍몽이란 밤-낮, 남-녀, 심-신, 선-악, 병-건강 등의 대극(Gegensätze)이 생기기 이전의 시간이다. 형이나 질보다 먼저 기가 생긴다고 본 것은 의미가 깊다. 눈에 보이지 않는 힘, 또는 에너지가 있어야 비로소 형이 이루어진다고 본 것은 아닐까. 기가 모여 형을 이룬다는 『황제내경』의 말이 그것을 시사한다. 기를 창조하고자 하는 천(天)의 뜻(Sinn), 천의 의지로 볼 수 있을지 모른다. 빌헬름(R. Wilhelm)이 도(Dao, 道)를 진(Sinn, 뜻)이라 번역하고 융이 이를 매우 환영한 일이 있는데 어떤 보이지 않는 창조적 의욕, 선결(先決)된 무의식적 의도와 같은 종류의 것이라고 생각해 볼 수는 없을까?

『동의보감』은 "이 기를 사람이 처음 받아 9일 만에 음양이 정해지고 49일 만에 비로소 잉태가 된 뒤에 …" 등의 상양자(上陽子)의 말을 인용한다. 또한 계속해서 천간(天干)은 갑(甲)이 반드시 기에 합함으로써 생하고 지지(地支)는 축(丑)이 반드시 자(子)에 합함으로써 육성되니, 이것이 천지의 합덕이 아니면 사람이 날 수 없는 소위라고 하여 천지의 기가 합덕한 후에 출생한다는 사실을 강조한다.(『동의보감』, 1. 내경, 2) 태잉지시(胎孕之始). pp. 1-2)

또한 여기서는 지(地) · 수(水) · 화(火) · 풍(風)이 서로 조합하여 사람의 근골과 기육을 이룬다고 분명히 밝히고, 이 4요소를 각각 다음과 같이 연관시키고 있다. '근골-기육(肌肉)-지(地)', '호흡-온난-화(火)', '영명(靈明)과 활동-풍', '정혈(精血)-진액(津液)-수(水)', 즉 기는 영명과 활동에 관계하여 풍에 속한다. 고로 풍이 멈추면 기가 끊어진다.(是以風止則氣絶)(p. 72) 여기서는 기를 풍에 속하는 것으로 보고 영명과 활동에 관계한다고 설명하고 있다. 영명(靈明)이란 사전상으로는 '신령스럽고 명백하다'는 뜻이지만 의학 용어로는 어떤 영적 정신 활동, 의식 활동을 가리키는 말이 아닐까 추정된다.(국립국어연구원(1999) p. 4413)[19)]

또한 『동의보감』에는 인간의 수명에서 중요한 역할을 하는 천명에 관한 우박(虞摶)의 말이 인용되어 있어 이를 천지와 부모에게 타고난 원기(元氣)라 하였다. 부(父)는 천(天)이 되고 모(母)는 지(地)

가 되며, 부정(父精), 모혈(母血)의 성쇠가 같지 않으므로 사람의 수요(壽夭)도 다른데, 선천적으로 기의 양성(兩盛)을 받은 사람은 상중(上中)의 수를 누리고 그렇지 못하면 장수를 누릴 수 없다고 함으로써 선천적인 체질적 요인에 언급하고 있거니와 동시에 이어받은 원기에만 의존할 게 아니라 사람이 할 수 있는 노력을 다하여 천의(天意)를 따라야 한다는 점도 강조하고 있다.(『동의』 6. 내경(內景) 수요지이(壽夭之異))

또한 형(形)과 기(氣), 곡기(穀氣)와 원기(元氣)는 서로 불가분의 요소로 기술되고, 여기에 『황제내경영추』의 말이 인용되고 있다.

즉 "形與氣, 相任卽相壽. 不則夭."(『영추』), "類纂曰, 穀氣勝元氣, 其人肥而不壽. 元氣勝穀氣, 其人瘦而壽."(『동의』 p. 6)가 그 예이다.

(2) 신유학의 관점

기 개념은 원시적 생명관을 비롯하여 진 · 한기 이래 도가의 기론, 유가사상과 불교의 기론의 영향을 받아왔다고 알려져 있다.(마루야마(丸山) p. 8, 21ff[10], 나가하마(長濱) p. 36ff[9], 고노자와(小野沢) 등 p. 3ff[20]) 여기서 잠시 이기철학을 확립한 주자를 위시한 신유학의 기에 관한 소론을 개괄하겠다.

주자(朱子, 1130~1200)는 한대 이전부터 있어온 모든 존재는 기에 의하여 이루어진다는 생각을 받아들여 주무숙(周茂叔, 주자(周子))의 태극론과 장횡거(張橫渠, 1019~77)의 소설을 종합하여 기의 이론을 유학의 사변으로 정립시켰다.[21-23] 주자는 우주의 본체를 태극이라 하고 태극이 움직여 음양 2기(氣)로 나뉘고, 이 이기가 움직여 목 · 화 · 토 · 금 · 수의 오행으로 나뉘고, 이 이기와 오행의 분합

교감(分合交感)에 의해 천차만별의 현상이 생긴다고 보았다. 정명도(程明道)는 음양을 별개의 것으로 보지 않고 하나의 것의 소장(消長)이라 생각하고 이 소장에 의해서 만물을 화생(化生)하는 것을 천도(天道) 또는 이(理)라 보았고 만물의 차이는 이기오행(二氣五行) 분합의 상위가 아니고 기의 편정(偏正)에 의한 것이라고 설명한다.(武內 1936, 朱陽 p. 31)[21] 주자(朱子)는 정이천(程伊川)을 기초로 주(周), 장(張), 정명도 3자(子)를 절충하였는바 그는 주자(周子)의 태극을 형이상의 이(理)로 이해하고 이기오행을 형이하의 기(器)로 풀어서 이(理)는 만물에 성(性)을 부여하고 기(器)는 그 형(形)을 결정하는 것이라 설명하여 만물은 각각 태극을 받아 그 성(性)을 하나로 하나 형(形)이 틀리므로 차이가 생기는 것이라 한다.(武內(1936) 朱陽 p. 34)[21]

김은 장횡거(장재)의 기 철학은 유물론으로, 주자(朱子)의 설은 객관유심론으로 규정한다.(김학주 1972, 朱子 p. 57)[22] 그에 의하면 장재는 우주를 허공이라고 생각한다. —허공의 극치인 태허(太虛)는 우주의 별명이며, 태허란 바로 기의 충만인 것이며, 태허의 기는 "모여서는 만물이 되지 않을 수 없고, 만물은 흩어져 태허가 되지 않을 수 없다"고도 하였으니, 기란 우주구성의 기본요소이고—이런 기의 변화의 근거가 바로 도(道)이다. 도에 의하여 기가 모였다 흩어졌다 하는데, 기가 모이면 삶이 되고 기가 흩어지면 죽음이 된다는 것이다.(김학주 1972, 주자 p. 57)[22]

그러나 주자(朱子)는 처음에는 "이(理)와 기(氣)는 어느 쪽이 먼저고 어느 쪽이 뒤라고 할 수 없다"고 말하였으나, 뒤에 "천지가 아직 있기도 전에 필경 먼저 이가 있었을 것이다", "이 이(理)가 있은 뒤에야 기가 생겼다"고 말하였다 한다.

이는 우리나라의 화담(花潭)과 퇴계, 율곡의 이기설에 대한 견해를, 화담은 주기설을, 퇴계는 이우위성(理優位性)을 더욱 강조하고, 율곡에서는 퇴계가 말하는 이(理)의 이념적 구극성과 화담의 기의 구체적 사실성을 동시에 중요하게 여기는 이기상이(理氣相離)의 묘처를 말하고 있다 하였다.(이동준 1973, pp. 241-242)[24] 또한 그는 율곡이 인간의 심신양면을 다같이 중요시하였음을 인심도심설(人心道心說)과 관련하여 설명하며 형기(形氣)를 퇴계처럼 낮은 차원의 것이라든가 육체적 · 물질적인 것으로만 보지 않았다고 한다. 기를 편협한 것, 정신에 상대되는 것으로 보지 않는다는 것이다. 전(1967)[25]은 율곡을 Heidegger의 철학과 비교하고 있으나 여기서는 이것을 깊이 다루지 않겠다.

다카스(高須)[23]는 주자(朱子)의 우주관과 인성설을 설명함에 있어 "이원(二元)에 있어 우주의 2원리(原理)-정신적인 '이(理)'와 물질적인 '기(氣)'가 상호의존해서 만물을 발생시키며, 기 있는 곳에 반드시 이가 있고 이 있는 곳에 기가 있어 그 기의 분화작용에 의하여 만물이 생긴다"고 하였는데,(pp. 449-450) 기가 곧 물질적인 것인가는 기를 보는 관점에 따라 다르므로 학자마다 일정하지 않았음을 짐작할 수 있다. 그러므로 주기설을 곧 유물론이라 부르고 이우위설(理優位說)을 유심론이라 하는 것이 타당할지 모르겠다. 주기설을 주장하는 사람의 기 개념에는 이에 이(理) 개념이 내포되어 있고 단지 그것을 기 개념을 통해서 표현하고 있다고 본다면 기란 단순한 구체적인 물체 개념을 넘어서는 것이라 보아야 하지 않을까 생각된다.

어쨌든 이러한 여러 갈래의 철학적 우주관 · 인간관이 『황제내경』에 어떻게 반영되었으며, 특히 그 기 개념 구사에 어떤 역할을 하였는가를 생각할 때 한마디로 판단을 내리기가 극히 어려워진다. 천지의 기가 존재하며 그 화합으로써 인간의 생명력과 신체가 생기며 자연의 모든 변화가 그대로 인체 안에서 이루어질 뿐 아니라 인간은 시시각각으로 그 영향과 지배를 받고 있다는 대우주 · 소우주의 개념이 반복적으로 강조되고 있다. 『황제내경』은 밖의 어떤 사상으로부터 영향을 받기보다는 대우주를 본받은 소우주라는 동양고대 인간관에 확고히 서서 치병과 양생이라는 당면한 과제에 필요한 개념을 만들고 응용했을 뿐 기에 대한 사변적 · 철학적 · 존재론적 탐구는 의서인 『황제내경』의 핵심 관심사가 아니었을 것 같다. 그런 만큼 기가 어디서 언제 생겨났는가의 질문에 대한 해답을 『황제내경』에서 찾는 것은 좀 무리일 것 같다.

그러나 『황제내경』과 중국고대의학의 형성과 사상적 배경을 상세히 연구한 마루야마(丸山)는 『황제내경』을 비롯한 중국전통의학에서 가장 중요한 개념이 기이고, 기는 고대 중국에서 만물을 구성하는 극도로 미세한 근원적 요소로 간주되었고 전국(戰國) 말기부터 활발히 논의되어 생명의 근원으로 간주되었음을 지적했고 '내경의학'은 이러한 기의 사상에 뿌리하고 있음을 제시하고 있다.(p. 156)

기의 사상이 마루야마가 제시하였듯이 고대중국의 천인(天人)상관사상, 음양오행론, 도가의 양생사상과 불가분의 관계를 가지고 있다고 볼 때, 먼저 기에 관한 그러한 사상적 배경을 면밀히 검토한 후에 그것이 고대 중국의술에 어떻게 수용되었는지를 살펴보는 것이 순서일 것이나, 그것은 동양전통의학 중 『황제내경』을 중심으로 기 개념의 일단을 밝히려는 본 연구의 목적을 훨씬 넘는 방대한 작업이 될 것이다.

2) 기의 성상, 종류 및 작용

후한 허진(許愼)의 『설문해자(說文解字)』에 의하면 한자어 '기(氣)'는 선물인 '쌀(米)'과 '기(气)'로 이루어지는데 기(气)는 구름으로 해석된다(모로바시(諸橋) 1968, vol. 6 p. 847). 훈고학적(訓詁學的) 분석으로 획득된 기의 원뜻은 호흡, 숨, 증기, 바람(공기), 안개, 구름과 같은 것이다.(히바라(日原) 1984, p. 64[17]. 미조구찌(溝口) 등 2001, pp. 18-20[26])

기는 본래 무형이나, 모여서 형(形)을 이룬다고 하였다. 그런 의미에서 그것은 질량을 갖지 않은 존재이나 질량을 형성할 수 있는 원동력, 또는 실체같이 여겨진다.

『내경 소문』에 의하면 그 성질과 기능에 따라 여러 명칭의 기를 볼 수 있다. 천지, 음양의 기, 영기(營氣)와 위기(衛氣), 곡기(穀氣)와 신기(神氣), 그리고 오장의 기, 경맥의 기(脈氣) 등을 들 수 있다. 정기(精氣), 신기, 혈기가 나오기는 하나 특히 정기는 신(神), 혈기에 비해 특별한 의미 없이 사용한 것 같다.

기의 순수성과 정상성을 강조하는 뜻에서 진기(眞氣), 정기(正氣) 그리고 사기(邪氣)라는 명칭을 활용하고 있다. 사기에 관해서는 따로 생각해보기로 하겠지만 기의 명칭이 다르다고 해서 그것이 곧 기의 질적인 차이를 나타내는 것인지는 확실치 않다. 기라는 것은 단순히 에너지(energy)라고 해석해서 무방할지 모르겠다. 이를테면 간에너지, 위에너지 등으로 부르거나 혹은 간활동력, 위활동능력(functional power)이라 생각할 수 있다. 이렇게 되면 기 자체의 개념이 바뀌는 것이 아니고 오장이 지닌 특징에 의하여 기의 성질이 달라지게 된다. 모든 기는 에너지라는 점에서 동일하나 또한 여러 질적으로 서로 다른 측면을 가지고 있는데 이러한 차이점이 음양오행에 의하여 주로 규정되고 있다.

가령『황제내경 영추』결기편(決氣篇) 제30(영추)(홍 p. 152)에 있는 것처럼 인체의 중요 요소인 정(精)·기(氣)·진(津)·액(液)·혈(血)·맥(脈)을 6기라 하고 각각 다른 성질을 가진 것으로 정의하되, 기는 "음식물의 정미(精微)를 발하여 피부를 따뜻하게 하고 신체에 충실하여 모발을 윤택하게 해서 마치 무로(霧露)가 널리 퍼져서 만물을 적시는 것처럼 전신에 충만되는 것"이라 설명하는 것을 보면 6기는 에너지의 여섯 가지 질(quality)이라 볼 수 있다.

(1) 영기(榮氣)와 위기(衛氣)

영기는 음식물의 정기이며 오장을 조화시키고 육부를 씻어 맑게 하며, 또한 맥 속을 지나 경맥을 따라 상하로 순환하여 그 사이의 오장육부를 관류한다.

위기는 음식물의 표독하고 날랜(표한(剽悍)) 기이며 그 움직임은 빠르고 강하며 매끄럽고 민첩하므로 맥 속으로 들어가지 못하고 피부 속이나 근육 사이를 흐르고 복막을 가온하여 흉막부를 산행(散行)한다. 영기와 위기의 순환이 역행되면 병이 생기고 순행하면 낫는데 이들 영기와 위기는 열기가 강하여 풍·한·습의 사기는 이들 자체를 손상시킬 수가 없다.(소문 비론편 제43)(홍 p. 215)

> 榮者水穀之精氣也. 和調於五藏, 灑陳於六府, 乃能入於脈也. … 衛者, 水穀之悍氣也. 其氣慓疾滑利, 不能入於脈也. … 逆其氣則病, 從其氣則愈. 不與風寒濕氣合, 故不爲痹.(痹論篇 第43)

영기와 위기의 조화가 깨지거나 이 양기(兩氣)가 모두 적어지면 여러 가지 질병을 일으키게 된다. 즉 역조론편(逆調論篇) 제34를 보면 "榮氣虛衛氣實也. 榮氣虛則不仁, 衛氣虛則不用, 榮衛俱虛則不仁, 具不用, 肉如故也."이란 말이 있다.

흥미 있는 것은 Veith가 영기를 직접 blood라 번역하고 영기허(榮氣虛)를 혈기허(血氣虛)와 동일하게 취급하고 있다는 사실이다. 그리고 위기를 vital essence라 하였는데(p. 252) 이는 적절한 번역이 아닌 것 같다. 직역해서 defensive essence(방위의 정(精))라 하는 것이 좋을지 모른다. 어쨌든 영기허(榮氣虛)면 지각마비가 오고 위기허(衛氣虛)면 운동마비가 온다 하는 것으로 영위기(榮衛氣)의 기능상 특징을 엿볼 수 있다. 그러나 이것이 어느 정도 일관성 있는 생리설의 바탕을 이루고 있는지는 이것만으로는 알 수 없다. 이 말은 황제의 어떤 일정한 병에 대한 질문에 대답한 것이기 때문이다. 즉, 그는 살이 무겁고 나른하여 괴로운 환자가 천이나 솜에 닿는 것만으로도 묵직하게 느끼는데 이 병이 무슨 병이냐 물은 것이다.(홍 p. 179)

황제내경 『소문』, 『영추』에 나오는 '영(榮)'과 '위(衛)'에 대한 나가하마(長濱)의 설명은 간단하지만 이해하는데 많은 도움을 준다. 나가하마는 동양의학의 기초학은 생기론적 생리관을 토대로 한 기능적 해부학이라고 할 만하다고 하면서 그것은 매우 단순하고 소박한 기(氣)·혈(血) 관념이라 하였다. 생활체의 기본은 기와 혈이며 이 조화로써 생명현상이 성립된다고 본다는 것이다. 기는 먼저 출생과 함께 받은 선천의 기(원기(元氣))로서 생명현상의 근원이 되고 이것이 혈을 생기게 하고 다시 후천의 기가 되어 호흡, 순환, 소화, 배설 작용 등에 의해 생명유지를 위한 기본 신진대사를 주재하고 여러 조절, 방위 작용을 주관하며 병을 막는 작용을 한다. 기와 혈은 별개의 것 같으나 서로 협조하여 일체가 되어 작용하는 것이며 혈은 혈액뿐 아니라 림프액 · 조직액을 포함한 체액을 총칭한다. 기는 여러 해석이 있으나 에너지로 보아도 좋을 것이라 했다. 병적 상태란 기 · 혈의 조화가 파괴되었을 때 생긴다. 그런데 그는 기혈 사상만으로는 복잡한 병태생리로 설명할 수 없어 기혈은 자주 영 · 위라는 다른 표현을 얻게 되었고 이로써 각종 생활현상에 대한 논술이 시도되었다고 말하면서 영 · 위를 다음과 같이 설명하였다.

다카스(高須)의 해설을 들면서 그는 영위가 '생활현상의 근원', '하늘에서 부여된 영기', 한편으로 음식물의 기에서 분리되어 '맑은 것은 영이고 탁한 것이 위', '영은 혈, 위는 기', '영의 혈은 맥중을 가지만 위의 기는 맥 밖을 지나가는 것'임을 제시하고 있다. 전자는 선천의 기, 후자는 후천의 기이다.(나가하마 pp. 18-21) 한편으로는 기와 혈을 나누고 다른 한편으로는 하나의 기로 다루고 있다고 한다.(나가하마 pp. 18-21) 이것을 두고 그는 관념의 혼란을 추정했고 영위라는 표현이 기혈사상을 편의상 말을 바꾸어 해설하고 있는 것이라고 간주해도 좋을 것이며, '맥중, 맥외순행설에서 맥관내외순환의 구별을 당시 알고 있었고, 지배를 받고 있는 점도 인식하고 있었다'는 점에 주목을 했다.

음양설의 대극관을 기본으로 안과 밖, 맑은 것과 탁한 것, 정신적 · 영적인 것과 신체적 · 물질적인 것(기와 혈)의 원초적 상호관계를 설명하고 있다고 할 수 있는데 이것이 얼마만큼 경험적 · 실증적 사실에 부합하는지는 더 많은 집중적인 추구가 필요하다.

(2) 내장과 기

밖에서 들어오는 기는 음식을 섭취하는 위에 모여 여기서 각 내장으로 퍼져나간다는 것이 내경『소문』의 설명임은 앞에서 말한 대로다. 위기(胃氣)는 그런 의미에서 극히 중요시되고 있다. 맥에 있어서도 위기가 없으면 죽는다.(평인기상론편 제18)(홍 p. 104)

또한 옥기진장론편(玉機眞藏論篇) 제19를 보면 오장이 반드시 위기의 작용에 의하지 않고는 수태음폐경(手太陰肺經)에 이르러 맥류를 탈 수 없음을 알 수 있다.(홍 p. 116) 위기가 내장으로 흐르는 경로는 간에서 근으로 가는 경로, 심에서 맥 · 경 · 폐를 거쳐 백맥(百脈)으로, 여기서 전중(膻中)인 부(府)로 집중, 여기서 사장(四臟)으로 퍼지는 경로, 비에서 폐 · 방광으로 가는 여러 경로가 설명되어 있으나 이 사이의 특별한 연관성을 찾기 어렵나. 기가 보여 저장되는 전중이란 양 유두 사이에 위치한다고 생각된다.(Veith p. 196) 이것은 기능적으로 상정한 경혈의 이름이고 '심(心)이 주인인 궁성(心主之宮城)'(심포(心包)의 삼성(三城) – 홍 영추 p. 166)[14]이라고 한다.(한의학대사전(기초의학) p. 301)[27] 어쨌든 내경『소문』의 경맥별론편 제21의 논지는 기가 어떻게 신체를 관류하는가를 밝히는 것으로 특히 그 경맥으로의 관통과 이를 기구(氣口)인 촌구(寸口)에서 촉지할 수 있다는 사실을 설명하는 데 있는 것 같다.

음양의 기와 내장과의 관련성은 오장별론편 제11에서 설명되고 있는데 뇌(腦) · 수(髓) · 골(骨) · 맥(脈) · 담(膽) · 여자포(女子胞), 여섯 가지는 지기(地氣)에서 생겨 음이며, 위 · 대장 · 소장 · 삼초 · 방광 등 다섯 가지는 천기(天氣)에서 생긴 것으로 말한다.(홍 p. 69)

속이 차 있는 것과 빈 것을 나누어 지와 천에 대응시켜 유사한 것

끼리 맞추는 논법이다.

위기(胃氣)가 정기(精氣)를 신체 각처로 퍼지게 하는 중요한 것이라면 신기(腎氣)는 신체의 성장에 없어서는 안 될 에너지로 보고 있다. 상고천진론편(上古天眞論篇) 제1의 연령에 따르는 성적인 성숙과정에 대한 설명은 바로 이것을 입증하고 있다.(홍 p. 14, 15)

내장의 기는 항상 일정한 것이 아니라 시간적 요인—즉 계절, 1일의 시에 따라 소장(消長)한다고 본다. 가령 장기법시론편(藏氣法時論篇) 제22(홍 pp. 123-132)에서 보는 것처럼 간은 봄철에 그 기가 왕성하며, 심장은 여름에, 폐는 가을에, 비는 한여름철 장하(長夏)에, 신(腎)은 겨울에 왕성하다. 간의 병은 이른 아침에, 심장의 병은 낮에, 비의 병은 오후 2시경, 폐의 병은 저녁에, 신의 병은 밤중에 증상이 뚜렷하게 나타난다. 오행사상에 의하여 생겨난 학설로 보지만 생리적 현상의 환경조건과의 관계, 그리고 시간적 특이성이라는 점에 착안한 것은 현대의학의 '시간적 심리생리학'(Chrono-psycho-physiology)의 선구적이다.

이런 관계는 또한 평인기상론편(平人氣象論篇) 제18(홍 pp. 99-106)에서 기의 상태에 따르는 맥의 특징을 말하는 가운데도 나타나 있다.

"한여름철에는 오장의 진기(眞氣)가 비(脾)에서 몹시 부드러워지는 작용을 하고 있습니다. 비는 기육의 기를 내장하고 있습니다. 그러므로 위기가 있는 장하(長夏)의 맥은 미연약(微軟弱)이라고 하게 됩니다."(홍 p. 101) 이것은 사시(四時)에 따라 설명된다. 계절의 중요성을 강조하는 것은 동양의학의 특징인 만큼 기의 소장이 이와 관련되는 것은 당연하다. 즉 사계절의 생(生)·장(長)·수(收)·장(藏)에 맞추어 사는 것을 성인이 사는 태도로 삼았던 것이다.

夫四時陰陽者, 萬物之根本也. 所以聖人春夏養陽, 秋冬養陰, 以從其根.(四氣調神大論篇 第二)

(3) 기의 변환과 저장

기가 물질적인 것인가 비물질적인 것인가는 아직 확실치 않다. 『내경』은 기의 성상에 대하여 자세히 설명하고 있지 않다.

음양응상대론편 제5에서 "장화기쇠소화지기장(壯火氣衰, 少火之氣壯)"이라는 말이나 "한상형열상기(寒傷形熱傷氣)"라는 말에서 기가 양으로 열과 관계하고 한과는 관계없는 듯이 생각될 수 있으나, 소화(少火)는 기를 오히려 왕성하게 한다 하였고 기가 물질이어서 고열에 의하여 장애를 일으킨다고 단정하기 어렵다.

기에는 정상적으로 신체를 덥히며 식욕을 좋게 하는 작용이 있다고 본다. 몸에 이상이 있으면 이에 반하여 기는 성대하나 오한이 나는 수가 있다.(자지론편(刺志論篇) 제53)(홍 p. 245)

기의 성상에 대한 것은 역시 백과사전류의 『동의보감』에서 쉽게 찾을 수 있다. 양생시의 인용에 기는 공기와 같은 것인데 맑은 공기를 숨쉬고 혀를 입천장에 대면 그것이 혀밑의 이공(二孔)에 와서 진액이 되어 흐르므로 이때 고이는 침을 삼키면 저절로 오장에 관주된다는 것을 보면 알 수 있다.(내경편 1 신형 19, pp. 7-8) 침을 옥천(玉泉)이라 하여 이를 상식(常食)하면 장수한다든지 심호흡하여 폐기(閉氣)하면 심화(心火)가 단전에 들어간다든지 하는 말이 이것을 증명한다.(동의 내경편 1 신형-20, 21, pp. 7-8) 『동의보감』은 또한 기는 곡식에서 얻는데 곡식이 위에서 폐에 전하면 오장육부가 기운을 받아서 맑은 것은 영(榮)이 되고 탁한 것은 위(衛)가 된다는 영추의 설명을 인용했는데 이는 앞에서 나가하마의 설명에서 언급된 내용이다. 음식이 기를 보익함은 기(气) 속에 미(米) 자를 넣은 것을 보아도 알 수 있다는 정리(正理)의 설이 인용되어 있다.(동의 내경편 1, 3. 기(氣) p. 6) 또한 기는 호흡의 근원이라고도 말한다. "사람에게는 오직 기와 호흡이 가장 먼저"라고도 하고 있다.(동의 p. 27) 또 모든 기는 폐에 속한다고도 한다.(동의 p. 28) 『선경(仙經)』을 인용한 것을 보면 3단전(丹田)이 있어 상단전은 뇌의 수해(髓海)이며, 중단전은 심(心)이며, 제하(臍下) 3촌은 하단전인데, 하단전은 정(精), 중단전은 신(神), 상단전은 기의 부고(府庫)라 하였다.(동의 p. 4) 뇌를 기의 부고로 본 것은 단순한 우연은 아닌 것 같다. 생기의 근원은 신(腎) 사이의 동기(動氣)를 말한다고도 하였다.(동의 내경편 1, 3. 기 p. 26)

3) 기와 감정

> "사람에게도 역시 오장이 있어서 다섯 가지 정신적인 작용, 즉 간장은 노(怒), 심장은 희(喜), 비장은 우(憂), 폐장은 비(悲), 신장은 노(怒)의 감정을 낳는 것이다. 그러므로 정신적으로 격한 감정인 희로가 지나치면 기의 작용이 상해를 받으며, 육체적으로 강렬한 자극이 되는 한서(寒暑)의 영향이 너무 심하면 육체의 기능이 상해를 받게 된다.(홍 pp. 36-37)
>
> 人有五藏化五氣, 以生喜怒悲憂恐, 故喜怒傷氣, 寒暑傷形, 暴怒傷陰, 暴喜傷陽, ….(陰陽應象大論篇 第五, 홍 pp. 36, 37, 合編 p. 42)

희로의 감정이 기를 상한다는 말은 바로 기와 감정과의 관계를 단적으로 표시하는 말이다.

돌발적으로 발병할 때는 오장병의 전화(傳化)의 순서가 규칙 바르게 이루어지지 않는 경우가 있다. 우(憂) · 공(恐) · 비(悲) · 희(喜) · 노(怒)가 오장의 정기를 손상할 때 그렇다. 즉 너무 희(喜)가 커서 허해지면 신기(腎氣)가 심(心)을 덮치게 된다는 것이 그 예이다.(옥기진장론편 제19)(홍 p. 114) 황제는 다음과 같이 묻는다.

백병이 기에서 생긴다. 노하면 기가 상충되고, 기뻐하면 기가 이완되며, 슬퍼하면 기가 소진되고, 무서워하면 기가 아래로 내려가며, 추우면 기가 위축되고, 뜨거우면 기가 발산되며, 놀라면 기가 흩어져 혼란되고, 노하면 기가 소모되며, 생각하면 기가 맺힌다. 각각 어떠한 병이 생기는가?

帝曰, 善, 余知百病生於氣也. 怒則氣上, 喜則氣緩, 悲則氣消, 恐則氣下, 寒則氣收, 炅則氣泄, 驚則氣亂, 勞則氣耗, 思則氣結, 九氣不同, 何病之生.(擧痛論篇 第三十九)(홍 pp. 199-200)

황제의 물음은 기가 성정에 의하여 어떻게 달라지는가를 표현하고 있다. 이에 대한 기백의 대답은 기의 물리적인 작용에 의거한 병리론을 펴고 있어 기의 물질성이 두드러지게 엿보인다.(홍 p. 200)

감정상의 급격한 변화와 지나치게 강한 열정이 항상 건강을 위협하는 요소임은 중용을 내세우는 동양의학 일반의 공통된 자세이다.

暴樂暴苦, 始樂後苦, 皆傷精氣. 精氣竭絶, 形體毁沮, 暴怒傷陰, 暴喜傷陽. 厥氣上行, 滿脈去形.(疏五過論篇 第七十七)(홍 p. 307)

그러므로 환자를 치료하려면 그 사람의 비(悲) · 희(喜) · 노(怒)의 감정을 자연환경이나 부부관계, 남녀노소, 빈부귀천 등 사회적 관계와 아울러 살펴보아야 한다.(해정미론편 제81)(홍 p. 319)

若先言悲哀喜怒, 燥濕寒暑, 陰陽婦女, 請問, 其所以然者. 卑賤富貴, 人之形體所從, 羣下通便臨事. 以適道術, 謹聞命矣.

또한 지나친 욕심을 부리지 말고 마음을 겸손하게 가져야 진기(眞氣)의 순행이 원활하여 건강을 유지한다는 것은 이미 내경『소문』이 첫머리에서 강조하고 있다.(상고천진론편 제1)(홍 p. 14)

『동의보감』도 감정과 기와의 관련성을 강조하였다. 직지(直指)의 7기(희(喜) · 노(怒) · 우(憂) · 사(思) · 비(悲) · 공(恐) · 경(驚))가 인용되기도 하고, 이러한 기의 과소로 인한 질병의 치법이 열거되어 있는데 대부분 약물치료이다.(동의 33)

4) 사기(邪氣)와 병

사기는 인체 밖에서 이목구비 등의 구멍이나 체표의 수혈에서 체내로 들어온다. 그러나 사기가 실제로 어떤 것인지는 잘 알 수 없다. 여기서도『내경』은 어떻게 어떤 때 사기가 침입하는가에 관심을 가질 뿐 무엇이 사기인가를 설명하지 않는다.

사전은 '인체의 정기(正氣)와 상대되는 말로서 각종 발병인자가 병리적으로 손해를 끼치는 것에 대한 총칭'이라고 설명할 뿐이다.(한의학사전 1989, pp. 130-131)[27)]

"중국인은 결코 정의를 내리지 않는다"는 그라네(Granet)[28)]의 말을 실감할 수 있다. 사기는 천지간 오운육기의 운행이 고르지 못할 때 체내에 침입한다.(홍 p. 20) 그리하여 사기를 발한(發汗) 또는 사하(瀉下)로써 물리치거나 사기가 흩어져 날뛰면 가볍게 어루만져서 이를 멎게 한다.(홍 p. 45) 또한 천(天)의 사기가 몸에 침입해 올 때는 갑자기 침습하므로 체표에 있을 때 고쳐야 한다든가 천의 사기가 인체를 침범할 때는 가장 안쪽인 오장까지 침입한다고 함으로써 천의 사기 특성을 묘사하기도 한다.(홍 p. 44) 마치 원시질병관의 귀령(鬼靈)침입(spirit intrusion)이나 이물체 내 침입(object intrusion)과 같은 사고방식을 여기서 볼 수 있다.

그런데 사기의 치료는 사기를 여러 방법으로 내쫓는 데 있기도 하지만 신기(神氣)를 정상적인 법칙으로 통할 수 있게 하는 데 있다.(탕액료예론편 제14)(홍 p. 78) 인체의 신기는 언제나 순조롭게 운행되어야 하며 반대 작용을 허용하지 않는다고 옥판론요편 제15에서 말하고 있다.(홍 p. 81) 인체의 신기가 순조롭게 운행되고 있으면 사기가 생기지 않으며 사기가 생기면 신기는 그 기능을 상실하여 신기가 순조롭지 못하게 된다.(옥기진장론편 제19)(홍 p. 111) 또는 만약 사기가 인체 내의 정기(正氣)를 이기면 정기(精氣)가 쇠퇴해지고 정기(精氣)는 위기(胃氣)가 근본이 되므로 그 위기는 오장의 정기(精氣)와 함께 촌구에 나타날 수 없게 되어 위험한 상태가 된다.(옥기진장론편 제19)(홍 116) 이렇게 신체의 저항력 또는 그 사람의 선천적인 기질, 예를 들면 용겁(勇怯)의 차에 따라 사기의 침습 정도가 달라진다고 보는데 인체란 또한 사시(四時)의 영향을 받으므로 장(臟)이 지기 쉬운 때에 상생의 법칙에 의하여 사기가 이기거나 지거나 한다고 본다.(장기법시론편 제22)(홍 p. 31)

또한 오란(五亂)이라 하여 사기가 흐트러뜨리는 부위에 따라서 증상이 달라진다.(의명오기론편 제23)(홍 p. 135, 136, 174, 183, 184)

사기와 정기(精氣)는 체내에서 투쟁하여 여러 현상을 일으키는데 발한을 그렇게 본다.(평열병론편 제33)(홍 p. 174) 또한 사기가 모여 있는 곳은 반드시 정기(正氣)가 허해 있고 음기가 허해 있는 곳은 반드시 양기가 모인다. 그러므로 정기가 허하여 호흡이 얕게 되고 양기가 모여 발열하여 발한한다. 정기가 허해 있는 환자에게 자법(刺法)을 가해서는 안 된다고 경고한다.

사기도 다른 기와 마찬가지로 체내를 운행한다. 이것이 위기(衛氣)와 하루에 한 번 부딪치는데 이때 나타나는 것이 발작이다. 학질에 대해 이렇게 설명한다. 사기의 경로를 자세히 적고 어디서 위기를 만날 때 발작이 일어나는가를 설명한다.(학론편 제35)(홍 p. 142, 143)

사기의 치료는 동양의학의 치료에 직결된다. 『내경』은 주로 침술에 의한 치료를 중시하며 침술은 그 기술에 따라 기의 보사를 하게 된다. 그러나 치료의 대도는 기술에만 있지 않고 치료자의 자세에 있으며 천지의 대법에 따른 자법(刺法)을 해야 한다고 한다.(보명전형론편 제25)(홍 p. 142, p. 143) 침을 운용하는 사람이 정신을 집중, 무아경에서 자침이 되어야 한다고 주장한다.

예컨대 석궁을 잡아당겨서 때를 겨누어 '탁' 발사하는 것처럼 침의 운용은 그 시기를 포착하는 데 신중을 기해야 한다.(보명전형론편 제25)(홍 p. 142)

여기에 다시 치료과정에서 시간성의 중요성이 강조된다.(팔정신명론편 제26)(홍 p. 145) 사가 침범한 초기의 미세한 변화를 알아내는 것은 지극히 어려운데 여기에 범의(凡醫)와 명의의 차이가 있다고도 한다.(팔정신명론편 제26)(홍 p. 146, 158)

> 岐伯曰, 請言神, 神乎神. 耳不聞, 目明心開, 而志先慧然獨悟. 口弗能言, 俱視獨見, 適若昏, 昭然獨明, 若風吹雲和曰神.(홍 p. 148)

이때 신(神)은 기와 동의어로 사용된 듯하다. 또한 다시금 흡기(吸氣)와 호기(呼氣)와 침력(鍼力)과 관련시켜 논한 것을 보면 기와 공기와의 관계를 알 수 있다. 기는 공기와 같은 것, 그 변화는 맥을 통하여 포착된다. 자법(刺法)의 자세한 원리는 본 논문과 직접 관계가 없으므로 생략한다.(이합진사론편 제27)(홍 p. 150, 153)(사시자역종론편 제64)(홍 p. 292, 293)

이상에서 보는 바와 같이 기의 문제를 풀려면 동양의학의 근간을 모조리 총망라하지 않으면 안 될 정도로 그것이 생명현상의 기본을 이루고 있음을 알게 된다.

이상을 요약하면 기는 우주자연에 먼저 존재하여 인체의 근원이 되며 생명의 필수적인 요소이다. 기는 공기와 같이 형체가 없고 그 미세한 움직임을 파악하는 데는 비상한 정신력과 숙련을 요한다. 기는 12경맥의 내외를 관류하며 모든 기관에 통하여 각기 독특한 생명현상을 유지하게 한다. 기는 사람의 감정상태, 사시, 자연환경의 여러 요인, 하루의 시간에 의하여 영향을 받으며 그 요인 간의 관계가 순조롭지 못할 때 장애를 일으켜서 사기의 침입을 허용하게 된다. 기는 호흡과 밀접한 관계가 있으며 무형인 듯 보이나 기가 모이면 형을 이루는 만큼 물질적인 질량을 갖출 수 있다.

내경『소문』에서는 정(精)·신(神)·기(氣)가 서로 다른 개념이 아닌 듯 하고 기의 뜻으로 원용할 수 있는데, 이 점은『동의보감』과 다르다.『내경』은 기·혈(血) 관계도 언급하고 있으나 혈의 중요성은 그리 크게 강조하지 않은 듯한 인상이다.

5) 기 개념의 현대 서양의학적 이해와 중국적 사유와의 관련

서양의학자이면서 동양의학자인 **나가하마(長濱)**[9]는 동양의학의 근본사상은 철학적인 자연관조법이 그대로 생체현상에 적용된 것으로 이원론적인 인식법이 그 기초개념이 되어 있으면서 이것이 구극(究極)에는 하나의 생체현상에 귀일하는 일원적 이원론, 또는 이원적 일원론이라 할 수 있다고 하였다. 기 · 혈도 음 · 양, 허 · 실과 같이 그런 이원적 관찰방법이라 하였다.(p. 17)

그러나 『내경 소문』에 관한 한 기 · 혈의 이원성은 별로 두드러지게 나타나지 않는다고 본다. 기가 혈에 대응하는 것이라 볼 때 기의 개념은 혈에 상대적인 것이 된다. 그런데 『내경 소문』에는 기를 혈과 대응시켜 설명한 부분이 많지 않으며 인체의 각 경맥에 따르는 혈기의 다소를 혈기형지론편 제24(홍 p. 138, 139)에서, 혈과 기와 그 음양과의 조화, 부조화를 조경론편 제62(홍 pp. 276-280)에서 설명하고 있는 정도이다. 이 부분에서 혈과 기는 서로 다른 것으로 일정한 조화를 이루어야 하는 것으로 되어 있으나 다른 곳에서는 주로 기 개념을 혈과 대응시킴이 없이 구사하고 있다.

나가하마(長濱)가 동양의학의 기초이론을 생기론적 생리관을 기초로 한 기능적 해부학이라 하였음은 흥미 있는 일인데, 그는 기와 혈이 별개인 것 같으면서도 서로 하나로 협동해야 하는 뗄 수 없는 것이며, 혈이란 반드시 혈액뿐 아니라 모든 체액의 총칭이라 보아야 하고 기는 그 체액의 운행을 다스리는 것이라고 보는 것이 타당하다고 말한다.(p. 19) 그러므로 기란 단순한 공기나 가스(gas)가 아니고 그렇다고 신경작용이라고 단정 짓기는 어려우며 구미의 학자들이 쓰듯 에너지(energy)로 표현되는 것이 적합할 것이고 신경계의 전기적 에너지라고 볼 수도 있겠다는 것이다. 그는 또한 기혈설(氣血說)은 고대 그리스 의학의 4액설(四液說, 혈액 · 황담즙 · 점액 · 흑담즙)과 생활현상의 근원인 외계에서 들어오는 푸노이마(pneuma-영기(靈氣))에 대한 소견과 견줄 수 있는 동양적 액체병리설이라 하였다(p. 28). '동양적'이라는 단서를 달았지만 『내경』의 기 사상은 히포크라테스 의학의 사액설보다 기원 1세기 무렵에 활동한 영기(영기)학파pneumatist의 프네우마에 입각한 생리 병리학이나 갈레노스의 '자연 정기spiritus naturalis'와 견주어 볼 만하다고 생각된다.(川喜田 1983, p. 94-96, 105)[29] 기혈은 12경맥을 순행하는데 경맥, 또는 경락은 신경, 혈관계와는 다른 경로로 생각되고 맥관계뿐 아니라 맥관외의 체액통로계라고 생각된다고 나가마하는 말한다. 결국 기혈사상은 서양의학의 자율신경기능과 내분비기능과의 상관관계와 매우 유사하다고 그는 지적한다.(p. 25) 기가 모이는 곳을 상단전(上丹田-뇌)이라 말한 것이 우연만은 아니리라 함은 전술한 바이거니와 기와 혈이 항상 대립개념이 아니었던 것만큼 기는 어떤 때는 생의 에너지로서, 어떤 때는 그 물질적인 측면으로서, 또한 어떤 때는 자율적인 기능으로서, 그리고 어떤 때는 음양의 조화와 천지의 합덕, 즉 도에 의하여 소장(消長)하는 하나의 종속적인 표현의 도구로서 명명된 것 같다. 송학(宋學)에서 기 개념이 일정치 않은 만큼 동양의학에서도 기 개념에 혼란이 일어나고 있다는 것을 알 수 있다.

"중국인들은 원인과 작용 사이의 관계를 측정함으로써 결정짓는 일에 힘쓰는 대신 어떻게 상관성을 규정짓느냐에 신경을 써왔다. 우주의 질서는 문화의 질서와 구별되지 않았다. 어떻게 여기서 움직일 수 없는 필연적인 일련의 원인들을 찾아낼 수 있다고 생각이나 할 수 있었겠는가?" **마르셀 그라네(M. Granet)**[28]는 중국인의 사유에 대하여 이렇게 말하고 있다.(p. 293) 『내경』의 논법이 이를 바탕으로 이루어지고 있는 것은 사실이다. 예(禮)를 논하는 장에서 그라네는 또한 이렇게 말한다. "우주는 단지 행동양식의 체계라고 보았으며 정신적인 행동양식이란 또한 물질의 작용상태와 구별되지 않는다. 단순하게 정신적인 실체로서의 심혼(Seele)의 개념, 신체나 모든 물질적인 실체의 총체에 대한 대극이 될 수 있는 개념이란 중국인의 사유에 전혀 낯선 것이었다."

"정신과 물질, 혹은 정확하게 말해서 우리가 '정신'과 '물질'이라고 부르는 것들은 결코 자연의 분리된 영역을 이루지 않는다"고 그는 말한다. 앞에서 보아온 기의 개념에서도 그 물질성과 정신성이 나누어져 있지 않음을 본다. 또한 그라네(Granet)는 중국인은 하나의 혼(Seele)이 신체에 활기를 넣어준다고 믿지 않으며 오히려 하나의 혼이 신체적인 존재가 충족된 뒤에 비로소 나타난다고 믿는다고 말해야 옳을 것이라고 한다. 그러나 중국 고대의학에 관한 한 이 말이 꼭 합당할지는 의심스럽다. 먼저 기가 있고 비로소 형이 생긴다고 보는 학자들도 있기 때문이다. 어쨌든 Seele에 적합한 말이 중국인에게는 없고 이에 해당되는 귀신이라는 말은 단순하게 정신적인 것이 아니라 늘 물질적인 상으로 나타난다는 것은 그럴듯한 말이고 혼백이 정신적이고 물질적인 두 가지 종류의 혼(Seele)이 아니고 두 군(群)의 생명력을 규정하는 집합개념으로 보아야 한다는 것도 흥미 있는 말이다. 왜냐하면 그가 말하듯 혼(魂)은 기 또는 정묘체(精妙體, subtle body)와 같은 기관의 부분에, 백(魄)은 혈 및 모든 체액에 대응시키고 있기 때문이다.

그라네(Granet)는 심(心) · 지(志) · 기(氣) 등 인간의 구성요소에 대한 언어상의 용법으로 보아도 중국인이 정신을 신체에 대립하는 개념으로 생각하지 않았다고 하면서 기의 개념을 한편으로는 호기(呼氣), 다른 한편으로는 활기(Schwung), 기질(Temperament) 또는 에너지로서 이해하고자 하였다.(G. p. 302)

기의 문자상 본래의 모양은 수증기가 올라오는 것을 묘사한 것이었다. 미(米)자는 뒤에 붙인 것이다. **죠셉 니덤(J. Needham)**[30]은 이를 vapour, steam, subtle matter 또는 subtle spirit라 번역하고 그리스어의 프네우마(pneuma)와 비교할 수 있는 것으로 본다.(N. p. 23, 228) 기가 모이면(聚) 생명이 되며, 기가 흩어지면 죽음이 온다는 것은 도가의 사상이거니와 그러므로 도가에서는 어떻게 하면 기를 조화하고(中氣眞術) 또 합치느냐(합기(合氣), 혼기(混氣), 화기(和氣)) 하는 것이 큰 관심사였다.(Needham p. 76, 150)

니덤(Needham)은 아리스토텔레스(Aristotle)에서 영혼의 계층설(ladder of souls)과 유사한 설을 중국에서 발견하여 비교하였는데, 이는 식물과 동물과 인간 사이의 계층적인 차이성을 그 구성요소별로 규정한 것이다. 아리스토텔레스에서 인간에게는 식물성 혼(vegetative soul), 감각적 혼(sensitive soul)에 이성적 혼(rational soul)이 부가되지만, 동물에는 식물성 혼에 감각정 혼이 추가될 뿐이고, 식물에는 식물성 혼만 있는 것으로 본 것이다. 그런데 중국의 쥔칭(Hsün Chhing 荀卿, 기원전 3세기), 류주(Liu Chou 劉晝, 6세기), 왕퀘이(Wang Khuei 王逵, 14세기)는 각각 그 기본요소를 전자와 후자에서는 기, 류주에서는 생(生)이라 보고 있어 이것이 아리스토텔레스(Aristotle)의 식물성 혼(vegetative soul)에 해당되며, 식물, 동물, 인간이 공통적으로 가지고 있는 기본요소라고 하는 것이다. 왕궤이에 따르면 기는 식물 이전에 하늘, 비, 눈, 땅 등의 유일한 요소로 간주된다. 그러므로 이런 영혼계층설에 의하면 모든 생명 있는 것, 심지어는 물질의 가장 기본요소는 기이며 이에 대하여 생이라고도 불린다고 할 수 있다. 마치 기는 여러 가지 무기물을 말하는 것 같지만 생명력을 지닌 것이라고 동양의학에서 간주되므로 단순한 무기물이기보다 생성과 변화의 능력을 가진 것이다. 그러나 물질(materie)이란 과연 무엇인가? 따지고 보면 우리는 그것을 잘 모른다. 융(C. G. Jung)이 여러 곳에서 제기한 의문이다. 어떻든 황제내경의 관심은 인간과 동식물의 생물학적 분류라기보다 인간생명과 우주의 생리와의 교류에 있었다.

중국전통의학에서의 질병관을 의서(醫書)에 나타난 기론을 통해 고찰한 **가노(加納** 1978)는 고대인의 생명관에서 바람과 기(공기, 숨)가 동일시된 것은 중국에 국한되지 않음을 지적하면서 인도의 프라냐(prāṇa, 기식(氣息))는 바람인 동시에 혼, 또는 생명 그 자체였다고 했다(加納 p. 308)(中村 佛教語辭典 p. 773). 또한 그리스의 프네우마(pneuma, 기식(氣息))는 곧 공기(ether), 즉 혼(psyche)이며 모든 존재를 통괄하는 아르케(Arche)였다(加納 p. 308)[15]고 하면서 다음과 같은 흥미 있는 말을 하고 있다.

대저 세계와 인간을 전체로서 파악하고자 할 때 모든 존재자를 존재시키는 원리(아르케(Arche))가 양(洋)의 동서를 막론하고 고안된 것은 철학사가 가르쳐주고 있다. 생명의 원리는 그리스에서는 철학적으로 psyche로서 파악되지만 '외부와의 신진대사라는 형태로 자연학적 견지'에서 파악할 경우 그것은 프네우마였다. 그러나 중국에서는 두 견지에서 파악된 원리(Arche)는 똑같이 기였다.(加納 pp.

308-309)[15]

그는 또한 그리스 고대의학에서의 프네우마와 뇌의 관계를 중국 의학에서의 기와 경락의 관계를 비교하고 정신의 국재성 문제를 비교 의학사상적 고찰의 대상으로 삼을 필요성을 언급했는데 전적으로 적절한 지적이다. 나의 인상으로는 고대 그리스의학과 고대 중국의학은 대우주와 소우주에 대한 비슷한 전체적 접근을 바탕으로 성장했으나 일찍부터 뇌의 중요 기능을 발견한 그리스의학은 뇌중심 생체관으로 발전했고, 중국의학은 음양오행설의 확고한 토대 위에서 내장과 심(心)중심 생체관을 유지해왔다. 이 문제는 이 책의 다른 곳에서도 언급될 것이다.

6) 기 개념의 심층심리학적 상징적 고찰

C. G. 융은 연금술의 이른바 화학적 변화과정에서 연금술사들의 무의식에서 작동하고 있는 정신적 변환과정의 상징적 표현을 발견하였다.(Jung 1952, Psychologie und Alchemie)[34] 같은 맥락에서 우리는 원시의술을 비롯하여 고대의학사상 속에서 무의식적 심리적 내용을 상징하는 표현들을 찾아볼 수 있을 것이다.

(1) '기'와 '리비도(libido)'설

기와 심리학설, 특히 분석심리학의 에너지론과의 관계를 생각할 때 먼저 생각할 수 있는 것은 기가 리비도(libido) 개념과 어떤 공통점이 있는가 하는 점이다. 융(Jung)[31]은 리비도를 성욕이라든가 권력이라든가 파괴본능과 같은 질적인 색채와는 상관없이 중립적인 하나의 정신적 에너지(psychische Energie)라고 보고자 하였다. 리비도라는 말은 성적인 의미만을 포함하는 말이 아니고, 단지 일반적인 의미의 탐욕(Begierde), 희구(Verlangen), 의욕(Drang)을 뜻한다는 것을 그는 또한 지적하고 있다.(Jung Energetik p. 53)[31] 정신적 에너지라는 말은 프로이드(Freud)도 그의 '꿈의 해석'에서 사용하였다고 하나,[31] 그 의미를 규정하는 데 미리부터 에너지의 특성을 정하고 그 특정한 성격의 에너지를 바탕으로 해서 변환해나간다는 인과론적 입장을 취했었고, 이 특성을 초기에는 주로 성적인 생물학적 충동으로서, 후기에는 이에 부가하여 파괴적인 죽음의 충동을 주장하였던 만큼[32] 융(Jung)이 말하는 정신적 에너지와는 그 뜻이 다르다.

물론 동양의학에서의 에너지 개념을 정·기·신의 3요소의 측면에서 본다면 정은 상당히 성욕의 생산성을 내포하는 의미로 사용되는 개념이라 할 수 있고, 신기(腎氣)는 성적인 성숙과 생식기능과 관련되는 생물학적인 활력소라 볼 수 있다. 정의 보존을 방사(房事)의 조화와 절제를 통해서 성취하려는 양생의 한 측면 같은 것도 프로이드의 리비도[32]설과 유사한 데가 없지 않다. 그러나 다소 주술적인 도가의 장수법이 성적 리비도의 조절로 이루어지는 점에서 성적 욕구의 건강유지에 끼치는 영향을 중시한 점에서, 혹은 정신적 에너지를 각종 질적인 면으로 나누고 있는 점에서, 방중술이나 동양의학의 일부 학설과 프로이트 정신분석의 리비도학설[32] 사이의 공통점을 볼 수 있다고 말할 수는 있다. 그러나 큰 차이는 동양의학이나 도교적 양생술에서는 성적 욕구의 '충족'이 아니고 그 '조절'이 건강유지에 필수적이라는 점과 성적 특질은 해당 생식기관에만 부여되었을 뿐, 그 밖의 수많은 다른 요인들에 의해 다르게 작용된다는 사실이다.

어떻든 기 학설을 포함한 동양고대의학의 이론체계는 관찰자 자신의 입장에 대한 비판철학적인 반성 없이 어느 하나의 구체적인 사물에 이에 속하지 않을 수도 있는 다른 커다란 정신적인 내용을 투사하여 투사된 것과 피투사체 본래의 속성 사이의 이른바 고대적 동일성(archaic identity), 또는 레비 브륄(Lévy Bruhl)의 신비적 참여(participation mystique)를 일으킨 결과로 볼 여지가 있다. 그런데 집단적 무의식의 핵심적인 전체상을 상징하는 원형상이 음양오행, 천·지·인의 조응(照應)이라는 관념으로 투사되고 여기에 철학적인 의식의 탐구와 경험을 통한 이론의 수정보완을 통해 동양의학은 순수한 무의식의 투사만이 아닌, 의식·무의식이 뒤섞인 복잡한 체계를 만들어내고 있는 것이다.

그런데 동양의학의 이론에서 정신과 신체의 구별을 짓지 않고 때로는 양자의 관계를 혼동하는 듯한 인상을 주게 하는 것은 반드시 투사와 동일시의 결과라고 단정 짓기보다 동양사상의 전통적인 전체적 접근방법이 반영된 결과라고 볼 수도 있을 것이다. 융(Jung)은 여러 곳에서 중국의 도가사상이나 『역경』의 기본사상은 현상의 전체(Ganzheit)를 파악하려는 접근방법을 특징으로 하며 그 이론은 인과론과는 거리가 먼 동시성적 사고라고 말하고 있다.(Jung C. G., Pauli W. Synchronizität pp. 37-8, 71-74)[33] 서양에서도 이러한 입장이 고대그리스와 중세의 자연철학(Naturphilosophie)의 여러 주장 가운데 발견된다. 인간과 질병에 대한 그런 전체적 인식은 고대의 히포크라테스(Hippocrates) 의학에서도 엿볼 수 있다.(Jung C. G., Pauli W. p. 74)

(2) 원시적 에너지 관념과의 관계

기를 에너지, 생명력(vital force)이라고 본다면 이것은 융(Jung)이 제시한 원시적 리비도(libido) 개념[31)]과도 뿌리를 같이 하는 것이다. 즉 원시인들은 인간의 생명력을 표현하는 여러 가지 말을 가지고 있다. 그가 인용한 맥기(Mc Gee)의 보고에 따르면 다코타(Dacota) 종족은 와칸다(wakanda)라는 말을 가지고 있다. 그들은 해, 달, 번개, 천둥, 별, 바람, 사람, 특히 샤만(Shaman), 귀신, 주물, 동물, 그리고 특별히 눈에 띄는 사건을 모두 와칸다(wakanda)라 부르는데, 맥기에 의하면 와칸다는 비밀(신비-Geheimnis)이라 번역될 수 있는 말로서 힘, 거룩한, 오래된, 크기, 활기성, 불사 등의 뜻도 있다고 한다. 이와 비슷하게 북미 이로코이 사람들(Irokese) 중 오키(oki), 알공킨(Algonkin) 족에서는 마니투(manitu)라는 말이 있는데, '힘', 또는 '생산적 에너지'라는 뜻이다. 와칸다(Wakanda)는 사방에 퍼져 있는, 보이지 않는 그러나 조절하거나 옮길 수 있는 생명에너지거나 우주의 힘이다. 그밖에도 야오(Yao)족의 물룽구(mulungu), 아프리카 황금해안(Goldküste-서부아프리카 전 영국식민지)의 웡(wong) 개념, 오스트레일리아(Australia)의 쿠링가(churinga) 개념, 멜라네시아(Melanesia)의 마나(mana) 등이 모두 비슷한 의미를 가지고 있다.(Jung C. G., Energetik pp. 108-117)[31)] 어떻든 원시부족은 그 나름의 원시적 에너지적 관념을 가지고 있었다.[31)] 그들은 중국의 도가들이 도인법(導引法)으로 양기(養氣)를 한 것처럼 가능한 한 이 마력을 많이 차지하려고 하였다.

(3) 연금술의 메르쿠리우스

중세에 꽃을 피운 서구의 연금술사들(alchemist)은 정신과 물질, 모든 것을 통합하는 최고의 것을 만드는 것을 그들의 작업 목적으로 삼았는데 그 최고의 것을 '현자의 돌(philosophischer Stein)', 또는 '메르쿠리우스(Mercurius)'라 불렀다. 융(Jung)은 여러 문헌에 나타난 메르쿠리우스(mercurius)의 특징을 자세히 분석하고 있는데 이 것을 보면 동양의학의 에너지관과 유사한 것을 찾을 수 있다.[34]

융(Jung)의 만년의 저작 『융합의 비의*Mysterium coniunctionis*』[35]에 보면 메르쿠리우스 정(精-Geist)에 선행하는 영(Geist)의 의미가 대 파리 주술 파피루스(*der Große Pariser Zauberpapyrus*)에서 어떻게 기술되고 있는가를 다음과 같이 소개하고 있다.

> 맞이하라. 공기의 정(精, Luftgeist)의 전주거(全住居)여! 맞이하라. 하늘서부터 땅에 침투하여 들어가며 우주의 중공(中空)에 놓여 있는 땅으로부터 심연의 끝까지 꿰뚫어 드는 영(靈, Geist)이여! 내 속에 들어오고 나를 사로잡는 영이여! 맞이하라. –맞이하라. 공기의 귀신들 모두– 오! 커다란, 가장 커다란 원형의 이 세상의 이해할 수 없는 구조물–에테르와 같은–물 모양의, 흙 모양의, 바람 모양의, 빛 모양의, 어두운 모습의, 마치 별처럼 빛나는, 습한–불같은–차거운 영(Geist).(Mysterium I. pp. 213–214)

이것은 물론 동양의학의 에너지 개념이 풍기는 표현상의 단순성과 담백성과는 다르지만 그 에너지 개념의 반(半) 물질성에 있어 공통점을 나타내고 있다. 융은 메르쿠리우스가 공기의 정(精)(Luft- geist)으로서 여러 문헌(예 : 현자의 장미원(*Rosarium Philosophorum*), 15세기)에 묘기(描記)됨을 지적한다.

"공기 같고 날으며", "전혀 공기성이며 영적(geistig)"이라는 표현이나 "spiritus corpus(영체)" 등 여러 표현에서 그 예를 보며 메르쿠리우스는 또한 바람과 연관시키고 있다. 메르쿠리우스는 그러나 그것은 단순한 가스가 아니라 영성을 가지고 있는 것이다. 정묘체(subtle body) 또는 기혼(氣魂-Hauchseele)으로서 그것은 비물질적인 또는 공기보다 미세한 속성을 가지고 있을 뿐 아니라 활력소(das Belebende)이며 생기 있는 상태(das Belebtsein)이다.[36-38] 그러므로 그것은 생의 원리를 표시한다.(Religion p. 111)[36](Symbolik pp. 96-99)[37](Messe p. 231)[38] 물론 메르쿠리우스는 동양의학에서의 기 개념을 넘어서는 의미를 가지고 있다. 그것은 윤리적 속성을 지닌 실체이기 때문이다. 그러길래 융은 메르쿠리우스를 모든 대극을 통합하는 실체로서 신체적이며 동시에 정신적이고 심신 상호간의 변환과정이며 그것은 마귀이며 동시에 구세주이며 분석심리학적으로 자기원형(Archetypus des Selbst)이며 개성화 과정(Individuation)의 상징이라고 보았다.(Symbolik p. 128)[37] 기의 개념에는 여러 가지 의미상의 색도가 있으므로 가령 기의 중요성을 강조하는 주자학 유파의 설을 대상으로 보면 그것은 확실히 융이 말하는 정신적 차원의 자기원형상과 유사하지만 동양의학, 그 중에서 『내경』의 이론에서는 대체로 기는 커다란 중심체인 도의 수단이며 도의 기능적 속성이며 그 작용과 그 실현에 필요한 도구인 동시에 정신과 물질의 합일체라는 점에서 융이 말하는 무의식의 정신 비슷한 기능(psychoid function)에 비길 만한 측면을 가지고 있다.

(4) C. G. 융의 정신적 에너지론과의 관계

융의 정신적 에너지에 대한 소설은 물리학에서의 에너지론에 대응하는 정신 특유의 역학적 관계를 설정하는 데서 시작되었다고 볼 수 있다. 그런 의미에서 그는 정신적 에너지론을 처음 제창한 폰 그로(von Grot)의 다음과 같은 주장을 인용한다. "정신적 에너지의 개념을 설정하는 것은 학문의 세계에서 물리적 에너지와 마찬가지로 정당한 것이며, 정신적 에너지도 물리적 에너지와 마찬가지의 양과 다양한 형태를 지니고 있다."(C. G. Jung Energetik p. 13)[31] 이로써 융(Jung)은 정신작용을 신체의 수반현상(Epiphänomen)으로 보려는 입장을 배제하고 그 자체의 독자성을 내세웠던 것이다. "정신적인 것은 하나의 독자적 현상이라고 간주되어야 마땅하다. 왜냐하면 이것을 단순한 수반현상으로 보아야 할 이유가 전혀 없기 때문이다. 물론 정신작용은 뇌의 기능에 연결되어 있다. 그러나 우리는 인생을 탄소화학(炭素化學)의 부수현상이라고만 볼 수는 없는 것이다." (Energetik p. 15)[31] 그러나 융은 정신과 신체를 떨어진 두 요소로 볼 수 없고 그 성질은 모르나 상호작용을 일으키고 있다는 사실과 정신이란 무의식까지를 내포하고 그것은 또한 신체적 기층과정을 통과한다고 보므로 정신적 에너지 개념을 넓혀야 할 필요성을 느꼈다. 그래서 정신적 과정을 '너무 지나친 철학적 통찰법을 삼가고 과학적 상식에 입각해서' 생의 과정(Lebensvorgang)이라 볼 것을 제안한다. 그리하여 좁은 의미의 정신적 에너지를 생의 에너지로 넓히고 전자는 한 특수형으로서 그 개념에 포함시켰다. 이렇게 함으로써 좁은 의미의 정신적인 한계를 넘어 양적인 관계를 생물학적 기능에까지 추적할 수 있게 되며 이로써 '마음과 몸' 사이에 존재하는 관계를 알아볼 수 있는 합당한 개념을 갖게 된다고 그는 말한다.(Energetik p. 30)[31] 이 Lebensenergie(생의 에너지)를 융은 리비도(Libido)라고 부르자고 제안했다.(Energetik p. 31)[31]

그런데 에너지는 시간개념과 마찬가지로 한편으로는 직접적이며 경험적으로 주어진 관조의 형식이며, 다른 한편으로는 경험에서 추출된 구체적이며 응용가능한 경험적 개념이어서 늘 세력(Kräfte)의 양태, 즉 움직이는 실체(Substanz)에 간여한다. 그래서 에너지와 세력(Kraft)의 개념이 혼동을 일으키고 역학적인 관계를 구체적인 물질의 양적 변화로 상정하려고 한다.(Energetik p. 50) 그러나 융의 분석심리학에서 말하는 리비도는 구체적인 것이 아닐 뿐 아니라 알려져 있는 것도 아니며 바로 하나의 미지수인 X라고 융은 강조하고 있다. 그것은 순수한 가설, 하나의 상(像)이고 물리적 에너지나 마찬가지로 구체적으로 파악할 수 없는 것이라고 한다. 리비도(Libido)란 '에너지적 관찰양식'의 압축된 표현이라고까지 그는 말한다.(Energetik p. 54)[31]

정신 비슷한 기능(Psychoid Funktion) : 융은 물리적 에너지와 정신적 에너지론 사이의 관련성을 검토하면서 심리학적인 관념은 본질적으로는 질적인 것이지만 소위 잠재성 '물리적' 에너지를 지니고 있고 만일에 물질적인 것과 정신적인 현상에 관하여 예정조화론(豫定調和論-prästabilierte Harmonie)을 내세우지 않는다면 이 관계는 양자의 교호작용(interactio)으로 특징지어질 것이다. 이렇게 보면 물질에 접하는 정신이 있고 반대로 잠재적인 정신을 지닌 물질이 있을 것이라 생각해 볼 수 있다고 하였다. 그리하여 우리가 이렇게 본다면 정신의 객관성을 생리적 · 생물학적 현상과의 관련성에서뿐 아니라 물리학적, 특히 핵물리학적 현상과도 관련성을 가진 것으로 생각할 수 있다고 융은 말하고 있다.[39](Theoretische p. 267)[36] 이것은 물론 가정으로서 추상한 것이지만 이 소설에서 인간 내부에 폐쇄된 체계로서의 에너지론이 외계에까지 적용될 가능성을 열어놓게 된 것이다.

이렇게 보면 동양의학의 기론(氣論)에서 기가 인간에서뿐만 아니라 인간 밖에 본래 존재하며 그것이 인간생명을 이루는 원동력이 된다는 설명을 반드시 무의식적인 것의 외계로의 투사결과라고 할 수 있을지 의문이 간다. 그러나 원시적인 리비도 개념이 인간무의식의 인지불가능한 **정신양(비슷한) 기능**(psychoid function(C. G. Jung, G. W. Bd. 8 p. 495)[39](이부영 2004, p. 8, 9[4]), M-L. von Franz 1988[40]) 즉, 원형(Archetypus 그 자체), 왕왕 자기 원형(Selbst Archetypus)을 반영하고 있는 것처럼 동양의학의 기 개념 형성에도 그와 같은 무의식의 내용이 상징적 형태로 반영되고 있다고 볼 수 있다. 분석심리학의 아니마Anima(Seele) 개념도 기 개념과 견주어 생각할 수 있는데 이것은 흔히 정묘체(subtle body)에서 그 상징적 표현을 찾기 때문이다. 융은 정신(psyche)의 존재를 파악하려면 그것이 마치 정묘체인 듯이 상상해 보는 것이 도움이 된다고 이야기하기도 하였다.(Religion p. 23)[36]

(5) 포커트와 폰 프란츠의 확충

주목할 것은 중국의학에 대한 독특한 해석을 주장한 포커트(M. Porkert)[41,42]의 의견과 융 심리학의 충직한 계승자 폰 프란츠(M. L. von Franz)의 물질과 정신의 상호관련에 관한 후속 연구[40], 그리고

중국의학에 관한 그녀의 관점[43]이다.(이부영 2004, p. 1-32)[4]

포커트는 중국의학의 주된 관심사는 에너지의 흐름과 함께 역동(力動, Dynamis)에 있다고 보았다. 개별적 인간 존재는 '영혼이 살고 있는 육체'라기보다 하나의 기(氣)로서 '에너지의 특수한 배치(a particular constellation of energy)'라고 간주되며 같은 맥락에서 개인의 생활사는 역동적 체계(dynamic system)로, 그러한 에너지 배치의 반복진행의 모든 상호작용의 총화(as the sum total of the interactions of a sequence of these energy constellation)로 간주된다.(Porkert 1982, p. 4)[42]

포커트는 중국의학에서 인체인 소우주에 미치는 대우주의 영향을 정의할 목적으로 내세운 오운육기(五運六氣)설의 오운(五運)을 Five Circuit Phase(5회로주기(5回路週期))라 번역하고, 육기의 기를 configuratio : energetic configuration(배치, 에너지 배치)라 번역하면서 전자를 우주상황의 함축적 · 연역적(경험적으로 지각할 수 없는), 그래서 활동적이면서 발단적(發端的) 측면(implicit, deductive(not empirically perceptible and therefore active and icipient)을 나타내고, 후자인 기는 명백히 드러낸, 지각 가능한, 구체적, 그리고 구성적 측면을 기술한다고 했다.(Porkert 1974, p. 62)[41] 다른 곳에서 포커트는 기를 분명히 energetic configuration(에너지 배치-형상) 또는 configurational energy(배치된-형상화된- 에너지)로 정의하며 현대 과학의 에너지 개념과 달리 거의 언제나 일정한(特定 가능한) 질(quality)을 지니고 있는 에너지라 하였다.(Porkert 1974, p. 168) 그리하여 다양한 성질을 지닌 많은 종류의 에너지가 기의 이름으로 기술된다. 즉, 영기(營氣, constructive ch'i 구성적 기), 위기(衛氣, defensive energy 방위적 에너지), 원기(原氣, original ch'i), 사기(邪氣, heteropathic ch'i). 진기(眞氣, true-ch'i), 원기(元氣, primordial ch'i) 등에 대한 설명이 개진된다.(Porkert 1974, pp. 170-173)[41] 포커트의 설명은 매우 지적(知的)이고 객관적 · 논리적 명증성의 특성을 가지고 있고 때론 약간 난해하고 건조해보이기까지 하지만 동양의학의 장(臟)에 관한 정의에서, 1. 실제적 국소의 공간적 · 물리적 의미의 신체적 토대, 2. 정확하게 특정되는 기능들의 특수한, 서로 조합되고 상호의존적인 체계 두 가지를 들고 있는 점 등 공감되는 측면이 많다.

수(數) 상징을 중심으로 중국적 사유의 비인과적 동시성적 관점을 제시한 폰 프란츠는 융의 콤플렉스론에 입각하여 중국의학을 포함한 '극동의 직관적 민간의학'이 일종의 콤플렉스들을 신체의 특정한 중심부와 연결시켰다고 했는데 중국의학에서 365개의 신체 신격(神格)들의 관념에서 이를 볼 수 있다고 했다. 그녀는 이 신체 신격들은 어떤 체내지각(endosomatische Empfindungen)의 직관적인 내면도(Inncnansicht)라고 할 수 있겠다고 했다. 연상검사에서의 콤플렉스의 배열(Konstellation)과 배열된 에너지로서의 기는 분명 서로 관계가 있다는 생각이 든다.

포커트가 기를 Configurational energy라 정의하면서 Configuration을 독어의 konstellierte Energie(배열된 에너지)라고 지적한 점은 주목을 요한다.(Porkert 1974, p. 168)[41] 콘스텔라치온(Konstellation, 성좌)에서 나온, 콘스텔리렌(konstellieren)이라는 말은 성좌의 자리매김과 같은 뜻에서 콤플렉스의 좌정(坐定), 또는 활성화의 뜻으로 분석심리학에서 자주 쓰이는 말이다. 포커트가 같은 맥락에서 그 단어를 사용했는지는 알 수 없으나 융이 정의한 의미의 여러 콤플렉스 사이의 에너지 낙차로 혹은 의식적 자아의 자세 여하에 따라 마치 하늘의 성좌처럼 수많은 콤플렉스들이 서로 무의식 속에서 자리매김하는 현상을 분석과정에 있는 건강한 사람과 환자의 꿈속에서 우리는 항상 경험하고 있다. 심리적 콤플렉스 배치는 아마도 생리적 변화 과정과 관계가 있을 것이다. 그것이 원형적 배치(archetypal constellation)에 이르면 그 가능성은 더욱 높아질 것이다 원형 그 자체는 정신 비슷한(psychoide) 속성을 지니고 있어 물질과정에 연결되어 있다고 보기 때문이다.

'정신 비슷한 체계(Das psychoide System)'는 융의 '정신(Psyche)관' 속에 포함된 가장 심층의, 정신적으로 완전히 알 수 없는 미지의 것, 의식의 문턱에 접촉한 적이 없는 '절대적 무의식 그 자체'(das wirklich absolute UnbewuBte an sich)(M.-L. von Franz 1988, pp. 6-7)[40]이다. 푸시코이데(Psychoide)는 여러 가지 뜻으로 사용되었으나 융은 이를 순수하게 심리학적 용어로 사용하면서 정신적인 것(das Psychische)이 물질적 표현과 섞여 있는 것처럼 보이는 그러한 정신 영역이라고 보았음을 폰 프란츠는 지적했다.(M.-L. von Franz 1988, p. 7)[40](이부영 2001, pp. 8-11)[4]

기 개념에 관한 천착은 결국 '정신'과 '신체(물질)'의 관계에 관한 분석심리학적 연구를 불러들이게 되었다. 그것은 기 개념을 더 분명히 밝히기보다 비슷한 생각과 탐구를 행한 많은 사람들의 개념들을 확충하여 동양의학의 기 개념과의 유사성을 확인하는 데 도움을 준 것 같다. 전통적 개념을 현대 유전학이나 세포병리학의 연구 성과에 인과적으로 성급하게 결부시키기에는 생물학적 입장에서 아직 더 많은 연구 성과를 기다려야 할 것이다. 기가 정신적인 것과 신체적인 것을 모두 결합한 하나의 미묘체(subtle body)라면 그 실체는 인과적으로 연구될 것이 아니라 동시성 원리에서 해명되어야 할 것이다.

3. 맺는말

이상에서 저자는 주로『내경 소문』을 중심으로 한 동양의학의 기 개념의 내용을 살펴보고 그 현대의학 내지는 분석심리학의 정신적 에너지론 등 무의식 학설과의 관련성을 고찰하였다.

『내경 소문』에서의 기 개념을 중심으로 한 설명방향은 상당히 실용적이지만 왕왕 개념상 일관성을 잃은 경우가 있었다.

개념(concept)을 알아본다는 것은 벌써 하나의 서구적 탐색이라 생각되지만 개념의 명확성에는 거의 관심이 없는『내경』의 의학이론에서 어떤 용어의 일정한 상을 얻는다는 것은 극히 어려운 작업이었다. 항상 변하고 생동하는 생명현상을 설명하려면 개념들도 명확성보다는 다양성 · 가변성을 지닌 것이어야 할지 모른다. 그만큼 기의 개념은 의미상으로 다양하여 현대과학의 다른 개념과 비교하는데 있어서도 "기란 바로 현대과학의 무엇이다" 하는 식으로 단정지을 수 없다는 것을 알게 되었다.

그러나 기는 원시적 리비도 개념과 비슷한 특징을 지니고 있으며, 고대 및 중세 서양의 자연철학이 지향하던 최고의 물질과 비슷한 속성을 나타내는 경우가 있는 것으로 보아 하나의 정묘체(subtle body)이며, 물질성과 정신성을 함께 구유(具有)하는 융이 말하는 psychoid function(정신 비슷한 기능)이라 볼 수 있고, 어떤 경우는 분석심리학에서의 자기원형의 작용과 같은 특징이 반영되어 있다고도 볼 수 있겠다. 그러나 가장 가깝게는 융이 말한 생의 에너지(Lebensenergie)라고 보면 무난할 것이다. 기의 개념에서도 다른 동양의학 이론과 마찬가지로 대우주에 대한 소우주로서의 인간의 특성이 잘 반영되고 있지만 분석심리학에 의해서 가정된 인간심성론이 동양의학에서는 상당히 강하게 외계의 자연, 시간과 공간과 기후의 변이 등에 관련지우고 있는 것을 볼 수 있다. 실제로 그러한 인자가 인간의 생명현상에 어떤 영향을 주는지에 대해서는 서양의학에서도 관심을 가지기 시작하였다.

기를 Energetic Configuration(에너지 배치), 혹은 Configurational energy(배치된 에너지)라고 기술한 포커트(Manfred Porkert)의 정의에 공감을 표하고 융의 비인과원리에 의한 동시성현상에 관한 연구를 계승한 M.-L. von Franz의 '정신 비슷한 기능'을 중심으로 한 '정신과 물질' 상호관련에 관한 연구의 일단을 소개하였다.

동양의학에서의 기 개념에 관한 이해는 결국 기 개념을 중심으로 하여 동양의학 이론을 재조명하는 작업을 유도하지만 이 논문에서는 문제를 지나치게 확대하지 않으려 했고 따라서 기 개념의 철학적 배경에 대하여는 깊은 분석을 가하지 않았다.

4. 참고문헌

1. 이부영(1973) :『동의보감』에 나타난 정신병관. 최신의학. 16 : 106-112.
2. 이부영(1976) : 『동의보감』에 나타난 정신병 치료—정신요법사례를 중심으로. 신경정신의학. 15 : 20-27.
3. 이부영(1977) : 『동의보감』에 나타난 심신관계. 신경정신의학. 16 : 23-32.
4. 이부영(2004) : 정신과 신체. 심성연구. 19(1, 2)(30) : 1-32, .
5. 홍원식(역)(1972) : 황제내경소문해석. 서울 : 고문사.
6. 馬元臺, 張隱庵(合註)(1973) : 黃帝內經素問靈樞合編. 台北 : 台聯國風出版社.

7. I. Veith(1972) : *The Yellow Emperor's Classic of Internal Medicine*. Berkley, Los Angeles : University of California Press.
8. 大塚敬節(1974) : 漢方醫學. 大阪 : 創元社.
9. 長濱善夫(1961) : 東洋醫學概說. 大阪 : 創元社.
10. 丸山敏秋(1988) : 黃帝內経と中国古代医学-その形成と思想的背景および特質. 東京 : 東京美術.
11. 허준(허민 역)(1964) : 동의보감. 서울 : 동양종합통신대 교육부.
12. 동의보감국역위원회(국역 증보)(1998) : 동의보감. 서울 : 남산당.
13. 許浚 : 繪圖東醫寶鑑. 上海校經山房.
14. 홍원식(역)(1973) : 황제내경영추해석. 서울 : 고문사.
15. 加納喜光(1978) : 医書に見える氣論 - 中国伝統における病気観 (in) 小野沢精一 等(編) : 氣の思想. 東京 : 東京大學出版會. pp. 280-313.
16. 諸橋轍次 : 大漢和辭典 卷八. 東京 : 大修館書店.
17. 日原利国(編)(1984) : 中国思想辭典. 東京 : 研文出版.
18. 이부영(2002) : 자기와 자기실현. 서울 : 한길사..
19. 국립국어연구원(1999) : 표준국어대사전(중). 서울 : 두산동아.
20. 小野沢精一, 福永光司, 山井湧(編)(1978) : 氣の思想. 東京 : 東大出版會.
21. 武內義雄(1936) : 朱子, 陽明. 東京 : 岩波書店.
22. 김학주(역)(1972) : 주자, 왕양명, 중국사상대계 권8. 서울 : 대양서적,.
23. 高須芳次郎(1927) : 東洋思想十六講. 東京 : 新潮社.
24. 이동준(1973) : 율곡사상의 철학적 고찰. 이준호 편역 : 율곡의 사상. 서울 : 현암사. pp. 231-261.
25. 전두하(1967) : 존재와 이기—하이데까와 율곡의 비교연구. 서울 : 선명문화사.
26. 溝口雄三, 丸山松幸, 池田知久(編)(2001) : 中国思想文化事典. 東京 : 東大出版會.
27. 한의학대사전편찬위원회(편)(1989) : 한의학대사전(기초이론편). 서울 : 동양의학연구원출판부.
28. M. Granet(1963) : *Das chinesische Denken*. München : Piper.
29. 川喜田愛郎(1983) : 近代醫學の史的基盤(上). 東京 : 岩波書店.

30. J. Needham(1975) : *Science and Civilization in China Vol. 2, History of Scientific Thought*. Cambridge : Cambridge University Press.
31. C. G. Jung(1948) : *Über psychische Energetik und das Wesen der Träume*. Zürich : Rascher.
32. H. Nagera et al.(1969) : *Basic Psychoanalytic Concepts on The Libido Theory*. London : George Allen and Unwin.
33. C. G. Jung(1952) : *Synchronizität als ein Prinzip akausaler Zusammenhänge*. in C. G. Jung, W. Pauli : Naturerklärung und Psyche. Zürich : Rascher. pp. 1-107.
34. C. G. Jung(1952) : *Psychologie und Alchemie*. Zürich : Rascher Verlag.
35. C. G. Jung(1968) : *Mysterium Coniunctionis*. Zürich : Gesammelte Werke Bd. 14, Rascher.
36. C. G. Jung(1963) : *Psychologie und Religion, in Gesammelte Werke Bd. 11, Zur Psychologie westlicher und östlicher Religion*. Zürich : Rascher Verlag. pp. 1-118.
37. C. G. Jung(1951) : *Symbolik des Geistes*. Zürich : Rascher.
38. C. G. Jung(1963) : *Das Wandlungsymbol in der Messe*, in *Gesammelte Werke Bd. 11*. Zürich. pp. 219-326.
39. C. G. Jung(1967) : *Theoretische Überlegungen zum Wesen des Psychischen*. Gesammelte Werke Bd. 8. Zürich : Rascher. pp. 185-268.
40. M.-L. von Franz(1988) : *Psyche und Materie*. Einsiedeln Daimon Verlag.
41. M. Porkert(1974) : *Theoretical Foundation of Chinese Medicine*. Systems of Correspondence. Cambridge : The MIT Press.
42. M. Porkert, Chr. Ullmann(1982) : *Chinese Medicine*. New York : An Owl Book.
43. M.-L. von Franz(1990) : *Die Zahl und Zeit*. Stuttgart : Ernst Klett Verlag.

Abstract

The Concept of Ch'i in Oriental Medicine

The aim of this study is to clarify the concept of ch'i as applied in *Huang-ti nei-ching*, the classic of Chinese medicine and in *Dong-eui bo-gam*, the book of traditional Korean medicine.

According to these literary works the word ch'i indicates the source of life which exists in the universe anteceding the formation of man's body. Frequently, ch'i is identified with air or breath which can be transformed into fluid form in the body. Ch'i is a vital force circulating throughout the body especially in the 12 meridian systems. The harmonious relationship of man's ch'i with the ch'i of heaven and the earth is the essential condition of health. Thus, the physical environment with its diurnal and seasonal variation was strongly emphasized as factors influencing the state of man's ch'i. The various emotional states which were designated as 7 ch'i or 9 ch'i and stressful life changes can affect the states of ch'i in organs. The state of ch'i can be examined by palpation of pulse. At the meridian points (loci) the excess and deficit in ch'i quantity can be managed by acupuncture. It was emphasized that the acupuncturist himself should keep the harmonious state of ch'i at the moment of treatment. Fostering the "true ch'i" is the way of long living while defending the body from the invasion of "morbid ch'i". Also mentioned was the primordial inherited ch'i, according to which the length of each individual's life was determined. The state of health, however, does not absolutely depend on this ch'i but one's own effort to live in harmony with nature.

The author made comparisons between the concept of ch'i and similar ideas such as: primitive concepts of life force, the ancient Indian prāna, pneuma of Greek-Roman medicine and with alchemy's mercurius. The investigations of the concept of ch'i in historical and philosophical perspectives by several sinologists are reviewed in order to understand the meaning of ch'i in medical term.

It is difficult to find out the direct expression of ch'i in modern western medicine in spite of the similarity of ch'i with the electrical energy of the neuronal system with its biochemical correlates. It might be rather regarded as the symbolic expression of the unknown depth of psyche in which the archetypal complexes are constellated. Jung's definition of libido as life energy and his concept of the unconscious psychoid function is a helpful instrument for understanding the meaning of ch'i.

『동의보감』에 나타난 심신관계*

『동의보감』에 담겨진 이론과 실제를 현대의학적인 관점에서 조명하고 그 가치를 재평가하고자 하는 작업에 부족한 대로 저자 등[1-3]에 의해서 실시되고 있거니와 여기서는 심신관계(psychosomatic relationship)에 대한 이론을 다루고자 한다. 정신과 신체의 관계를 『동의보감』이 어떻게 보고 있는가를 살펴보고자 하는 것이다.

전통의학이 서양의 심신의학적 접근방법과 유사하다는 사실은 저자[1]나 김[4] 등이 지적한 일이 있지만, 그런 측면을 중점적으로 고찰해보지는 못하였었다.

『동의보감』이 잡다한 중국문헌을 인용하고 있는 까닭에 그 이론 체계의 통일을 기대할 수 없어 특히 이론적인 연구의 대상으로서 크게 어려움이 있다는 것은 이미 여러 번 거론되었고, 다만 한국인에 의해서 이 의서가 집대성되었고 '동의(東醫)'(=한국의학)의 이름으로 출간되었다는 한 가지 이유 때문에 이를 고찰의 대상으로 삼는다는 것도 이미 다른 곳에서 시사한 바 있다.

근세의 한국인이 중국문헌의 어떤 것을 특히 채택, 수록하였는가에 대한 보다 면밀한 의사학적 고증이 절실히 요구되고 이러한 바탕 없이, 또한 개개의 중국문헌의 학풍에 통달함이 없이 단순히 『동의보감』에 기록되어 있는 내용만 가지고 논하는 것이 다소의 위험성을 내포하고 있음을 스스로 시인하는 바이며 이 논고도 이에 관련된 다

* 이 논문은 이부영 (1977) : 동의보감에 나타난 심신관계. 신경정신의학. 16(1) : 1-8을 약간 수정한 것이다. .

른 논고와 함께 하나의 시론(試論)에 불과함을 밝혀둔다.

1. 자료

자료[5,6]는 종전의 연구 시와 동일하나 새로운 번역본[7]을 추가하였다. 고찰의 방향은 정신의학적인 입장이라기보다 좀더 구체적으로 융(C. G. Jung)의 분석심리학의 입장에서 심신관계를 시사하는 개념의 상징성을 보아 나가기로 하였다. 이것은 서양 중세의 연금술(alchemy)에 관한 문헌들에서 무의식적인 과정의 투사내용을 발견한 융(Jung)의 작업[8]과 같은 것이다. 그러나 저자는 이미 설정된 심리학적 가설에 『동의보감』의 내용을 덮어놓고 결부시키기보다 『동의보감』으로 하여금 자기의 언어로 인간의 생명현상에 대하여 스스로 말하도록 하고 아직 그 심오한 진실을 이해하지 못한 사람으로서 그 말의 뜻을 이해하는 태도를 가지려고 한다.

자료의 정리와 고찰을 진행함에 있어 주로 감정과 장기와의 관계를 다루겠거니와 정(精) · 기(氣) · 신(神) 등 생명현상의 근간이 되는 것의 개념에 관한 것도 간단히 언급하게 될 것이다.

2. 고찰

1) 요병(療病)과 심리적 요소

이 책의 앞에 게재된 논문 「『황제내경』에서 본 의사-환자 관계」에서 이미 소개한 대로『동의보감』내경 제1[5-7]에는 “이도요병(以道療病)”이라는 제하에 구선(臞仙)의 말이 인용되어 있는데, 그 골자는 “예전의 신성한 의자(醫者)는 능히 사람의 마음을 다스려서 미리 병이 나지 않도록 하였는데, 지금의 의자는 오직 사람의 병만 다스리고 마음은 다스릴 줄 모르니 이것은 근원을 버리고 끝을 좇는 것”이라는 데 있다. “병을 고치려면 먼저 그 마음을 다스린 뒤에 병자로 하여금 마음속의 의심을 없애주어야 된다”는 태백도인의 말도 인용되고 있다.

“그러면 자연히 마음이 태평하고 성질이 화평하여 세간만사가 모두 공허하고 종일토록 영위하는 것이 모두 다 망상이요, 나의 몸이 역시 허행한 것이요, 화복이 모두 ‘무유(無有)’에 돌아가고, 생사가 모두 꿈과 같은 것이다. 이것을 깨달으면 마음이 스스로 청정하고 병이 생기지 않으며 약을 먹지 않아도 병이 저절로 낫는 것이다. 이것이 진인(眞人)의 도로서 마음을 다스리고 병을 고치는 대법인 것이다.”

“이도요병”, “허심합도(虛心合道)”, “학도무조만(學道無早晩)”, “인심합천기(人心合天機)” 등의 제하에 기술된 글의 내용들은 모두 도의 중요성과 마음의 중요성을 강조하고 있다. 도와 마음이 별개의 것이 아니라는 것도 지적되고 있다.

즉, “환단론(還丹論)에 가로되 도는 마음으로써 운용하는데 그 운용의 이치를 아는 사람이 도로써 마음을 보면 마음(心)이 즉 도인 것이요, 마음으로써 도를 깨달으면 도가 즉 마음인 것이다.”(還丹論曰, 道以心爲用能知運用者, 以道觀心, 心卽道也. 以心貫道, 道卽心也.) 또한 계속해서 “이 마음이라는 것은 인심의 심이 아니오 천심의 심인 것이다”(是心也. 非人心之心, 乃天心之心也.)[6,7].

마음의 성격이 결코 평범한 사람의 마음이 아니라 우주적인 넓이로 확대되는 초월적인 마음이라 하였거니와 이것은 분석심리학에서 인간의 마음이 포괄적이며 핵심이 되는 것은 의식이 아니고 의식과 무의식을 통괄한 하나인 전체의 마음, 즉 그 자체인 자기—Selbst라는 이야기와 견주어 볼 만한 것이다.

그러나 『동의보감』에서의 천심(天心)이란 형이상학적 개념으로 심(心) 또한 오늘날의 심리학에서 말하는 마음에 국한되지 않는다. 형이상학적이라 하여 추상적이라 하기에는 매우 구체적으로 대우주를 닮은 소우주인 인간의 본보기로 천심이 다루어지고 있다. 즉,

> "하늘이 북극에 거하여서 조화의 추기로 삼는 것도 역시 이 심법인 것이다. 그러므로 두표가 한 번 운전하면 사시가 조절되고 오행에 순서가 서서, 한서(寒暑)가 도에 맞고 음양이 화평한 것이다."[7]
>
> 天之居於北極, 爲造化之樞機者, 此心也. 故斗杓一運, 則四時應節, 五行順序, 寒暑中度, 陰陽得宜矣.[6]

천인의 합과 내외가 서로 어울려서 단이 된다는 말(天人合發內外相符結而爲丹矣.)이 계속되는데, 소우주인 인간의 마음이 대우주와 일치되는 것을 설명하는 것이다.

천기(天機)를 무의식적인 원리, 특히 융(Jung)의 자기원형(Self archetype)의 구조의 투사라고 보는 관점도 가능하겠으나, 과연 우주의 운행과 인간의 생명현상 사이에 일치점이 없다고 단언할 수 있겠는가는 남겨진 문제다. 고대인은 그것을 확신하고 있었음에 틀림없다.

어떻게 보면 『동의보감』의 치병원칙이 마음에 있다는 말이 극도

의 마음 중심사상에 토대를 둔 것처럼 보이기 쉽고 또한 앞서 인용한 구선의 언급은 분명히 마음의 중요성을 약제에 의하여 변화시킬 수 있는 생명현상의 측면보다 강조하고 있지만, 이것을 바로 신체에 대한 정신의 우위성을 주장한 것이라 본다면 그것은 성급한 판단이다. 또한 구선의 말만은 그렇게 본다고 하더라도 『동의보감』의 전편에 관류하는 사상은 결코 정신주의(psychism)도 아니고 그렇다고 Heinroth 이후 서양의학의 한 분야를 이룬 심신의학(psychosomatic medicine)도 엄격히 보아서 아니다. 왜냐하면 『동의보감』은 마음(心)을 몸과 대립된 것으로 간주하고 있지 않은 듯하고 하물며 마음에서 원인이 되어 결과적으로 신체에 영향을 주는 심인성 장애에 한정되어 있지 않기 때문이다. 마음이 몸에, 몸이 마음에 항상 관련되어 있는데다가 양생법에 자주 나오는 것처럼 공기라든가 타액이라든가 하는 우리가 물상(物象)의 세계 속에 분류하는 것들만을 이용하여 장수를 꾀하는 순전히 '물질주의적' 입장도 상당히 농후하게 가미되어 있다. 그러나 이러한 물질도 무수한 변화를 거쳐 정신적인 것으로 화(化)할 수 있는 것이기 때문에 '물질주의'라는 말도 꼭 어울리는 말이 아니고 정신과 물질 중간의 일종의 미묘체(subtle body), 융(Jung)의 이른바 정신 비슷한 기능(psychoid function)[9]을 『동의보감』이 다루고 있는 것이라 말하는 것이 적절한 듯하다. 이 점에서는 "중국의 기학파(氣學派)가 인간상(人間像, anthropomorphic)의 천신(天神)의 개념을 버리고 우주에 대한 물질주의적(materialistic) 해석을 가했다"고 했고, 이런 것을 '사이비 과학풍의 사상'이라 한 Chang Chung-yuan[10]의 소설(所說)도 그 정곡을 찌른 의견이 아니었다고 본다.

2) 감정과 장부와의 관계

사람이 7정(情)이 있는 동시에 7기(氣)가 있어 희(喜) · 노(怒) · 우(憂) · 사(思) · 비(悲) · 경(驚) · 공(恐), 또는 한(寒) · 열(熱) · 에(恚 : 성낼 에. 원한에 찬 분노) · 노(怒) · 희(喜) · 우(憂) · 수(愁)가 그것인데, 기가 맺히면 담이 생기고 담이 성하면 기가 더욱 맺혀지므로 조기(調氣)하는데 반드시 먼저 담을 삭혀야 한다는 말이 있다.(내경편 1 기)(허민 역 p. 33)[5] 이때는 칠기탕이라는 것을 복용해야 하는데, 이것은 7정이 울결하고 심복(心腹)이 걸리고 아픈 데 쓴다고 하였다. 그밖에도 기결(氣結)에 따른 여러 신체장애에 대한 처방이 제시되고 있다. 또한 9기(氣)라는 것이 있어 노(怒) · 희(喜) · 비(悲) · 한(寒) · 소(笑) · 경(驚) · 노(勞) · 사(思) · 공(恐)과 관련되는 것처럼 설명하고 있고, 이는 『내경』에서 인용하고 있으나 『내경』에도 9기가 어떤 것을 말하는지 확실치 않다. 그러나 『득효(得效)』를 인용한 곳에서는 일설에 9기를 1. 양기(陽氣), 2. 풍기(風氣), 3. 한기(寒氣), 4. 열기(熱氣), 5. 우기(憂氣), 6. 희기(喜氣), 7. 경기(驚氣), 8. 노기(怒氣), 9. 산람장기(山嵐瘴氣)라 하고, 이 산람장기는 체내에 적취가 생겨서 원반처럼 되고 심복이 자통(刺痛)하며 증세가 발작하면 죽게 되는 것이라 설명하고 있다.(내경편 1-기(氣))(p. 34)[5] 이것이 모두 감정과 그밖의 요인에 의한 기의 병리적 상태를 말하는 것처럼 보인다. 이에 따라 9기를 치료하는 방법이 제시되어 있고 9기가 작통(作痛)하는 것을 치료하는 신선구기탕(神仙九氣湯)의 처방, 그리고 그밖의 여러 치료방법이 열거된다. 어쨌든 구기(九氣)의 경우에는 감정 이외에 양(陽) · 풍(風) · 한(寒) · 열(熱) 등 다른 요소를 칠기(七氣)보다도 더 많이 첨가하고 있어 전자와는 다른 학설에서 유래되는 듯하다.

이상의 예는 건강을 해치는 데 있어 감정이 얼마나 중요한 역할을 하는가를 벌써『황제내경』이 나왔다고 보는 진 · 한대의 의가들에 의해서 주장되었고 그런 전통이 오래도록 계승되어 왔음을 증명하는 것으로 실험적 · 합리적 방법에 의하여 감정의 병인론적 중요성을 발견한 서양의학을 시대적으로 훨씬 앞지른 생각이었다고 볼 수 있다.

감정적 요소는 또한 내경편 1 신(神)에 다시 거론되고 있다.(p. 44, 45)[5](국역 동의보감 1998, pp. 40-43)[7] 5장은 7신을 간직하며 신은 7정을 거느리고 있다는 원리인데 그 내용을 약기하면 다음과 같다.

(5장) (7신)	(7정)
심(心) — 신(神) ————	희(喜) · 노(怒)
폐(肺) — 백(魄) ————	우(憂)
간(肝) — 혼(魂) ————	사(思)
비(脾) — 의(意)(또는 의(意)와 지(智)) ————	비(悲) · 경(驚)
신(腎) — 지(志)(또는 정(精)과 지(志)) ————	공(恐)

이러한 7정이 어디에서 생겨나는가 하는 것을 각 장기에 따라 설명하고 있어 대략 다음과 같이 구별된다.

희—심	사—비	공—신
노—간	비—폐	우—폐

단지 경(驚)만은 어느 장기에서 발한다는 말을 하지 않고 경계문

(驚悸門)에서 "모두가 사려가 과도하고 크게 놀람으로 인하여 생기는 것이니 심하면 심장이 도동(跳動)하여 마지 않는다" 하고, "혈이 음에 합하고 기가 양에 합하면 경광(驚狂)한다" 하였다.[5](pp. 43-44)[7](허민 역 p. 47)[5]

이런 관계가 반드시 인과론적인 관계도 아니고 각 장기마다 별개로 작용을 수수하는 것이 아니며, 감정—기관, 각 기관 상호간, 더 나가 음양, 정(精) · 기(氣) · 신(紳) 모두에 관련되어 얽혀 나간다. 내경편 1 신에 기재된 감정과 장기의 관계에서 공통적인 것은 Tseng[11]도 지적한 것처럼 폭희(暴喜), 폭로(暴怒) 등 과도한 감정, 과도한 번민을 해로운 것이라 본 것이다. "7정이 모두 사람을 상하는데 노(怒)가 가장 심한 것이다"(『단심(丹心)』)(허민 역 p. 46)[5]라 한 것을 보면 원시적인 감정 노출을 싫어하고 만사에 미적(美的)인 조화를 꾀하는 것을 이상으로 삼았던 당대인의 인간관을 엿보게 한다. 비와 우를 특히 폐와 관련해서 설명한 것은 묘하게도 서양 근대 심신의학 이론에서의 특수성론(specificity theory), 즉 특수한 감정적 문제가 특수한 신체 질환과 관계있다는 설을 방불하게 하며, 기관지천식(bronchial asthma)의 발작을 통곡과 비유하고 비탄반응(grief reaction)으로 설명하는 정신분석학자들의 시도와 일치한다.[12] 그러나 다른 것은 꼭 이와 일치하지 않고 오행사상의 체계에 그대로 자연현상을 갖다 맞추는 무리도 있었을 것이다. 이상의 설은 대개 내경『소문』과『영추』를 인용한 것이고,『단심』,『자화(子和)』,『강목(綱目)』,『중경(仲景)』,『입문』 등도 인용되고 있으나, 극히 단편적인 것이다.『동의보감』의 다른 편에 인용된 것 가운데는 이상의 장기-감정 관계와는 다르게 설명된 것도 많이 있다. 경험에 의한 다양한 관찰이 그런 주장의 바탕을 이루고 있으리라 생각된다.

『동의보감』이 많이 인용한 진·한대의 중국 의서인 황제내경『소문』[13]의 생기통천론편(生氣通天論篇) 제3, 음양응상대론편(陰陽應象大論篇) 제5, 옥기진장론편(玉機眞藏論篇) 제19(허민 역 p. 114), 해정미론편(解精微論篇) 제81(pp. 319-321)[5]에는 건강에 있어서의 감정의 중요성이 무척 역설되고 있다. 음양응상대론편에는 다른 것은 다 같으나 우(憂)만은 비장에서 발한다고 되어 있다. 또한 황제내경『영추』[14]의 본신(本神)편 제8 법풍(法風)(pp. 54-56)[5]에도 특히 감정의 역할에 대한 언급이 있다.

『동의보감』 내경편 권3 오장육부에는 의외로 각 장기에 대한 감정의 영향을 그리 많이 언급하고 있지는 않다. 그러나 때로 흥미 있는 설명에 부닥친다. 즉,

> **오장유소대(五臟有小大) :**
> "오장이 적은 자는 초조하고 노고(勞苦)하며 마음이 항상 걱정이 많고, 오장이 큰 자는 일에 게으르고 걱정이 없으며, 오장이 높이 달린 자는 기상이 높고, 오장이 낮은 자는 남의 밑에 놀기를 좋아하고, 오장이 굳센 자는 병이 없고, 오장이 취약한 자는 병이 떠나지 않고, 오장이 단정한 자는 화리(和利)하며 인심을 얻고, 오장이 편경(偏傾)한 자는 간사하고 도적질을 잘 하며 평정한 사람이 못되고 언어를 반복하는 것이다."(『영추』)(p. 113)[7]

우리의 일상적인 언어, "소심(小心)하다", "대담(大膽)하다", "간이 크다", "배포가 크다" 하는 말을 중고인(中古人)들은 그대로 구체적으로 믿어온 것에 틀림없다.

"선유(先儒)들이 항상 탄식하기를 세상 사람들은 천지만물의 이치는 알려고 힘을 쓰면서 자신의 오장육부 모발 근골의 구조를 모른다" 하였다.—(『입문(入門)』)(p. 113)[5]고 하였는데, 오장에 이르기까

지도 단정치 못하면 안 된다고 주장하는 말 같이 들리기도 한다.

또한 『동의보감』은 같은 곳에서 "우수(憂愁)하고 공구(恐懼)하면 심을 상한다" 하였고, "대노하면 기가 역상하여 내리지 않고 가슴 밑에 쌓여서 간을 상한다" 하는 『영추』의 말을 인용하고 있다.(『영추』 p. 114)[5)]

> "간은 혈을 간직하고 혈은 혼을 보호하나니 간기가 허하면 공구하고 실하면 노한다. 간이 실하면 양협(兩脇)의 밑이 아리고 소복(小腹)이 인통(引痛)하고 선노(善怒)하며, 허하면 눈이 희미하여 보이지 않고 귀가 잘 들리지 않고 사람이 자기를 잡으러 오는 것과 같은 공포감을 느낀다.", "간이 혈을 간직하니 혈이 너무 많으면 노하고 부족하면 공구한다."(pp. 117–118)[5)]

> 심(心)이 상한 경우, "우수 사려하면 심이 상한다."(p. 120)[7)]고 했고,

> "사가 침입하여 혼백으로 하여금 불안케 하면 혈기가 적고, 혈기가 적은 것은 심에 속하는 증이니 심기가 허하면 두려움이 많고, …" 또는 "사가 심에 있으면 심통하고 희비가 무상하고 때로 어지러워 넘어지는 증이 일어난다"고 했다.(p. 120)

이것은 간기가 허하면 두려움이 많아진다는 것과 같은 논법인 듯하다.

비장에 대하여는 전혀 감정에 대한 언급이 없고 "타격하여 엎어지거나 취포(醉飽) 후에 방사(성교)하거나 땀이 많이 난 뒤에 당풍(當風)하면 비(脾)가 상한다"(『영추』)(p. 123)[5)] 하거나 음식하고 노력할 때 상한다고 하여 물리적 · 생리적인 병리론을 펴고 있을 뿐이다.

폐나 신에 관한 장에서도 '폐에 속하는 물류(物類)'를 열거할 때 형

식적으로 '지(志)에 있어 우(憂)가 됨'을 말했을 뿐이고, 신(腎)에서도 감정에 대해 별다른 언급이 없다. 단지 오장 중에서 신만은 해부학적인 착오를 일으켜서 두 개의 신 중 하나는 생식기의 역할을 한다고 생각하여 '좌는 신, 우는 명문'이라 하여 구별하였고, 명문에는 "남자에게는 정(精)이, 여자에게는 포(胞)가 달려 있다"고 하였다.(p. 128)[5] 그래서 "힘을 써서 무거운 것을 들거나 입방과도(入房過度)하거나 땀을 많이 낸 데 입욕하면 신이 상한다"는『영추』의 말을 인용하고 있다.(p. 129)[5](내경편 3, 16-7)

담(膽)에 관해서는 "담은 용감한 것이니 놀라고 두려워하면 담이 상한다. 낯빛이 푸르고 탈색된 것은 담이 공포를 받은 것이다"(『자화』)(p. 133)(내경편 3, 17-5) 하였고, "담이 병들면 한숨을 잘 쉬고 입이 쓰고 구토에 고액(苦汁)이 나오고 심중이 울렁거리며 사람이 잡으러 오는 것 같고 목구멍이 가랑가랑하면서 자주 가래침을 뱉는다"(『영추』)(p. 132)[5] 하여 정신증상과 신체증상의 복합증후의 이유를 설명하고 있다.

또한 "담이 허하면 공포에 사로잡히고 두려워서 혼자 누워있지 못하고, 담이 실하면 성을 잘 낸다. 담이 실하면 노해서 용감하고, 담이 허하면 공포를 잘 느끼고 용감하지 못하다. 담이 허하면 수면하지 못하고, 실하면 수면이 많다"(『입문』)(132)[5] 하여 일종의 공포증을 담허(膽虛)에 귀착시켰으며, 또한 이를 불면증의 원인으로 삼기도 하였다. 그런 의미에서 담은 간과 같은 역할을 하는 것으로 간주된다. 즉, 간허(肝虛)는 공구를, 간실(肝實)은 노를 야기한다는 것과 유사하다.

본래 간과 담은 서로 밀접한 관계를 가진 것으로 다루어 왔음이 Ilza Veith[15]의『황제내경』에 대한 소개(p. 16)나, Marcel Granet[16]의 중국인의 사유에 대한 역사적 고찰(p. 286)에 지적되고 있고, 이뿐 아니라 Veith에 따르면 다른 장부도 서로 다음과 같이 관련된다.

(궐음—간
소양—담) (태음—폐
양명—대장)

소음—심 소음—신 태음—비
태양—소장 양명—방광 양명—위

Veith의 소개 가운데는『황제내경』의 중심원리가 될 오행의 학설이 제시되어 있다. Granet, Needham[17)]에 의하면 본래 오행은 여러 가지 학설상의 변천을 거쳐 각 사항을 서로 어떻게 연관시키는가 하는 것이 달랐다. Veith는『내경』의 근간을 이루는 오행을 15개의 사항에 따라 종합한 것인데 그 중에서 내장부와 감정과 그리고 체공(體孔)과의 관계를 보면 아래와 같다.

	양(陽)	음(陰)
장(臟)	간(肝)·심(心)·비(脾)	폐(肺)·신(腎)
정(情)	노(怒)·희(喜)· 신(信, sympathy)	비(悲)·공(恐)
체공(體孔)	안(眼)·이(耳)·비(鼻)	구(口)·하초공(下焦孔)
부(腑)	담(膽)·소장(小腸)·위(胃)	대장(大腸)· 삼초(三焦)와 방광(膀胱)
성(聲)	규(叫)·소(笑)·창(唱)	읍(泣)·신(呻)

"윗사람의 비위를 거슬린다", "간담이 서늘해진다" 하는 일상용어가 나오게 된 이유가 여기에 있고, 노이로제(Neurose)의 불안공포증

상을 "간이 허해서 그렇다"든가 "담이 허한 때문"이라든가 그러므로 "간을 보해야 한다"고 하여 한약을 권하게 되는 것이다. 간과 담은 다른 장부나 마찬가지로 생리적 실체가 아니라 하나의 상징(symbol)인데 중고(中古)의 동양인은 이를 구체적인 실체로 받아들였으므로 정신의 절대성에 대한 관념이 그들의 사고체계 속에 자리를 차지할 여지가 없었던 것이 아닌가 생각된다.

그러나 상징의 구체화(Konkretisierung des Symbols)[18]는 반드시 동양인 특유의 것은 아니다.

위 · 소장 · 대장 · 방광 · 삼초부(三焦腑) · 포(胞) 등은 모두 간단히 기술되어 있고 감정에 대한 언급이 없다. 단지 월경(menstruation)을 기혈관계로 설명하는 가운데 월경장애에 감정이 미치는 영향이 암시되어 있다. 즉 내경편 3 포에 의하면 "경수(經水)는 음혈(陰血)인데 음은 반드시 양을 따르는 고로 화색(火色)을 품수(稟受)하였다. 혈은 기와 서로 배합하나니 기가 열하면 혈이 열하고…" 하는 설명으로 시작하여 기의 한(寒), 하강, 울결, 체, 청(淸), 탁(濁)이 모두 그대로 혈의 같은 작용을 일으킨다고 설한 뒤 월경 시초의 동통을 기체(氣滯), 월경 후의 동통을 기혈구허(氣血俱虛), 월경혈의 담(淡)을 허(虛)에, 비정상적인 월경을 기란(氣亂) 등으로 설명하고 있다.(내경편 3, 23-6)(p. 142)[5](p. 144)[7]

기에 7정, 9기 등이 있는 이상 이와 같은 설명에 근거하여 월경장애는 당연히 감정장애와 관계를 맺지 않을 수 없는 것이다.

혈폐(血閉, amenorrhea)의 설명에 "월사(月事)가 오지 않는 것은 포맥(胞脈)이 닫혀서 그러한 것이다. 포맥은 심(心)에 속해서 포중에 연결하는 것인데 기가 폐에 상박(上迫)하여 심기가 하통(下通)하지 못하는 고로 월사가 오지 않는 것이다"(『내경』)(p. 144)[5](p. 146)[7]

라 하였고, 더 나가서 "기가 성하면 혈이 때에 따라서 내리고 만약 격정으로 인하여 상심하면 혈이 나오지 않는다. …"(내경편 3, 23-10)(『입문』)(p. 144)[5)](p. 146)[7)] 하였다.

또한 "처녀와 동남(童男)이 상념을 쌓은 것이 마음에 겹쳐서 사려가 과도하면 노손(勞損)을 이루나니 남자는 신색(神色)이 먼저 흩어지고 여자는 월수(月水)가 먼저 닫힌다.…"(『양방(良方)』)(p. 144)[5)](p. 146)[7)] 하고 있다. 그래서 '심화(心火)를 사(瀉)'하고 '심기불통(心氣不通)'을 그 치료로써 권하고 이에 따르는 처방을 제시하고 있다.

"월수가 착란하여 진흙처럼 넘쳐 흐르는 혈붕(血崩)이라는 것은 월경과다(Menorrhagia)로 간주하는데, 그 이유는 '비애(悲哀)가 극도로 심하여 포락(胞絡)이 끊어지기 때문'(p. 47, 148)[5)](p. 150)[7)] 이거나 '처녀가 남자를 생각하다 혈붕(血崩)이 된다'"(p. 148)[5)](p. 150)[7)]고도 하였다. 혹은 잘살던 여자가 실패하여 못살게 되면 흔히 붕루(崩漏)가 된다.(『단심』)(p. 148)[5)](p. 150)[7)] 또 '부인이 40 뒤에 비애가 극심한 일이 있으면 붕루가 된다'고도 한다.(『의감』)(p. 150)[7)]

그러면 오장육부에 전혀 언급이 없는 뇌에 대해서는 무엇이라고 말했는가. 뇌는 내경편에서 말하지 않고, 외형편 1 두(頭)에서 설명한 것을 보면 전혀 그 기능에 대하여 설명할 바를 몰랐던 것 같다. 두는 천곡(天谷)이며 신(神)을 간직하여 두에는 9궁(宮)이 있고, 뇌에는 9변(瓣)이 있으며 뇌는 또한 수해(髓海)가 되며, 또한 두는 정명(精明)의 부(府)이므로 머리가 기울여지고 보는 것이 깊으면 정신을 빼앗긴다는 등의 말을 하고 있으나(p. 225)[7)], 감정과의 관계는 전혀 언급이 없고 장애로는 두통, 현훈(眩暈)뿐이다. 중추신경계의 작용을 몰랐기 때문에 거기 속하는 여러 기능을 그밖의 신체 각 장기의 기능으로 설명해 보려고 한 것 같다. "동양인은 머리로 생각하지 않고 배로 생각한다"[18]는 선(禪)수행의 기본태도가 이러한 동양의학 이론과 어떤 상관관계를 가지고 있으리라 추정된다. 서양에서는 뇌의 특수 기능을 비교적 일찍 알아차렸던 것이다.

다음에는 체공(體孔)과 감정과의 관계를 보기로 한다. 체공은 양안(兩眼), 양이(兩耳), 양비공(兩鼻孔), 구(口)의 7공(孔)과 신체 하초의 2공을 합친 9공으로 간주되고, 이것이 Granet가 말하는 몇 가지 합리적인 과정을 거쳐 오장에 연관된다.[16] 그러므로 여기에도 감정과 연관지을 가능성이 충분히 있다. 이 가운데서 특히 '눈'은 '오장육부의 정기가 유주(流注)하여 정(精)이 되는 곳'이라 하여 눈의 각 부위와 장부를 연관시켜 글자 그대로 또 하나의 소우주를 형성하고 있다.(p. 237)[5](pp. 245-246)[7] 그리하여 '희로불상(喜怒不常)', '심려과용(心慮過用)', '7정(情)의 번로(煩勞)', '심신(心神)의 공포'(p. 258)[5]에 따라서 여러 증상을 나타내는 것으로 설명한다. 또한 노기(怒氣)가 간을 상하여 눈이 어두워지는 경우도 있다고 한다.

곡읍(哭泣)의 연유를 묻는 황제에게 기백은 "심이란 오장육부의 주인이요, 눈은 종맥(宗脈)의 모이는 곳이니 액의 오르는 길이요, 구비(口鼻)는 기의 문호인 고로 비애(悲哀)하고 우수(憂愁)하면 심이 동하고 심이 동하면 오장육부가 다 흔들리고 종맥(宗脈)이 감동을 받으며 종맥이 감(感)하면 액도(液道)가 열려 눈물이 나온다" 하였다.(p. 259)[5] '안병(眼病)의 금기'에 "주색의 칠정은 단연코 끊어야 한다"(p. 250)[5] 한 것은 흥미 있는 소설이다.

귀는 신기(腎氣)와 관련된다. 따라서 "염로(念怒)와 색욕의 과다가 이성(耳聲)의 까닭이라는 말이 나온다."(p. 270)[5] 여기에 우좌의 남녀구별까지 그 해석에 영향을 준다.

그밖의 공(孔)에 대하여는 감정과 관련된 기술을 찾을 수 없다.

외형편 3 흉(胸)에 보면 통증과 감정과의 관계가 엿보인다.

"칠정심통(七情心痛)" 제하에 적힌 것은 희(喜)를 빼놓은 6정(情)이 심기로 하여금 울결시키므로 통(痛)을 짓는다는 것이다. 오직 희만은 기를 흩으므로 육정의 울을 흩어서 통증을 멈추게 한다고 하였다.(p. 323) 이에 따르는 정신치료에 대해서는 다른 논문에서 소개할 것이다.

유방의 결핵—악성 종양 또는 결핵종과 같은 뜻—은 '우수적념(憂愁積念)'에 귀착된다.(p. 336)[5] "한 부인이 성이 조급하고 가정이 불화한데 유방에 은핵이 생겨서 단전청피탕(單煎靑皮湯)을 먹고 간혹 가감사물탕(加減四物湯)에 경락을 행할 약을 가해서 양개월을 치료하니 나았다. …"(『단심』)(p. 336)[5]는 기록도 있다.

각기(脚氣)에 대하여 유달리 많은 지면을 할애한 것을 보면 안병(眼病)과 함께 이 병도 당시 많아서 잘 고쳐지지 않았던 모양이다.

"비(脾)에 사(邪)가 있으면 그 기가 두 다리로 유하(流下)하고, 신(腎)에 사가 있으면 그 기가 오금으로 흐르는 것이다. '척파(蹠跛)'는 풍·한·습의 병이다"(『내경』)(p. 383)[5] 하면서 여러 가지 처방이 나왔는데, 그 중 각기의 금기법(p. 387)[5]에 "제1은 진노(嗔怒)하는 것을 금한다" 하였다. 진노하면 심이 번민하여서 각기가 된다는 것이고, "제2는 대어(大語)를 금하는 것"인데 이는 대어할 때 폐가 상해서 각기가 발동하는 까닭이라 한다. 이는 『외대(外臺)』를 인용한 것인데, 수(隋)의 왕도(王燾)의 저서로 알려져 있다. 노함을 좋지 않은 것으로 보는 유교적 규범과도 관계되는 관점으로 보이는데, 특히 병인론이 불확실하고 난치의 질환일수록 심리적 요소를 동원하여 치료에 이용하려는 경향이 있는지도 모른다.

배가 아프고 대소변을 못보는 병을 산(疝)이라 하였는데, 그 하나인 기산(氣疝)의 설명에 "기산이란 것은 그 증상이 위로 신수(腎俞)를 연(連)하고 밑으로 음낭에 미치나니 이것은 호곡(號哭)하고 분노함으로 말미암아 기가 울하여 창만(脹滿)(불어 넘쳐서)한 것으로부터 얻은 것이니 호곡하거나 대노하고 나면 기가 흩어지는 것이 즉 그것이다. 치법은 침으로써 기를 배출시키면 좋으나 침은 득실이 있으니 산기(散氣)하는 약으로써 내리는 것이 마땅하고, …"(『자화』)(p. 400)[5](p. 423)[7] 운운하였다.

이런 논법은 동양의학 특유의 것인 듯 보이는데, 감정 관계로 시작된 병이 물질적인 변화를 일으켰고,(기가 울(鬱), 장만(張滿)) 따라서 결과적으로는 그 치료로서 침 또는 약제의 복용을 추천하는 논법이다.

이상은『동의보감』상권 내경과 외형에 기술된 것들이다.

중하권에도 감정에 관련된 설명들이 나온다. 그것을 열거하면 다음과 같다.

- 심병(審病) : 오장자지수(五臟者中之守)(『내경』)(p. 18)[5]
- 변증(辨證) : 내상정신(內傷精神)(『내경』)(p. 23)[5]
- 변증 : 백병시생(百病始生)(『내경』) : 희로(喜怒)의 조절의 중요성(p. 24)
- 변증 : 어법이형(魚法異形)(『내경』)(p. 25)[5]
- 내상(內傷) : 노권상(勞倦傷)(『동원』) : 희로조절(喜怒調節)(p. 202)[5]
- 내상 : 노권상의 치법(『동원』) : 칠정과 기(p. 203)[5]
- 내상 : 내상변위제병(內傷變爲諸病)(『단심』) : 노(怒)와 진액(津液)(p. 208)[5]
- 허로(虛勞) : 오로증(五勞症)(『천금』) 희로(p. 223)[5]

- 허로 : 변기허혈허양허음허(辨氣虛血虛陽虛陰虛)(『입문』) : 방로, 사려(p. 224)
- 해수(咳嗽) : 기천(氣喘)(『입문』) : 칠정과 기울(氣鬱)(p. 279)[5)]
- 적취(積聚) : 적취의 인(因)(『영추』) : 희로조절(p. 297)[5)]
- 적취 : 정도(正道)를 기르면 적(積)이 스스로 제(除)한다(『강목』) : 색욕, 폭로(暴怒)(p. 306)[5)]
- 부종(浮腫) : 부종의 징조(『영추』) : 희로(p. 316)[5)]
- 창만(脹滿) : 창만의 치법(『단심』) : 우려, 망상, 사(邪)(p. 327)[5)]
- 옹저(癰疽) : 옹저가 발하려는 증후(『정요』) : 울분, 욕구불만(p. 384)[5)]
- 옹저 : 옹저의 내외를 분변(分辨)(『강목』) : 칠정(p. 402)[5)]
- 제창(諸瘡) : 나저(瘰疽)(『단심』) : 제욕(制慾), 담식(淡食), 제사(制思)(p. 431)[5)]
- 제창(諸瘡) : 금기법(『직지』) : 분노와 욕정의 억제(p. 435)[5)]
- 제창 : 영류(瘿瘤)(『삼인』) : 우(憂)와 노(怒)(p. 437)[5)]
- 제창 : 영류(『입문』) : 우수(憂愁), 노(勞), 욕(慾), 사기(邪氣)(p. 438)[5)]
- 제창 : 인면창(人面瘡)(『입문』) : 원업(寃業)에 인(因), 마음을 맑히고 허물을 뉘우쳐서(p. 445)[5)]
- 부인 : 구사(求嗣) : 하권(『입문』) : 욕심(p. 50)[5)]
- 부인 : 과부와 여승(女僧)의 병이 처첩과 다르다(『보감』)(p. 88)[5)]
- 부인 : 부인의 잡병(『성혜』) : 부인의 감정적 특징, 사념(p. 89)[5)]
- 부인 : 시호억간탕(柴胡抑肝湯)(『입문』) : 정욕(p. 89)[5)]
- 부인 : 장조증(臟燥症) 앙경(仰景)(『입문』) : 조(燥), 소읍(笑泣)(p. 89)[5)]
- 소아 : 유모를 고르는 법(『양방(良方)』) : 성정(性情)(p. 101)[5)]
- 소아 : 태경(胎驚)과 간풍(癎風)(『입문』) : 잉부의 경(慶), 분노(p. 114)[5)]

여기서 보면 상당한 부분에서 피부질환과 부인병에서 정욕, 비애,

노, 사념 등의 악영향을 기술하고 있음을 알 수 있다. 이것이 본래의 오행설을 따라 질병을 설명하다 보니 우연히 그렇게 된 것인지, 전술한 대로 그 원인도 잘 모르고 치료도 잘 되지 않으니까 심인론을 더욱 중요하게 생각하게 되어 질병을 도덕적인 관점에서 파악하려 한 것인지, 또는 자세한 관찰과 경험을 통해서 그렇게 보는 것이 타당하다고 느껴 그런 설명을 가했는지, 그 가능성은 여러 가지이다. 필자의 생각은 후자를 중심으로 전자에 이르기까지 모두 다 이러한 설명의 동기가 되리라 생각한다.

3) 심신관계의 고찰에서 제기되는 문제점

이상의 장기-감정 관계에서 볼 수 있는 바와 같이 동양의학은 종합적 전체적인 관점[10)]에서 생명현상을 보아 나가므로 감정은 정 · 기 · 신 등 기본요소와 밀접한 관계를 유지하는 한편 혈 · 진액 · 담 등 물질적 속성을 지닌 요소와도 관계하고, 외인적 요소라 할 수 있는 한(寒) · 조(燥) · 습(濕) · 열(熱) · 풍(風)의 요소와도 뗄 수 없는 관계에 있다. 그러므로 『동의보감』에서의 심신관계를 보려면 결국 이 전체에 대한 전체적인 파악을 요하며, 그 어느 한 측면만을 떼어서 볼 수 없다. 그것은 동양의학이 각 요소의 관련, 유전, 변환의 연쇄를 중요시하므로 그 어느 하나를 끊어서 보면 전체와의 관련성이 상실되고 말기 때문이며, 또한 동양의학은 결코 분석하기에 알맞은 인과론적 설명방법을 택한 것이 아니라 서술적 방법을 택하고 있으므로 이것을 논리적 · 인과적으로 설명한다는 것은 불가능하고 설사 그렇게 한다고 하더라도 그것은 또 하나의 환원(reduction)을 하는 데 그치고 말 것이므로 무의미해진다.

사실상 서양의학에서도 심신의학이 이론으로 나온 뒤에 이에 대한 많은 비판이 주로 독일의 추트(Zutt)[20], 바이책거(Weitzäcker) 등에 의해서 거론되었는데 그것은 인간의 생명현상을 심신의학(psychosomatic medicine)이라는 입장에서 보자면 아무래도 마음과 몸을 구별하는 것이 되기 때문에 심인론 대 체인론(體因論)의 대결, 또는 어느 한 쪽을 다른 것의 원인으로 삼는 인과론적 논리의 테두리에서 벗어날 수 없고 이로 말미암아 전체로서의 생명현상을 제대로 파악하기 어렵기 때문이다. 비인과론적 원칙으로 동시성(synchronicity)론을 제창한 Jung[21]의 관점은 그런 의미에서 생명현상의 전체적인 이해에 큰 시사를 주는 것이다. 『동의보감』에 나타난 심신관계도 심신현상의 동시적 계기를 설명하고자 시도한 것이라 보아야 한다.

또한 동양의학의 생리론은 여러 가지 지적인 사고의 소산인 학설 때문에 더러 바뀌어 오기는 했으나, 그 근간이 되는 몇몇 개념, 예컨대 정 · 기 · 신 등은 어떤 때는 구체적인 물질로, 어떤 때는 생명력(vital force), 또는 비물질적인 에너지(energy)로서 기술, 또는 변환되는 것으로 현대적 차원에서는 이를 상징(Symbol)으로 보는 것이 타당하겠고, 오장육부 등 신체 장기도 이것을 해부학적 구분으로 볼 것이 아니라 기능적 구분으로 간주하는 것이 그 진실을 이해하는 데 적절한 태도인 듯하다. 즉 간이 아니고 간이라 부르는 기능, 또는 체계로 생각하면 되는 것이다. 이러한 기능 구분이나 몇몇 기본개념에 인간심리의 제 요소가 투영되었을 가능성이 있는 것은 물론이다. 정 · 기 · 신은 모두 원형적 세력(Archetypal force)의 세 가지 측면이라 볼 수 있다. 정(精)은 성적 Libido와 관계가 많으나 이와 동일하지는 않는 원초적 샘(Urwasser)—신체가 거기서 나온 모체이다. 그런 의미에서는 분석심리학에서의 Anima와도 관련된다. 신(神)도 심(心)과 대응하는 Seele-Anima와 관련된다. '정신'이란 마음의 비교적 · 물질적인 본능적 측면과 비교적 · 비물질적인 감성의 합일이라 볼 수 있다. 기란 하나의 '힘'이고 '빛'이다. 그것은 프네우마(pneuma)이며 영(Geist)이다. 우리가 현대에서 '정신'이라는 말로 표현하는 것은 대개 기의 개념에 해당되는 것이 아닐까? 어쨌든 이러한 동양의학의 에너지 개념과 그 변환과정은 이미 다른 곳에서 비교적 상세히 논의되었다.

장부에 투사된 감정적 속성이 그 장기와 어떤 관계를 가지며 과연 그것이 투사인가 형식적인 연결인가 하는 문제도 간단치 않다. 이것은 장부에 대한 인류 일반의 관념과 대조하여 생각해 보지 않으면 안 된다.

3. 맺는말

『동의보감』에 기술된 심신관계를 시사하는 내용 중 특히 감정, 사려, 욕정과 병증과의 관계에 언급한 것을 추려보았다.

7정과 7기, 7정과 신, 또는 9기의 개념과 욕정과 관계하는 정의 개념이 중심이 되어 이것이 각 장기에 상호영향을 하는데 치병의 근간은 도에 입각한 것으로 음양오행의 가장 조화있는 관계임을 시사하고 있다. 따라서 폭노(暴怒), 폭희(暴喜), 사려과다(思慮過多) 등 지나친 감정노출을 거의 모든 질환에서 기피하는 경향을 보이고 있다.

부분적으로는 현대 서양의 심신의학 이론과 유사한 면을 볼 수 있었고, 진 · 한대 의서『황제내경』에 이미 감정이 신체에 미치는 영향을 풍부하게 기록하고 있음을 보았다.

심신관계에 대한 동양의학의 이론을 어떻게 해석해야 할 것이며, 그 해석상의 문제점은 어떤 것인가를 생각해 보았고, 기본이념인 정 · 기 · 신의 중요성에 비추어 이를 미래의 과제로 남긴다.

4. 참고문헌

1. 이부영(1973) :『동의보감』에 나타난 정신병관. 최신의학. 16 : 1-7, 12.
2. 이부영(1976) :『동의보감』에 나타난 정신병치료—정신요법사례를 중심으로—. 신경정신의학. 15 : 1-8.
3. 우종인(1976) :『동의보감』에 나타난 정신장애의 약물요법. 신경정신의학. 15 : 338-342.
4. Kim. K(1973) : Traditional Concept of Disease in Korea. *Korea Journal.* Jan : 12-18.
5. 허준(許民 譯)(1971) : 동의보감. 서울 : 東洋綜合通信大 教育部.
6. 허준 : 繪圖東醫寶鑑. 上海石印本.
7. 허준(국역 증보)(1998) : 동의보감. 서울 : 남산당.
8. C. G. Jung(1961) : *Psychologie und Alchemie.* Zürich : Rascher Verlag.
9. C. G. Jung(1957) : *Theoretische Überlegungen zum Wesen des Psychischen, Gesammelte Werke Bd.* 8 : 187-267. Zürich : Rascher Verlag.
10. Chang C-y(1963) : *Creativity and Taoism.* New York : Harper Colophon Books.
11. Tseng W. S.(1973) : The Development of Psychiatric Concepts in Traditional Chinese Medicine. *Arch. Gen. Psychiatry.* 29 : 569-575.

12. Alexander F.(1950) : *Psychosomatic Medicine*. New York : W. W. Norton.
13. 홍원식 역(1972) : 황제내경소문해석. 서울 : 고문사.
14. 홍원식 역(1973) : 황제내경영추해석. 서울 : 고문사.
15. Veith I.(1972) : *The Yellow Emperor's Classic of Internal Medicine*. London : University of California Press.
16. Granet M.(1963) : *Das chinesische Denken*. München : Piper.
17. Needham J.(1975) : *Science and Civilization in China*. London : Cambridge Univ. Press.
18. C. G. Jung(1950) : *Psychologische Typen, Gesammelte Werke Bd. 6*. Zürich : Rascher Verlag.
19. Suzuki, D. T. et al(1960) : *Zen Buddhism and Psychoanalysis*. New York : Harper & Brothers.
20. Zutt J.(1963) : Über verstehende Anthropologie, in *Psychiatrie der Gegenwart Bd*. Berlin : Springer. 1/2 : 763-852.
21. C. G. Jung, W. Pauli(1952) : Natnrerklärung und Psyche. S*tudien aus dem C. G. Jung Institut Zürich*. Zürich : Rascher Verlag.

Abstract

Psychosomatic Relationship Manifested in The Book : *Dong-eui bo-gam*

Dong-eui bo-gam, the Book of Korean traditional medicine provides abundant explanations on the psycho-physical correlation similar to the ideas of Western psychosomatic medicine. The descriptions of the relationship of the seven emotions (7 jeong) to the five different organs (jang) and six viscera (bu) were specifically selected from this book as objects of investigation for the Eastern view of mind-body concept.

There were no organs which did not relate to the seven emotions; pleasure, rage, apprehension, worry, sorrow, astonishment (or panic) and fear. However, organs such as the liver, heart, and lungs are more frequently mentioned in relation to emotional factors as contributing to disorders than other organs such as the stomach, intestine, kidneys, spleen, bladder and brain. Eyes were regarded as the mirror of all organs–reflecting the state of each organ and the features of the seven emotions. It was recommended to avoid excessive expression of emotions, even joy. Deafness was attributed to excessive rage. Precordial pain (heart pain) was attributed to all six emotions except joy, which could only relieve pain. Much interest was shown in skin diseases such as furuncles, carbuncles, abscesses and tumors and it was recommended to keep from rage and sexual desire. For beriberi, shouting and aggressive outbursts were prohibited. Amenorrhea and menorrhagia were attributed to excessive worrying, exhaustion and sexual longing.

The Confucian ideal of behavior, which is characterized by calmness and reserved expression of feeling, probably contributed to such principles of treatment in Oriental Medicine.

The 'psychosomatic' explanation of *Dong-eui bo-gam* is based on the ancient Chinese Yin-Yang and 5 Evocative Systems interwoven by chi-hsueh (blood) theory. The central healing power was regarded as Dao in which all divergences of somatic and emotional phenomena come into harmonious unity. The way of explanation of the traditional Korean medicine on mind-body relationship is, as seen in ancient Chinese medicine, characterized by non-causality putting parallels between corresponding phenomena as a changing entity. Therefore, the mind-body relationship was viewed in traditional medicine rather as synchronicity phenomena in terms of C. G. Jung rather than psychosomatic disorders or somato-psychic medicine for which the causality principle is inevitable..

전통의학의 정신질환 개념*

동양의학을 바탕으로 한 전통 한국의학의 질환 또는 증후 개념을 현대 서양정신의학의 질환 또는 증후 개념과 비교 고찰하기 위한 나의 연구는 1973년에 시작되었다.[1] 그것은 『동의보감』에 기재된 정신병(psychosis) 개념에 관한 것으로, 저자는 이때 『동의보감』에 기재된 전광, 양궐(陽厥), 양명병(陽明病), 사수(邪祟), 발광(發狂), 섬어(譫語), 상한발광(傷寒發狂), 상한섬어정성(傷寒譫語鄭聲), 심상증(心傷症) 등을 들어 현대적 임상정신의학의 입장에서 고찰하였고, 전통의학의 심신동시론적 질병개념의 특이성을 지적한 바 있다. 그 뒤에 심신상호관계, 정신장애의 정신요법 사례와 약물요법[2]을 『동의보감』을 중심으로 정신질환의 한국전통의학에서의 병인론과 함께 살펴보았다.[3,4] 1991년에는 범위를 넓혀서 『동의보감』에 기술된 정신장애, 또는 정신증후 36종을 발표한 바 있다.[5] 그러나 몇 가지 동양의학적 개념에 관한 연구 등[6,7]에서는 중국의학의 고전을 대상으로 한 반면 정신장애 개념에 관해서는 주로 『동의보감』에 인용된 기술내용에 의존하였으므로 용어의 정의와 인용된 원전의 개념과의 관계를 면밀히 살펴보지 못하였다. 그리하여 2001년의 연구는 과거의 연구 중 전광, 사수에 관해서 『황제내경』과 같은 중국고전의

---

* 이 논문은 이부영 (1973) : 동의보감에 나타난 정신병관. 최신의학. 16(12) : 106-112.
이부영 (2001) : 전통의학의 정신질환 개념에 관한 연구. 신경정신의학. 40(6) : 1001-1017.
Bou-yong Rhi (1997) : Modes of Psychiatric Diagnosis in Historical Perspective. (in) Ishiyaka EuroAmerica. Tokyo. pp. 27-54를 현재의 관점에서 정리한 것이다.

서의 조사연구를 통한 연구의 보완과 확대를 목적으로, 장조증에 관해서는 새로운 비교연구를 목적으로 실시하게 되었다.

전통의학은 많은 부분에서 현대 서양정신의학과 행동과학의 입장에서 이해할 수 있는 부분이 있고, 현대과학의 입장에서도 관심의 대상이 되어 국내외에 연구가 실시되고 있다.[1-5,8-17]

전통의학의 질병관, 병태생리론, 진단법, 치료법 등의 실체를 살펴보고 그것을 현대의학적 관점에서 조명하는 작업은 그것의 실제적인 효용성을 탐색하는 데도 의의가 있지만 거꾸로 현대의학이 미처 생각하고 있지 못했거나 소홀히 한 의학적 방법론과 관점을 재발견하는 데도 뜻이 있다고 생각된다. 그러자면 먼저 전통의학의 질병 또는 개념을 정확하게 파악하고 그 개념적 이동(異同)에 관한 역사적 고찰이 선행되어야 할 것이다. 여기에서는 전통의학이 현대정신의학에서 말하는 정신질환이나 정신증후를 어떤 관점에서 기술하고 어떻게 설명하고 있는지를 살펴본 이전의 연구 결과를 종합적으로 검토하고 오늘의 관점에서 정리하여 전통적 한국의학을 현대적 관점에서 조명하는 기초 작업의 하나로 삼고자 한다.

1. 자료

본 연구는 문헌적 비교연구 방법으로 실시되었다. 기술정신병리학의 관점을 취하면서 의학사적 비교정신의학적 시점에서 고찰을 진행한 것이다. 연구 대상 자료는 고소도(小曾戶) 역『의석황제내경소문(意釋黃帝內經素問)』[18]과 홍원식 역의『황제내경소문해석(黃帝內經素問解釋)』[19]과 홍원식 역의『황제내경영추해석(黃帝內經靈樞

解釋)』[20], 그리고 마원태·장은암 합주(馬元臺·張隱庵 合註)『황제내경소문영추합편(黃帝內經素問靈樞合編)』(台聯國風出版社 刊)[21], 『국역동의보감』(동의보감국역위원회역)[22], 허민 역의『동의보감』[23], 『회도동의보감(繪圖東醫寶鑑)』(上海校經山房 刊)[24]이다. 참고자료로 중국의학문헌의 집대성인『의부전록(醫部全錄)』[25]을 사용했고, 국역된 손사막의『비급천금요방(備急千金要方)』[26], 우리나라 세종조의『향약집성방(鄕藥集成方)』[27], 일본의『의심방(醫心方)』[28] 등도 참조하였다. 조사대상 문헌에서 '전', '광', '사수' 등 정신질환에 관한 기술과 장조증에 대한 기술을 조사하여 각 문헌의 개념을 정리하였고,『동의보감』을 중심으로 한 한국전통의학이 이에 관련된 중국고대 의설을 어떻게 수용했는지를 고찰하고, 근대 서양정신의학의 유사한 개념과 비교 고찰하였다. 번역된 문헌은 원문과 일일이 대조하여 저자의 견해로 미루어 부적절한 부분은 바로잡았다. 또한『황제내경』이외의 중국 전통의학문헌의 기술과 이에 관한 연구들을 토론자료로 삼았다.

2. 고찰

1) 동양의학 문헌에 기술된 정신증후

(1)『황제내경』에 기술된 정신장애 증후

가. 전질(癲疾)

『황제내경』제14권「영추」22편에 기재된 전광(癲狂)이라는 제목의 정신병 관련 설명이 있는데, 전질(巓疾), 광(狂), 궐역(厥逆)의 순서로 증상과 치법에 대해 기술하였다.

> "전질의 발작 직전에 환자는 불유쾌한 기분이 되고 머리가 무겁고 아프며, 눈을 치뜨게 되는 일이 많고 눈이 붉게 충혈되는 수가 있다. 발작이 극한에 달하면 가슴이 답답하여 괴로워한다", "간질의 발작 직전에 환자가 입에 경련을 일으키고 소리를 지르며 숨결이 거칠어져서 심장부를 헐떡이는 수가 있다", "간질의 발작 직전에 뒤로 자빠져서, 그 때문에 등의 동통을 호소하는 수가 있다."(홍 p. 131)[20]

현대의학의 뇌전증(간질, Epilepsy) 증상과 다름이 없다. 전질을 골(骨)·근(筋)·맥(脈) 전질로 분류한 것이 특이하고 예후와 몇 가지 특정 혈락(血絡)에서의 사혈을 통한 치료법이 상세히 기술되어 있다. 전질에 걸린 환자로서 발작 시에 광폭(狂暴)상태가 되면 그것은 사증(死症)이라고 한 것 또한 특이하다.(홍 pp. 121-122)[20]

『황제내경소문』에도 전질(癲疾)에 관한 설명이 있으나, 대부분 증상보다는 병태생리에 관한 기술이다. "사기가 양기를 동요시키면 간질과 같은 발작을 일으킨다.(博陽則爲顚疾)"(선명오기편(宣明五氣篇) 제23)(홍 p. 136)[19] 전질의 '전'을 이 경우에는 엎어질 전(顚) 자를 쓰고 있다.(黃帝內經素問靈樞合編 p. 87)[21] 족양명위경의 "궐은 전질을 일으키거나, 큰소리를 지르면서 뛰거나, 배가 불러서 누울 수 없게 되거나, 얼굴이 붉어지고 열이 있으며 허깨비를 보고 헛소리를 한다"는 궐론편(厥論篇) 제45(p. 222)(小曾戶 p. 174)[18]의 말은 번역자들(小曾戶[18])(홍원식)[19,20]에 의해 "간질발작으로 쓰러진다"고 번역되어 있다. 그러나 사실은 간질발작과 긴장성 흥분(catatonic excitation)의 경우와 열성 섬망(febrile delirium) 등 신체적 장애에 수반된 정신증상 모두가 이에 해당된다고 할 것이다.

그러나 『황제내경소문』 기병론편(奇病論篇) 제47의 다음과 같은 증상 기술은 여기서 지칭하는 전질이 현대의학의 뇌전증 같은 것임을 강력히 시사한다.

> "황제께서 말씀하셨다. 선천적인 전질(顚疾)은 병명이 무엇이며, 어째서 이 병에 걸리는 것이오? 기백이 대답하였다. 그것은 태병(胎病)이라 합니다. 어머니 뱃속에 있을 때 어머니가 크게 놀람으로써 기가 머리에 올라서 내리지 않기 때문에, 태아의 정기도 머리에 계속 올라 있으므로 이 병에 걸리는 것입니다."(p. 230)[19)]

방성쇠론편 제80(홍 p. 316)[19)]에는 "기가 올라서 내리지 않으므로 두통이 나거나 쓰러지거나 전질한다"라고 기술되어 그것이 간질 발작임을 뒷받침하고 있다. 통평허실론편 제28(홍 pp. 157-158)[19)]에서는 맥의 강약, 허실로 전질의 예후를 말하고 있다. 이 경우에 번역자는 전질을 한결같이 "간질모양의 발작을 일으키는 뇌병"(홍 p. 58)[19)](小曾戶 p. 126)[18)]이라 의역하고 있다. 같은 곳에서 "황달이나 폭통(暴痛) 즉 갑자기 통증을 일으키는 병, 혹은 간질과 같이 쓰러지거나 광인과 같이 정신이상의 발작을 일으키는 병은 오랫동안의 무리가 원인이다"라고 함으로써 신체질환, 신경정신질환, 정신병의 발병이 모두 만성스트레스에 기인함을 시사했다.

또 『황제내경영추』 사기장부병형(邪氣臟腑病形) 제4[20,21)]에서는 심맥(心脈)이 몹시 껄끄러운 자는 여러 다른 신체장애와 함께 '간질과 같은 병'을 일으키고, 폐맥(肺脈)이 몹시 급한 자도 간질과 같은 발작을 일으킨다(영추 p. 31)[20)]고 했는데, 번역자가 '간질과 같은 병'

또는 '발작'이라 한 것은 전질(顚疾)의 번역이다. 이상의 기술로 미루어보아 황제내경『소문』과『영추』에 기술된 전질(癲疾) 또는 전질(顚疾)은 앞의 기술처럼 증상기술이 전혀 없는 경우를 제외하곤 경련발작과 aura(전조증상), 때로는 정신운동발작을 동반한 오늘날의 뇌전증(Epilepsy)에 해당하는 상태를 상당 부분 포함한다고 추측해 볼 수도 있을 것이다.

그런데『황제내경소문』맥해편 제49[19]에는 "이명이 되는 까닭은 태양의 양기가 모두 상행하여 뛰놀기 때문이요, 또한 그것이 심할 때에 광기가 생기거나 간질을 일으키거나 하는 까닭은 양기가 전부 머리로 올라가서 열하여, 음기만이 족에 있어서 냉하여 상실하허의 상태가 되기 때문이다"라 하여 광질자와 전질자가 같은 병태생리기전에 의하여 생기는 것으로 설명하고 있다. 이것은 앞에서 지적하였듯이 폭통, 전질, 궐광이 모두 오랜 무리 때문이라는 설명과 궤를 같이 한다.(통평허실론편 제28)[19] 그런데 이 경우에 광전질자(狂癲疾者)라는 말이 고소도(小曾戶)의 번역대로 광질자와 전질자를 각각 말하는 것인지, 광·전 혹은 전·광을 묶은 하나의 증후로 다루고 있는지는 불확실하다. 명(明) 마원대, 장은암 합주(馬元臺, 張隱庵 合註)『황제내경소문영추합편』[21]의 해당 문장에 대한 장은암의 주석(pp. 336-339)을 보아도 '소위광전질자(所謂狂顚疾者)'를 묶어서 말하고 있다.

『황제내경소문』음양유론편 제79[19]에 "2음2양의 수족 소음경과 양명경에 변동이 생기면 병증은 신(腎)에서 생긴다. 그러면 정신이상이 생겨서 함부로 사람에게 욕질하고 간질모양의 병상을 일으키거나 발광하게 된다(二陰二陽皆交至, 病在腎, 罵詈妄行. 顚

疾爲狂.)"(홍 p. 314)[19]라는 기술이 있다. 이것은 고소도(小曾戶 p. 246)[18]의 번역인데, '간질모양의 병상을 일으키거나'가 아니고, '일으키고 발광하게 된다'라야 할 것이다. 그렇다면 '간질'이 광질(狂疾)이 될 수 있음을 말한다. 간질과 같은 경련성 질환이 드물지만 정신병적 증상, 또는 장애와 함께 일어날 수 있다는 사실을 당시에 알고 있었던 것이 아닌가 추정해 볼 수 있다. 『황제내경』의 한 · 일 번역자들이 전질(癲疾) 또는 전질(顚疾)을 모두 '간질양 발작'으로 번역한 것을 그대로 받아들인다면 그렇다. 그러나 선인들은 이런 질병학적 구분에 상관없이 전(癲)의 어원대로 '미친' 상태를 강조하는 뜻으로 사용하는 경우도 있지 않았을까 생각해 본다. 흥미롭게도 일자(Ilsa Veith)[29]는 『황제내경소문』에서 전질(癲疾)을 정신이상 insanity(madness)으로, 광(狂)은 거칠음(wildness)으로 번역하고 있다. 한자전(漢字典)에 의하면 전(癲)은 '미칠 전'이며, 전(顚)은 '엎어질 전'이고, 전(巓)은 '높을 전'이다. Veith는 맥요정미론편(脈要精微論篇) 제17의 "궐성위전질(厥成爲顚疾)"을 "기역(氣逆)[2], oppressive air)은 '정신이상(madness)'을 일으킨다"고 번역하였는데(p. 165)[29], 고소도(小曾戶)[18]와 홍[19]은 "수족이 냉하거나 역상하는 병이 진행하면 '간질과 같은 지병'을 일으킨다"고 번역하고 있다.(小曾戶 p. 75)[18] (홍 p. 95)[19] 이 경우에는 Veith의 번역이 적절하다고 생각된다.

Veith는 『황제내경소문』의 번역에서 그 당시의 병의 상태를 확실히 알지 못한 채 현대의학적인 용어로 병증을 번역하는 잘못을 경계한 바 있다.(Veith p. 51)[29] "정신장애는 오사(五邪)의 소란(所亂)이며, 사가 양에 들면 그 결과는 난폭(wildness, 광기)해지며 음에 들면 마비(痺)되며, 사가 양에서 치면 정신이상(癲疾, insanity), 사가 음에서 치면 언어의 상실(瘖)이, 양이 음에 들어가면 조용하나 음이 양을 침범하면 그 결과는 노(怒)가 된다"는 Veith의 선명오기편 제23의 번역(Veith p. 208)[29]에서도 전질(癲疾)은 insanity, 광은 wildness로 번역되어 있고, Veith는 이것이 『황제내경』에서 발견되는 정신질환의 기술이라고 보았다.(Veith pp. 50-51)

이렇게 볼 때 『황제내경』에 기술된 전질이 전 자를 무슨 한자로 썼든 간에 상당 부분에서 간질과 같은 발작을 일으키는 선천성 뇌전증과 비슷한 증후를 가리키지만, 동시에 다른 정신병적 증후도 가리키는 말로 사용되지 않았나 추정된다. 특히 전(顚, 癲)과 광을 한 묶음으로 대비하여 설명할 때는 이들이 분명 다른 범주의 증상임을 보여준다. 예를 들어 선명오기편 제23은 맥해편 제49와 달리 그 발생 또는 발병기전이 서로 다른 것으로 설명되어 있다. 즉, "사(邪)가 양(陽)에 들면 광, 양을 치면 전질(巓疾)이 된다"고 했다. 『황제내경영추』 전광 제22에서 "전질자가 발병 시 광자처럼 나타내면 불치이며 죽게 된다"(홍 122 본문 p. 38)[19]는 말로 미루어 보아도 양자를 구분하고 있었음에 틀림없다. 장은암의 주석에 의하면 "전(癲)은 음성자(陰盛者)의 병, 광은 앙성자(陽盛者)의 병인데 전질자(癲疾者)가 광자처럼 발병한다는 것은 음양의 기가 함께 상한 것이므로 죽게 되며 고칠 수 없다. 음양 이탈자는 죽는다. 음양 양자가 상해도 역시 죽는다"고 하였다.(합주 p. 194)[21] 경험적 임상관찰의 결과이기보다 음양오행설 중심의 이론적 추론이라는 인상을 준다. 그러나 다른 한편 전(顚)과 광은 모두 장기간의 무리(통평허실론편 제28)로써 유발되며, 또한 음양유론편 제79에서는 전질(顚疾)에서 광으로 진행 가능한 것이기도 한 것으로 기술되어 있어 일정하지 않다.

나. 광(狂)

『황제내경영추』 전광 제22[20]에는 광에 관한 설명이 있는데, 이를 기술하면 다음과 같다.

① 狂始生, 先自悲也. 喜忘苦怒善恐者, 得之憂飢.
② 狂始發, 少臥不飢. 自高賢也. 自辯志也. 自尊貴也. 善罵詈日夜不休.
③ 狂言驚善笑, 好歌樂. 妄行不休者, 得之大恐.
④ 狂, 目妄見耳妄聞. 善呼者, 少氣之所生也.
⑤ 狂者多食. 善見鬼神. 善笑而不發於外者, 得之有所大喜.
⑥ 狂而新發, 未應如此者, ….[21]

장은암이 주석에서 광질의 소생이라고 설명한 이상의 기술을 우리말로 옮기면 다음과 같다.

① 광이 시작할 때 먼저 까닭 없이 슬퍼한다. 기억력이 없어지고 잘 노하고 잘 무서워한다. 그 원인은 과도한 우수이거나 굶주림 때문이다.
② 광질이 시작할 때 잠을 못자고 배고픈 것을 모른다. 스스로 어진 사람인양 뻐기고 지식을 자랑하며 존귀한 체 하며 밤낮을 가리지 않고 타인을 욕한다.
③ 광언하고 잘 놀라고 함부로 웃는다. 노래 부르기를 좋아하고, 이상한 행동을 하며, 가만히 있지 못한다. 큰 공포 때문에 얻은 것이다.
④ 광증은 허깨비를 보고 이상한 소리를 듣고 즐겨 노래 부르거나 소리 지른다. 정기의 허 때문이다.

⑤ 광자는 이상하게 많이 먹고 귀신을 잘 보고 속으로 잘 웃으나 겉에 나타내지는 않는다. 너무 기뻐서 정신의 이상을 일으킨 것이다.

⑥ 처음으로 발광하여 아직 이러한 병상을 나타내지 않는 자는, ….

『황제내경영추』 전광 제22의 이상의 기술은 이유 없는 슬픔과 기억력 상실, 이유 없는 웃음, 놀람, 노래, 소리침, 환시, 환청, 헛소리, 과대관념 및 행동, 배고픈 것을 모르거나 많이 먹거나 불면, 활동과다 등 오늘날 조현병(정신분열증)의 이른바 양성 증상 혹은 부분적으로는 양극성 정서장애의 조증기와 우울기 증상, 또는 단순한 우울장애 등의 증상을 포괄하고 있다. ①의 우울증후의 원인은 우(憂)와 기(飢) 때문이라 했고, ③의 광언의 경우는 대공(大恐), ④의 망견(妄見) 등의 경우는 소기지소생(小氣之所生), ⑤의 다식(多食), 선소(善笑) 등의 경우는 대희(大喜)가 그 원인이라 했다. 장은 주석에서 ①의 우울증후에 관하여 "까닭 없이 슬픈 경우"는 신허(腎虛) 때문이라고 하였다. 수(水)의 정(精)이 지(志)가 되는데, 정(精)이 올라가 지에 전하지 못하면 지가 홀로 슬퍼하며 눈물이 나오게 된다. 간목신지(肝木神志)가 모두 신정(腎精)에서 나오는데 이것이 모두 허한 것은 우기(憂飢) 때문이다. 슬프면 폐가 상하고, 굶으면 곡정(穀精)이 생기지 않고 신정이 부족해지고, 음이 부족하면 양이 성하여 광이 된다고 한다.(합주 p. 194)[21] 결국 이 경우의 광은 음허양성(陰虛陽盛)에 귀착되고 있다. ③의 경우도 대공(大恐)은 신(腎)을 상하게 하고 음허양성하여 광언하고 놀라게 된다고 설명한다.(p. 195)[21] ③의 경우 신기(腎氣)가 적고 심기(心氣)가 허해져서 광이 된다고 설명한다.(p. 195)[21] ⑤의 대희는 희가 심지(心志)를 상하게 하여 허광

(虛狂)을 일으킨다고 설명하고 있다. 심기가 허하므로 많이 먹으려 하고 신기(神氣)가 허하므로 귀신을 보게 된다. 대희(大喜)로 인해 이렇게 되므로 속으로 잘 웃되 밖으로 표현되지 않으며 냉소(冷笑)에 소리가 없다. 식기(食氣)가 위에 들어가면 탁기가 심에 들어가므로 먼저 태음양명(太陰陽明)을 보족(補足)하여 심정(心精)을 양(養)해야 한다는 등의 장의 주석이 있다.(p. 196)[21] 이로 미루어 광이 생기는 것이 반드시 음허양성 때문만은 아닌 듯하다.

정신병리학적으로 흥미 있는 것은 "속으로 잘 웃으나 겉으로 나타내지 않는다"는 기술이다. 이것을 장은 냉소이무성(冷笑而無聲)이라고 주해하였는데, 외향적인 서양 정신 병리학의 관점에서는 상상할 수 없는 관점이다. 또한 ⑥의 "처음으로 발광하여 아직 이러한 병상을 나타내지 않는 자"라는 기술은 이미 그 시대에 '잠재성 정신병'과 같은 개념이 있었을 가능성을 시사한다.

『황제내경영추』 전광편 제22 이외에서 광에 관해 언급한 것을 살펴보았는데 대부분 병태 생리를 설명한 것들이다.

① "만약 음이 약하고 양의 작용이 너무 강하면 경맥의 흐름이 급속한 상태로 된다. 그것이 심하면 정신이상을 일으켜 광란상태가 된다.(陰不勝其陽則, 脈流薄疾弁乃狂.)"(『소문』 생기통천론편 제3)(홍 p. 26)[20]

② "사기가 양으로 들어가면 광이다.(邪入於陽則狂)"(『소문』 의명오기론편 제23)(홍 p. 134)[20]. [장 주] : 사가 양에 들어가면 양성하고 음이 그 양을 이기지 못하여 맥류가 급해져 마침내 광이 된다.(『소문』)(홍 p. 135)(합주(合註) p. 187)[21]

③ "황제께서 말씀하셨다. 온병(溫病)의 환자로서 땀이 나서 해열

되자마자 또 발열하여 맥이 거칠고 빠르며, 땀을 내도 전혀 병세가 쇠퇴하지 않으며, 게다가 광인과 같이 헛소리를 하고, 음식물을 삼키지 못하는 자가 있는데, 이를 무엇이라 하오?" 기백이 대답하였다. "음양교(交)라고 합니다. 사증(死症)입니다. … 또 광인과 같이 헛소리를 하는 자는 정기의 작용인 지(志)로서의 정신요소가 없어졌기 때문입니다. 지가 없어진 자는 사망할 수밖에 도리가 없습니다."(『소문』 평열병론편 제33)(홍 pp. 174-175)[20] 이 경우 광은 정신이상보다는 생리적 혼란을 말하는 듯하다.

④ "한사(寒邪)가 간에서 심장으로 이동하면, 기가 이상하게 되어, 격중(隔中)이라 하여, 양기가 순환하지 않게 되고 음식물이 통하지 않는 병으로 됩니다.(肝移寒於心狂隔中)"(『소문』 기궐론편 제37)(홍 p. 191)[19]

⑤ "노하는 광인(怒狂者) 환자가 있는데 어째서 그렇게 되었는지?" (기백) "…양기의 이상에 기인합니다." (황제) "… 양기의 이상이 어째서 사람을 미치게 하는 것이오?" 기백이 대답하였다. "갑자기 의지가 꺾이어, 일을 결정하기 어려운 정신의 격동으로 노기가 폭발하기 때문입니다. 이를 양궐(陽厥)이라 합니다." "…삼양(三陽)과 양궐의 구별은 어떻게 아는 것이오?" "…양명경의 노하는 광인은 항상 노하고 있는 것으로써 알게 됩니다. 태양경과 소양경의 노하는 광인은 좀처럼 발광(動)하지 않지만 발광(動)을 하면 크게 소동을 벌임으로써 구별됩니다."(巨陽小陽不動, 不動而動大疾.)(『소문』 병태론편 제46)(홍 pp. 226-227)[19] 치법은 식사제한과 생철분을 먹여 양기를 가라앉게 하는 것이다.(홍 p. 121)

黃帝問曰, 有病怒狂者, 此病安生. 岐伯對曰, 生於陽也. 帝曰, 陽何以使人狂. 岐伯曰, 陽氣者, 因暴折而難決, 故善怒也. 病名曰, 陽厥. 帝曰, 何以知之(治之).[21] 岐伯曰, 陽明者常動, 巨陽少陽不動, 不動而動大疾.[19] 帝曰, 治之柰何. 岐伯曰, 奪其食卽已. 夫食入於陰, 長氣於陽, 故奪其食卽已. 使之服以生鐵洛爲飮. 夫生鐵洛者, 下氣疾也.

사전[30]에 의하면 양궐은 옛 병명으로 갑자기 지나친 자극을 받는 데서 발생되는 선노발광병증이라 하였다.(p. 210) 후세의 의서에서는 그 증후에 관해 비교적 자세히 설명하고 있다고 하면서 소개한 중장경(中藏經)의 내용은 분명히 고열을 동반한 신체적 이상을 수반한 고양된 기분, 활동성의 증가, 헛소리, 지남력 상실 등을 나타내는 정신병적 상태로 오늘날엔 보기드문 복합 증후이다. 임상관찰의 정확한 기술인지 이론에 맞추어 추가된 증후와의 혼합인지 분간하기 어렵다. 끊임없이 물을 마신다 함은 고열과 증가된 활동성 때문에 탈수상태에 있기 때문이라 여겨지고 증상 기술에서 자주 반복되는 높은 데 올라가 노래하고 곡하는(登高歌哭) 등은 음양오행에 의한 병태생리와 무관치 않을 것이다.

실제로 양명맥해편 제30에서 양명병이 심할 때 일어날 증후의 이유를 황제와 기백의 문답을 통해 명백히 밝히고 있다.(『소문』)(홍 pp. 164-165)[19]

帝曰, 善病甚, 則棄衣而走, 登高而歌, 或至不食數日, 踰垣上屋, 所上之處, 皆非其素所能也. 病反能者何也. 岐伯曰, 四肢者諸陽之本也. 陽盛則四肢實, 實則能高也.[19,21]

⑥ "병이 여러 양경맥에 있어서 오한발열하고, 또 여러 육(肉)과 육과의 갈라진 틈이 냉하다고 생각하면 곧 열을 띠게 되는 것은

광이다."(『소문』 장자절론편 제55)(홍 p. 251)[19]

⑦ "혈이 음에 치우치고, 기가 양에 치우치면 정신적으로 불안하여 사물에 놀라기 쉬운 상태로 되거나 마침내는 광상(狂狀)을 일으키기도 합니다.(血弁于陰, 氣弁于陽, 故爲驚狂.)"(『소문』 조경론편 제62)(홍 p. 279)[19]

⑧ 병반(病反)이면 헛소리를 하고 미쳐서 흐트러진다. 병반이면 화(火)가 극도로 항진하여 도리어 스스로 상처 입는 것이다.(病反譫妄狂越.) 헛소리하고 미쳐서 흐트러짐은 열이 극도에 달할 때의 변증(變証)이다.(장 주)(合註 p. 500)[21](『소문』 기교변론편(氣交變論篇) 제69)[19]

⑨ 화열(火熱)이 병을 일으켜서 생기는 눈이 붉고 광망(狂妄)해지는 상태(『소문』 오상정대론 제70(장 주))(合註 p. 525)[21]

⑩ "폐로 백(魄)을 갈무리합니다. 끝없이 희락(喜樂)에 빠지면 백을 손상합니다. 백을 상하면 기가 미쳐버리게 됩니다(魄傷則狂). 미치게 되면 방약무인하게 행동합니다(狂者意不存). 그리하여 피부가 시들고 모발과 함께 색택을 잃게 되면 이 사람은 여름철이 되어 흔히 사망하게 됩니다."(『영추』 본신편 제8 법풍)(홍 p. 55)[20]—(장 주)[21] "희락이 극단에 이르러 폐장의 백을 상하고 백이 상하면 광이 된다. 광자에게는 의(意, 생각)[30]가 보존되어 있지 않다. 의자(意者)는 심에서 발하며 희락이 극단화되면 신(神) 역시 흩어져서 보존되지 않는다."(合註 p. 59)[21]. 의자부존(意者不存)을 홍은 '방약무인하게 행동한다'고 의역했다.

⑪ "족양명위경이 외사에 침범되어 발병하면 이를 보통 위의 시동병이라 한다. 이 병변은 찬물을 끼얹은 것처럼 와들와들 떨리고 신음을 하게 되며 하품을 잘 하고 이마가 검게 된다. 그리고 발

작 시에는 사람을 만나거나, 불을 보기를 꺼리고, 목기에서 나는 소리를 두려워하며, 침착성을 잃고, 혼자서 실내에 은거하려고 한다. 더 심해지면 높은 곳에 올라가서 방가(放歌)하거나, 의복을 벗고 달아나기도 하며, 배가 부르고 배에서 소리가 난다. 이는 한궐(骭厥)이며 경(脛)이 냉하다."(『영추』 경맥편 제10)(홍 p. 68)[20)]

어떻게 하면 광의 상태가 되는지에 관한 설명이 모든 경우에서 발견되는데 광의 상태가 어떤 상태인지 증후로써 설명한 경우는 많지 않다.

광인처럼 헛소리(광언, ③), 노하는 광인(⑤), 헛소리하면 미치고 흐트러진다(⑧), 광망(狂妄, ⑨), 미치게 되면 방약무인하게 행동(意不存, ⑩) 등 짤막한 기술이 있을 뿐이고, 다만 한 곳(⑪)에서만은 이상행동이 자세히 설명되고 있다. 광과 함께 신체상의 변화가 기술된 경우가 있는데 ③, ⑥, ⑧, ⑨의 경우는 열성 섬망febrile delirium을 상상케 한다. ⑩의 경우는 분명한 심인성 원인(극단적인 희락)으로 발병했으나, 신체적 이상(백(魄)의 손상)을 보이는 광증인데 이와 함께 피부가 시들고 모발과 함께 피부색과 광택을 잃게 되어 여름철에 흔히 죽는다고 설명하고 있다. 이러한 종류의 내분비계 질환이 수반된 정신증상을 방불케 한다. 동양의학에는 순수한 심인성 · 체인성이란 없고, 심신동시성(psyche-soma synchronicity)으로 설명되는 증후가 있다. 극단적 희락이 병적 장애를 일으킨다는 생각은 음양오행을 기반으로 형성된 동양의학 특유의 이론을 반영하는 병리론이다. '다희'도 병의 원인이기보다 동시적 현상으로 이해되어야 할 것이다.

뇌의 만성 질환으로 인한 정신병(예컨대 진행마비, 뇌종양, 뇌동

맥경화증 등)의 원인을 몰랐던 탓으로 이상의 여러 가설을 동원한 것으로 보이지만, 그 가설들의 임상적 타당성에 대한 고찰은 이 연구에서는 깊이 들어가지 않겠다.

흥미 있는 것은 노광자(怒狂者)를 양궐(陽厥)이라 이름했는데, 삼양의 양궐과 양명경의 노광자와의 감별진단을 내리고 있는 점이다. 양명경의 노광자는 항상 노하고 있으나, 태양경과 소양경의 노광자는 좀처럼 발광하지 않다가 발광을 하면 크게 소동을 벌임으로 구별한다고 한다. 현대정신의학의 분류에는 anger-madness라는 범주의 증후는 없고 항상 노한 자와 갑자기 크게 폭발적으로 노하는 경우는 K. Shneider의 폭발성 정신병질자(explosive psychopathen) 정도가 있을 뿐인데 이것은 '쉽게 폭발하는 성격'을 가리키는 말로 약간 다르다.

⑪의 병상은 신체증상과 정신증상이 함께 기술되어 있고 학질과 같은 어떤 종류의 감염성 신체질환을 바탕으로 한 정신병처럼 보이기는 하지만 정신증상이 매우 독특하여 현대의 어떤 정신질환이나 증후와도 비교하기가 쉽지 않다. "사람을 만나거나 불을 보기를 꺼려하고 목기에서 나는 소리를 두려워하고 침착성을 잃고 혼자서 실내에 우거하려 한다"는 대목은 그것이 실제적인 관찰에 입각한 기술인지 음양오행 이론에 따라 화(火)·목(木)을 싫어하도록 되어 있어서 그렇게 말한 것인지 알 수 없다. 현대 임상정신의학에서는 정신병자가 사람을 꺼리고 불을 무서워하는 것은 있을 수 있으나, 목성(木聲)을 듣기 싫어한다는 것은 희귀한 일이기 때문이다. 높은 곳에 올라 방가하거나 의복을 벗고 달아나는 행동은 긴장성 흥분 catatonic excitement의 양상이지만 이것과 배가 부르고 배에서 소리가 나는 것과 어떤 관계가 있는지 알 수 없다. 다만 동양의학이 정신

병적 장애의 경우에도 정신증상뿐 아니라 항상 신체수반 현상에 주목한다는 사실을 다시 확인할 뿐이다.

요컨대 광이라는 말은 뇌의 기질적 정신장애, 신체질환과 결부된 섬망상태와 기능적 정신병적 상태; 위축과 흥분, 헛소리(狂言), 과대관념과 이에 부합되는 행동; 때로는 기의 이상을 모두 포괄하며 그 원인은 양성(陽盛) ① 사입어양(邪入於陽), ② 한사(寒邪)의 이동과 이상, ④ 실지(失志, 의지의 상실), ③ 혈이 음에 치우치고 기가 양에 치우침, ⑦ 병반(病反, 화(火)의 극도의 항진), ⑧ 화열(火熱), ⑨ 극도의 희락(喜樂)으로 백(魄)이 손상된 것 등 일부는 『영추』 전광편에 제시된 것과 공통점이 있으나 다른 것도 발견된다. 다만 특징적인 것은 전광편의 광증에는 열성 섬망과 같은 기질적 정신장애의 증후는 보이지 않는다.

다. 그 밖의 이상행동

황제내경 『소문』과 『영추』에 기술된 이상행동으로 정신병적 증후로 의심되면서 광으로 지칭되지 않은 내용을 보면 다음과 같다.

① "목소리에 힘이 없고 아침부터 저녁까지 같은 말을 되풀이하는 환자는 간의 정기가 빠졌기 때문에 그러한 것입니다. 의복을 벗어버리고 험구잡언하며 친형제와 타인을 분간치 못하는 환자는 심장의 심기(心氣)가 흐트러졌기 때문에 그렇게 되는 것입니다.(此神明之亂也)"(맥요정미론편(脈要精微論篇) 제17)(홍 pp. 89-90)[19]

② "또한 이 병에 걸려서 심해지면 의복을 벗어 던지고 달리거나, 높은 곳에 기어올라서 노래를 부르거나, 혹은 수일간이나 식사를 하지 않고 게다가 담을 뛰어넘거나, 지붕에 오르거나 하는

정신이상을 일으키는 수가 있다." 그 이유가 무엇이냐고 하는 황제의 물음에 기백의 대답은 양성(陽盛) 수족에 혈기가 충실하여 달려가고 다혈다기한 경맥에 사열이 가해지므로 온몸에 열기가 넘치는 때문에 옷을 벗으며 왕성한 양기가 머리에 상충되어 헛소리를 하고 허한 말, 친한 사람과 모르는 사람의 분별이 안 되고 식사를 안 하는데 식사를 하지 않아도 될 만큼 양기가 손발에 차고 넘친다고 한다.(양명맥해편 제30)(홍 p. 164)[19]

'옷을 벗어 던지고 달리거나 높은 곳에 기어오르는 행동'은 『황제내경』에서 자주 언급되는 이상행동이다. 양기가 왕성하여 머리에 상충해서 헛소리를 하고 손발의 혈기가 충실하고 온몸에 사열이 생기는 것으로 이런 행동을 설명하고 있다. 친한 사람과 모르는 사람을 분간치 못하는 행동(지남력 상실, disorientation)은 신명지란(神明之亂) 때문이라 했다. 광으로 지칭되고 있지는 않으나 그 병태 생리나 이상행동의 특성은 광의 상태와 같다.

(2) 『황제내경』 이외의 중국전통의학문헌에 소개된 전광

『의부전록(醫部全錄)』 권 295 휘고 295, 권 296 휘고 296, 권 297 휘고 297[25]에는 『황제내경』을 포함한 중국의 각종 의학문헌에 기재된 정신이상 증후에 대한 설명이 전광문(癲狂門)의 제목 아래 인용되고 있다. 인용된 문헌은 금 · 원 · 명대의 의서로서 진 · 한대에 집대성했을 것으로 보는 『황제내경』의 전, 광에 대한 설명에 언급하고 있는데, 이에 대한 후대의 지견을 조금이나마 알아볼 수 있을 것으로 생각한다. 인용된 문헌은 『황제내경』 이외에 총 18개인데, 그 중 『황제내경』 주(注)의 "다희(多喜)가 전(癲)이 되고, 다노(多怒)가 광이 된다"는 말을 언급한 문헌이 네 개가 있다.

금의 『유완소육서(劉完素六書)』에는 '전'과 광에 관해 『황제내경소문』에서 중양자(重陽者)는 광(狂), 중음자(重陰者)는 전(癲)이라 하는데, 소문의 이 설은 다 동일하지 않다고 하면서 상기한 『내경』 주의 말을 인용했다. "희는 심지(心志)이므로 심열이 극심해지면 다희가 되고 전(癲)이 되며, 노(怒)는 간지(肝志)인데 화가 실해서 금을 제압하고 목을 다스릴 수 없으므로 간이 실해지면서 다노하여 광이 된다"고 하였다.(『의부전록』 권 11, 33책 pp. 67-68)[25] 앞에서 제기되었던 의문이 여기서 해답을 얻은 셈이다.

그런데 원의 『주진형심법(朱震亨心法)』은 "전은 음에 속하고, 광은 양에 속한다. 전은 다희(多喜)이며, 광은 다노(多怒)이다"라고 하였고, 또 "맥이 허한 자는 치료가 가능하나, 실하면 죽는다"고 하면서 심흉 사이의 담결이 그 원인임을 말하고, 심신(心神)을 진정시켜서 담결을 푸는 치료의 필요성을 말했다.(『의부전록』 권 11, 33책 pp. 69-70)[25]

전이 음에 속하고 광이 양에 속하는데 어떻게 전이 다희인가가 잘 이해되지 않는다. 희는 양에 속한다고 생각되기 때문이다. 주진형은 양이 허하고 음이 실하면 전이고, 음허양실이면 광이라 했고, 광병은 크게 토하게 하여 제거할 수 있다고 하였다.(『의부전록』 권 11, 33책 p. 70)[25]

1515년 명의 우박(虞搏)이 찬(撰)한 『의학정전(醫學正傳)』에도 『소문』의 주를 인용하면서 "다희가 '전'이 되고, 다노가 '광'이 된다. 그래서 희는 심에 속하고 노는 간에 속하니 두 장기의 상화유여지증(相火有余之證)"이라 했다.(33책 p. 70) 1575년 간(刊)의 명 이천이 찬(撰)한 『의학입문(醫學入門)』에서는 『소문』의 주를 기술하면서,

"희가 심에 속하고 노가 간에 속한다. 심경(心經)과 간경(肝經)이 모두 화가 남아돌아가는 장소"라 하였다.(33책 p. 72)

그런데 이천의 『의학입문』은 이밖에도 다른 설명을 많이 하고 있다. 중음자(重陰者)는 전이며, 중양자(重陽者)는 광이라는 『난경』의 말을 소개하면서 유하간(劉河間, 금대의 의사, 유완소(약 1120~1200))(한의학대사전(의사문헌) p. 205)[31]이 전광은 하나이며 모두 담화에 속한다 하였는데 중음지설(重陰之說)은 옳지 않다고 했다. 다만 발광하여 한 번 망언망어하고 오래도록 전이 안 되는 사람이 있고, 정신이 혼란해지고 쓰러지기를 오래 해도 광이 되지 않는 사람이 있다고 함으로써 임상적인 구분을 하고 있다.

치법에서 『의학입문』은 전과 광의 특징을 더욱 분명히 구별하고 있다. "전자(癲者)는 이상(異常)으로 평소에 잘 말하다가 전이면 말을 않고, 평일에 말하지 않고 있는 사람이 전이면 신음하며, 심하면 거꾸로 쓰러지고 시선이 고정되며 항상 마음이 편치 않다"고 했다. 그런데 "광자(狂者)는 흉광으로서 경하면 잘난 체하고 노래와 춤을 즐겨 하며, 심하면 옷을 벗고 달아나며 담을 넘어 지붕에 오르고, 더 심하면 머리를 풀어헤치고 크게 소리치며 물불을 가리지 않고 사람을 죽이려 든다"고 함으로써 전은 궁극적으로 경련발작으로 끝나는 기분의 변조 상태로 보았다. 광은 경조증(Hypomania)에서 조증(mania), 그리고는 심하게 고양된 기분(ecstasy)과 공격적 흥분상태를 기술하였다.

이천은 또한 『의학입문』에서 사수와 귀수(鬼祟), 상한발광, 여광자(如狂者)에 대해 언급하였는데 귀수 가운데는 부인의 산후정신병이 들어 있다.(p. 74)

16세기 중엽 명대 의가인 서춘보의 『고금의통(古今醫統)』에는 전광이라는 병이 모두 심화가 타는 바 되어 신(神)이 집을 지키지 못해서 생기는 병이라고 한마디로 설명된다 하였다. 전자(癲者)는 지고(至高)이며 화성(火性)이 위로 불타올라 정여경(正如經)은 말하기를 양기가 크게 오르면 광전(狂癲)이 된다 했는데 광이란 공자가 말한 광견자(狂狷者)의 광이라 했다. 광견(狂狷)이란 뜻만 커서 떠벌이고 식견이 좁아 고집이 센 사람을 말한다.(대한한사전 p. 894)[32] 또한 전간(癲癇)을 함께 치료한 것은 큰 잘못이라 했다. 대체로 전은 심병이며 실(實)에 속하는 자가 많고, 간은 오장의 병으로 허(虛)에 속하는 자가 많다 하여 다른 병임을 강조했다.(p. 75)

『의부』 휘고 296 전광문 2에는 명대의 의사 장개빈이 1624년에 찬(撰)한 『경악전서』가 있다. 여기서는 전광이라는 병이 본래 같은 것이 아님을 지적하고 있다. 광병은 항상 깨어있고 자주 노하며 사납고, 전병(癲病)은 항상 혼돈하고 지쳐있는 경우가 많아 조용하다는 것이다.(33책 p. 77)

1687년 간행된 청대 진사탁의 저술인 『석실비록』에는 매병(呆病)의 치법에 관한 설명이 있는데, 매병이란 어리석으며(癲), 묵묵히 말이 없고, 마치 굶주린 듯하고, 멀리 정신을 잃은 듯하며, 의욕이 떨어지고, 아무것도 할 수 없고, 마음이 미칠 지경이나 감히 표현하지 못하고, 때론 여러 날을 잠자고 깨어나지 않으며, 때론 수일 동안 앉아서 잠을 안 자고, 때론 자기 몸을 의복으로 꼭 봉하고, 때로는 타인의 물건을 깊이 간직하고, 사람들과 함께 있은 즉 말이 없고, 정신이 혼자 돌아다니며, 사람이 등지면 적은 소리로 말하고, 눈물로 호소한다고 한다. 그밖에도 치료법, 적응증의 여러 가지를 제시하고 있으며, 여러 종류의 발광 상태를 열거하고 있다.(pp. 82-84)

이것으로 미루어 볼 때 전광에 관한 개념이 학자에 따라 서로 달랐음을 알 수 있는데 음양오행설에 입각한 병태생리를 중심으로 한 논란이 주로 이루어져 오늘의 서양 근대의 정신병리학을 바탕으로 한 진단분류법과는 전혀 다르므로 비교할 수 없다. 병의 증세를 관찰하고 기술하는 데도 음양오행설에 따른 병태생리를 전제로 하고 있는 듯하다.

(3) 『향약집성방』에 기술된 정신장애 증후

『향약집성방』[27]은 1433년(세종 15년)에 완성된 우리나라의 대표적인 의서의 하나로서 우리나라에서 생산되는 생채(生菜)에 의한 처방을 기술한 점에서 특히 의미가 깊다.

정신병적 증후에 해당될만한 증후는 먼저 풍문 제2권에 기술된 풍전(風癲)의 증상이다. 이것은 『태평성혜방』을 인용하고 있는데, 풍전은 "기혈이 허한데 풍사가 음경에 침입했기 때문에 생기며, 몸에 혈기가 적어지면 심기가 허해지면서 정신이 흩어지고 혼백이 함부로 돌아다니므로 풍사가 침입하게 되는데, 이때 음경으로 침입하면 전병이 된다"고 하였다. 전질의 증상보다는 그 병태생리를 주로 설명하고 있다. 또한 "임신 중에 갑자기 몹시 놀란 데다 사기가 겹치게 되면 아이에게 전질이 발작하게 되며 만일 발작하면 땅바닥에 넘어지면서 거품침이 흐르고 정신을 잃는다"고 함으로써 간질발작에 이를 수 있음을 명시하고 있다. 또한 처방의 적응증을 설명하는 가운데 풍전발작으로 입에 거품침을 물고 미쳐서 달아나기도 하고 정신이 흐릿하여 사람들을 알아보지 못하는 증상, 전광으로 가슴이 답답하면서 놀란 것처럼 두근거리는 병(心煩驚悸)(p. 59 국역 上), 전광증이 여러 해 동안 낫지 않는 증상(이때는 놀라거나 지나치게 고민

하여 생기는데 담연(痰涎)이 심장의 구멍에 머물러 있기 때문), 갑자기 생긴 전광증으로 발작이 멎지 않는 것, 심양(心恙, 정신병)(p. 60), 광언, 귀어(鬼語, 두꺼비 처방)(p. 61), 사람을 분간 못하는 증상, 갑자기 발광하는 증상, 갑자기 생긴 전증, 중풍으로 발광하는 증상, 전광증과 귀기(鬼氣)가 들린 병(뽕나무의 까치둥지 속에 있는 흙)(p. 62), 전광증으로 산과 들을 헤매는 것(여우에 홀렸다는 것)(여우, 삶의 마른 가죽에서 코끝의 검은 부분)(p. 63) 등 여러 경우를 들고 있다.

또한 『향약집성방』에는 열성섬어(熱性譫語), 신체질환에 수반된 정신병적 증후에 해당되는 상태가 기술되어 있는데, 상한섬어(傷寒譫語)(p. 132), 상한발광(傷寒發狂)(p. 158), 열병광언(熱病狂言)(p. 208), 열병발광(熱病發狂)(p. 209) 등이 그것이다.

『성제총록』을 주로 인용하고 있는데, 상한섬어는 "상한 때 땀을 내어서는 안 될 증상에 땀을 내면 망양(亡陽)되어 속에서 진액이 줄어들고 뱃속의 대변이 몹시 굳어지면서 헛소리를 하게 된다", … "부인들은 열이 자궁에 들어가면 모두 헛소리를 하게 된다", … "양명에 병이 생기면 주로 신열이 나기 때문에 헛소리를 하며, 또 헛소리를 하면 반드시 신열이 있고", … 등의 설명(p. 132)으로 각종 신체장애로 인한 열성섬어(febrile delirium)와 같은 것으로 보인다.

상한발광은 "상한열독(傷寒熱毒)이 몹시 심해져 내외에 열이 있으면 양기가 부풀어 올라서 광병(狂病)이 되는데, 그 증상은 미쳐서 달아나고, 허튼소리를 하며, 친하고 낯선 사람을 가리지 않고 욕설을 하며, 허깨비가 보인다고 한다. 심하면 옷을 벗고 달아나기도 하고, 높은 데 올라가 노래를 부르기도 하며, 혹은 며칠 동안 먹지 않고도 담장을 뛰어넘어 지붕에 올라가기도 한다"는 항상 되풀이되는 설

명이 있다.(p. 158)

열병광언은 "대체로 열병의 독기가 심에 들어가면 심신(心神)이 혼란해지고 양기가 몹시 왕성해져서 미친 소리를 하고 눈에 핏발이 서고 가슴이 답답해져 잠을 자지 못하고 잘 놀라면서 가슴이 두근거리며 혼잣말을 한다는『성혜방』의 말을 인용하고 있다.(p. 128)

열병발광 역시『성혜방』을 인용하여 "양기가 왕성하면 혈이 양에 어울리고 열사가 심락을 침범해서 심신을 번란시키기 때문에 시를 읊거나, 노래를 부르거나, 혼잣말을 하거나, 웃으며, 정신이 오락가락하고, 놀라면서 가슴이 두근거리고 불안해하며, 옷을 벗고 달아나기도 한다. 이 증상은 모두 열풍의 기가 가슴에 몰려서 흩어지지 않으므로 발광하는 것"이라고 설명한다.(p. 209)

(4)『동의보감』에 기술된 정신병적 증후

'정신병적(psychotic) 증후'는『동의보감』내경편 1, 4 : 신(神), 14 전간의 경우(pp. 48-49)와 15 전광(pp. 52-58)에 주로 기술되어 있으나, 그밖에 맥법(내경편 1, 4 신)(p. 41) 등에도 부분적으로 기술되어 있다.(pp. 48-51) 약 처방에 관한 설명 속에서도 전광의 실체를 엿볼 수 있다.(p. 54, 56)[22,24]

'내장'이나 '잡병' 제목 아래에 분류하지 않고 제1장 정 · 기 · 신 중 신병(神病)에서 다루고 있다는 점에 의미가 있다. 인용된 중국의학 문헌도『황제내경소문 · 영추』,『맥결』,『득효방』,『의학강목』,『의학입문』,『제방』,『의학정전』,『자생』,『이감』,『난경』,『백요』등 중국 전국시대에서 원 · 명(元 · 明)시대에 걸친 의서들이다.

가. 전간(癲癎)

『황제내경영추』의 전광편에서 제일 먼저 기술된 전질(癲疾)은 『동의보감』에서는 전광편에서 다루지 않고 내경편 1에 따로 전간 제목(동의 pp. 48-49)[22](上海 p. 22)[24] 아래서 주로 다루고 있다. 『향약집성방』과는 달리 풍문(風門)에서 떼어 신문(神門)으로 옮겨서 신병(神病)의 일종으로 설명하고 있다.(미키(三木) p. 103)[33] '전간'의 경우 『내경』에서 인용된 것은 앞에서 지적한 대로 전질이 선천적으로 어머니가 놀라서 생긴다는 것이고, 다른 설명은 모두 중국 의서인 『강목』, 『입문』, 『제방』에서 인용하였다. "담이 흉격 사이에 있으면 현기증이 가볍게 나지만 엎어지지는 않고, 담이 흉격을 넘어 넘쳐흐르면 현기가 심하여 땅에 엎어지고 인사를 모른다. 어른은 전(癲)이라 하고, 어린이는 간(癎)이라 하는데, 실상은 다 같은 병이다."(『강목』)(동의 p. 48)[22] 『동의보감』은 또한 다섯 가지 간질을 말하고 발작 시의 양상을 『황제내경』보다도 더 자세히 기술했고 여러 가지 간질의 약물요법을 제시하고 있다.

전질 또는 전간은 또한 맥법에서 언급되고 있는데, 간(癎)이 맥이 부홍(浮洪) 장활(長滑)하고 크며 견실하면 담이 축적하고 마음이 미친다.(心狂) 또한 "맥이 크고 견(堅)하고 빠르면 전광한다"(『맥결』)(동의 p. 41)[22]는 설명에서 보듯 전간이 단순한 경련발작만이 아니고 광적 상태인 경우가 있음을 암시하고 있다.

나. 전광(癲狂)

『동의보감』의 전광 제목 아래에 허준이 인용한 문헌은 『황제내경』 이외에 다섯 문헌(편작의 『난경』, 이천의 『의학입문』, 『백요(百要)』, 누영의 『의학강목』, 『제방』)인데, 『황제내경』에서 세 가지, 다른 문헌에서는 각각 한 가지를 인용하였다. 약물요법과의 관련에서는 『단계심법』(원元) 외 열두 개의 문헌(『득효방』(원), 『본사방(本事方)』(송宋), 『삼인방(三因方)』(송), 『경험방』, 『만병회춘』(명), 『의학입문』(명), 『의학강목』(명), 『유문사친(儒門事親)』(금), 그리고 황제내경 『영추』, 『의감』, 『보명(保命)』, 『본초』)의 인용문에서 정신병 증후가 언급되어 있다. 인용된 『황제내경』의 내용은 황제내경 『소문』, 병태론편 제46의 노광자(怒狂者)의 병태생리와 치료법, 음이 그 양을 이기지 못하면 광(狂)이 된다는 생기통천론편 제3의 내용, 옷을 아무렇게나 입고 아는 사람 모르는 사람 가리지 않고 막되게 말하는 것이 신명지란(神明之亂)이라는 것(맥요정미론편 제17), 양명병이 심해지면 옷을 벗고 달려가 높은 곳에 올라 노래하거나, 담장을 뛰어 넘거나, 지붕 위에 오르기도 하고, 밥을 안 먹는 등 이상행동을 일으키는데, 그 까닭이 어디에 있는가를 설명한 부분이 인용되고 있다.

앞에서 열거한 황제내경 『소문』과 『영추』의 정신병적 증후와 전과 광에 관한 설명들 중에서 이 몇 가지만을 추린 것에 주목할 필요가 있다. 노광자의 사례를 제일 먼저 들고 있는 것도 특이하고 황제내경에서도 『영추』 전광편에서 제일 먼저 언급한 전질을 따로 앞의 다른 장에서 설명하고 이곳에서는 다만 『내경』의 말이라 하면서 "도에 넘치게 기뻐하는 것을 전이라 하고, 노를 억제하지 못하는 것을 광이라 한다"(又曰, 多喜曰癲, 多怒曰狂.)(p. 52)라는 말을 통해서 전과 광을 구분하고 있을 뿐이다. 이것은 『황제내경』 본문에 있는 말이 아니고 주석에 있는 말임은 이미 앞에서 언급하였다. 앞에서 다룬 것처럼 본문에는 '끝없는 희락'이 광을 일으킨다는 말(황제내경 『영추』 본신 제8 법풍)이 있고, '다희를 전이라 부른다'에 해당되는 말이 산견(散見)되는데, 『동의보감』도 모순되는 두 가지 증후를 그대로 인용하고 있다. 『동의보감』의 다른 문헌 인용에서 보이는 "전이 시작할 때 멍청하며 쳐다보며 혼돈한다"는 말(동의 p. 52)[22]과도 모순되는 것 같으나, 여기서 다희는 전의 증상이라기보다는 유발요인으로 간주된 듯하다.

『동의보감』에 인용된 다른 문헌의 내용을 살펴보면 이곳에서 쓰이는 전은 간질과 같은 뜻이면서도 때로는 다른 뜻으로 쓰이는 경우가 있다. 즉, 전과 광이 서로 대립되는 증후이면서도 함께 있을 수 있는 것으로 보는 견해를 대변하는 경우가 발견되는 것이다. 전과 광에 대하여 『동의보감』에 제시된 『난경』의 설명 중 광에 관한 것은 『황제내경』의 것과 다름이 없다. 즉, "광이 시발할 때에는 잘 눕지 않고 날뛰는데 스스로 존대하고 아는 체하고 거만하여 웃고 노래하기를 즐겨 해서 쉬지 않는다."(동의 p. 52)[22] 여기서 광은 인격의 분열이 심각한 정신분열증의 긴장성 흥분보다는 양극성 기분장애의 조증 상태manic state와 비슷하다.

전·광은 고대 그리스 로마 의학에서의 dementia와 mania의 경우와 비교해볼 만하다. 그러나 비슷함만으로 어떤 의미를 부여하기에는 당시 정신질환진단에 관한 기술이 부족했고 사람마다 용어 해석이 달라서 주의를 요한다.[34,35] 어떻든 동양의학에서 억울과 발산이라는 대립되는 현상에 일찍부터 주목했고 이에 속하지 않은 증후는 다른 이름으로 불렀음을 확인할 수 있다.

『난경』을 인용한 『동의보감』의 전질에 관한 설명은 "癲疾始發意不樂直視僵仆"(上海 p. 23)[24]로서 『동의보감』의 번역자는 이를 "멍청하게 쳐다보며 혼돈하고"라고 하였지만, "멍청하게 시선을 고정하고 쓰러진다"가 옳을 것이다. 이로 미루어 전이 간질발작과 같은 것을 가리킴을 알 수 있다. 그러나 다음 『입문』의 인용문에서는 "癲者異常

也. 精神癡呆, 言語失倫.(전이란 것은 정상을 떠나서 정신이 멍청하고 말에 질서가 없는 것이며)", "狂者, 凶狂也.(광이라는 것은 미쳐서 날뛰는 것이다)"(동의 p. 52)[22]라고 한 것으로 볼 때, 전은 반드시 경련성 질환으로서의 간질만을 가리키는 것이 아니고, 우울성 또는 긴장성 혼미depressive or catatonic stupor와 비슷한 상태와도 비교될 만한 것이 포함되고 있는 듯하다.

『동의보감』 전광편에 제시된 광의 상태 또한 『황제내경』의 예들과 비슷하지만 전광과 관련된 환각에 관한 언급은 없다. 즉, "경하면 잘난 체하고 노래와 춤을 좋아하고, 심하면 옷을 벗고 달음질하고 담장을 뛰어넘고 지붕에 뛰어오르며, 더 심하면 머리를 풀어헤치고 고함을 지르며 물불을 가리지 않으며 또한 살인까지 하려 하는데 이는 담화(痰火)가 막히고 성하기 때문이다."(『입문』) 정신분열증의 긴장성 흥분상태와 비슷하지만, 경증에서 과대관념(expansive idea)과 고양된 기분이 두드러진 점 등이 특징이다. 『황제내경』에 나와 있는 망상증상에 관한 기술도 『동의보감』의 인용문에는 발견되지 않는다. 이것만으로 속단하기 어려우나 『동의보감』 편찬 당시의 정신병 증상이 주로 여기 기술된 유형의 증후를 보였기 때문인지, 설명의 편의상 이 측면의 해설을 인용했는지는 알 수 없다.

"양이 허하고 음이 실하면 전이 되고, 음이 허하고 양이 실하면 광이 된다"고 시작한 『백요』의 인용에서는 "음이 성하면 전이 되는데 전이란 현도불성(眩倒不省, 혼돈하고 넘어져 자신이나 주위를 살피지 못 하는 것)"이라고 함으로써 '전'이 간질과 비슷한 병상을 나타냄을 분명히 제시하였다. 그러나 바로 다음 『강목』의 인용에서는 "광은 망언망주(妄言妄走)하고, 전(癲)은 현도불성한다. 경(『황제내경』)에 '광전질(狂癲疾)'이라는 말이 있고, 또 '전질위주(癲疾爲主)'라는 말이 있는데 이것은 모두 전광의 겸병으로 간주하는 것이 틀림없다"(동의 p. 52)[22]라고 제시함으로써『동의보감』의 편자는 이미『황제내경』에서 시사한 전과 광의 겸병(comorbidity)을 지지하고 있는 것으로 보인다.

『동의보감』내경편 1-15(전광)와 21에 이르는 각종 정신병의 치법에 기술된 것에 따르면 전광은 마치 하나의 집합개념인 듯이 다루어지고 있고 여기에 또한 여러 유형이 있는 것처럼 간주되고 있다. 즉, 처방되는 약제의 적응증으로 "화가 성하여 전광한 경우", "풍담(風痰)이 심을 혼미하여 생긴 전광"(동의 p. 52)[22], "노신(勞神)을 과도히 하여 전광에 이른 경우"(동의 p. 52)[22]가 열거되고 있다. 여기서 "전은 쓰러지고 착란하여 간(癎)과 광을 겸한 증(症)(癲者顚倒錯亂於癎於狂皆兼病也)"이라는 제방을 인용함으로써 전이 간질발작만이 아니고 광을 겸한 것이라는 개념을 분명히 하였다. 또한 이밖에도 약의 적응증으로 "전광이 웃고, 노래하고, 나체가 되고, 물불을 피하지 않는 경우", "망혼실백(亡魂失魄)하여 마치 신령에 빙의된 것 같은 상태", "전광이 오래 낫지 않는 경우", "졸지에 전광이 발작하여 그치지 않는 경우", "전광이 처음 발생할 때"(동의 p. 54)[22] 등이 제시되고 있다.(동의 p. 52)[22]

예후에 관해서 특히 신병이 난치인 경우(神病不治證)를『내경』,『득효』,『정전』,『영추』를 인용하여 설명하고 있는데 여기서 전, 광, 간을 별개의 병증으로 보면서도 한 묶음으로 다루고 있다. 즉 "전간의 병이 때로는 발작하였다가 때로는 그치는 증은 치료할 수 있으나 먹지 않고 혼미한 증은 죽는다"(『득효』), "무릇 전, 광, 간의 병이 정신이 나가고 눈이 멍청하면 고칠 수 없다"(『정전』), "전질은 발작하여 광태를 겸하면 불치이다"(『영추』) 등이 그것이다.(p. 56)[22]

‘신병(神病)에 대한 용약의 비결(神病用藥訣)’(上海 p. 25)[24](동의 p. 56)[22]에서는 『정전』의 광, 전, 간병에 관한 원인과 치료가 인용되어 있다. 대체로 담과의 관계가 언급된다. “광은 담화의 실성(實盛)에 기인한 증이며, 전은 심혈의 부족에 기인한 증”이라고 해놓고 대체로 이런 증세는 너무 사상을 고원하게 가졌으나 뜻을 이루지 못하는 사람에게 일어나는 증(동의 p. 56)[22]이라고 함으로써 정신병의 심리적 요인을 제시하고 있다. 이에 대해서 “간병은 순전히 담에 인한 증(證)이니 화(火)가 동하는 중에 주로 그 원인이 있다” 하였다. 치료법은 “간은 토하고, 광은 하하고, 전은 안신(安神), 양혈(養血)하고 담화를 없애주어야 한다(治法癲宜乎吐, 狂宜乎下. 癲則宜乎安神養血, 兼降痰火.)(『정전』)”라고 했다. 그런데 『제방(諸方)』의 분류는 비교적 뚜렷해서 그 처방을 기술함에 있어 화성(火盛)하여 전광한 것과 담화(痰火)가 울색(鬱塞)하여 전광한 것과 풍담(風痰)이 심장을 혼미하여 전광한 것, 놀라서 상심(喪心), 망혼(亡魂), 실백(失魄)하여 전광이 된 것, 노신(勞神)이 과도하여 전광한 것 등을 구별했고, 이에 부가하여 전이란 것은 전도 착란하여 전과 광을 겸한 것이라 하였다.(동의 pp. 52-53)[22]

‘전광’을 하나의 증후군으로 묶고 그것이 생길 수 있는 여러 다른 병태 생리를 고안하여 이에 따라 다른 처방을 내리고 있는 점은 그 이론적 배경의 타당성은 차치하고 매우 근대적이며 발달된 접근법이다.

처방 부분에서 정신병적(psychotic) 증후는 전광이라는 용어뿐 아니라 그와 함께 정신혼란증(혹은 실신자(失神者), 실정신(失精神)으로 혼란된 사람 - 神病不治證)(上海 p. 25, 우황청심환)[24](p. 56)[22]을 쓰기도 하고, 실백(失魄), 망혼(亡魂), 광언(狂言), 망주(妄走), 경광

(驚狂), 희노무상(喜怒無常) 등 여러 가지이다. 가소(歌笑), 나체(裸體), 수화불피증(水火不避症)을 전광과 함께 적응증으로 제시한 것은 철분산(鐵粉散)이다.(p. 53)[22]

경계(驚悸), 정충(怔忡 : 두려워 어쩔 줄 모르고 근심한다는 뜻), 건망, 황홀 등 일체의 담화 제증이 한 묶음으로 약물치료 대상이 되고 있기도 한데,(동의 p. 57)[22] 이것들은 '정신병적'이기보다 비교적 경한 '신경증적' 증상과 관계되므로 따로 다루고자 한다.

다. 사수(邪祟)

'사수'는 『동의보감』 잡병편 7, 29에 비교적 크게 다루어지고 있다.

형증(形症), 십주(十疰)와 오시(五尸), 맥법, 사수와 시주(尸疰)의 치약(治藥), 시주(尸疰)의 검사법, 도인법(導引法)으로 나누어 설명되고 있다. 『입문』, 『회춘』, 『천금』 등 15개 문헌이 인용되고 있다.

사수의 형증

① 『입문』을 인용하여 사수란 시(視) · 청(聽) · 언(言), 동(動)이 다 망(妄)한 증(症)이다. 심하면 평생 듣고 보지 못한 사실과 오색신귀(五色神鬼)를 말하는 증이니 이것은 기혈이 허극(虛極)하고 신광(神光)이 부족하며 혹은 담화(痰火)를 낀 것이며 정말로 요사(妖邪)와 귀수(鬼祟)가 있는 증은 아니라고 했다.(『입문(入門)』)(동의 p. 823)[22] 귀신에 홀리거나 빙의로 병이 되는 원시질병관과 구별하고 있다.

② "사수의 증세가 전(癲)과 같으면서 전이 아니고 어떤 때는 명랑하고 어떤 때는 혼암(昏暗)하다."(『회춘』)

③ "사(邪)의 병증이 혹은 노래하고, 혹은 울고, 혹은 읊조리며, 혹은 웃고, 혹은 도랑에 정신없이 앉아서 똥을 먹고, 혹은 나체로 몸을 드러내며, 혹은 밤낮으로 유주(遊走)하고 성내고 꾸짖는 것이 도가 없다."(『천금』)

④ "사람이 귀문(鬼門)에 매혹된 바가 되면 슬퍼하기를 좋아하고 스스로 요동하므로 마음이 요란하여 취한 것 같고 광언하고 놀라고 두려워하며 벽을 향하여 슬피 울기도 하고 몽매간에 귀압(鬼壓)을 잘하고 혹은 귀물(鬼物)과 더불어 교접하고 그 증세는 한열이 왕래하고 심복이 가득하며 음식을 먹지 못한다."(『병원』)

⑤ "사람의 정신이 온전하지 못하면 심지가 두려운 것이 많아서 드디어 귀물의 견제한 바가 되거나, 부착한 바가 되어서 멍청하여 망언과 섬어를 잘하고, 성내어 꾸짖고 남의 일을 잘 비방하고, 남이 희롱하고 욕을 하여도 탓하지 않고, 미래의 화복을 미리 말하며 그때를 당하여서 조금도 틀림이 없고, 남의 마음먹는 것의 연고를 알며, 높은 데 오르고 험한 데 지나기를 평지와 같이 하고, 혹은 슬피 울고 신음하면서 사람을 대하려 하지 않고, 혹은 미친 듯 취한 듯하여 상태가 이루 헤아릴 수 없다."(『강목』)

⑥ "사람의 눈에 오색비상(五色非常)한 귀물이 보이는 증은 다 자기의 정신이 나가고 신기가 완전하지 못한 때문이며 실상은 외사가 업신여긴 증이 아니니, 즉 원기가 허한 증세이다."(『정전』)

⑦ "꿈이 상서롭지 못하고 공포를 잘 하는 증은 효혹증(效惑症)이라는 증이다."(『득효』)(동의 p. 824)[22]

이상의 기술로 미루어 보아 사수란 전이나 광처럼 멍한 상태나 날뛰는 상태 중 어느 하나가 아니라 두 가지를 다 겸하면서도 활발한 환시, 환청, 감정의 심한 동요, 퇴행적 행동, 과다행동과 공격적 언행, 악몽, 공포 등을 나타내는 복잡한 증상을 수반한 정신분열증 해체형(disorganized type)과 비슷한 데가 있으나 환시, 환청을 동반하는 해리성 장애(dissociative disorder)의 경우도 생각할 수 있다. 사수란 글자 그대로 '사귀(邪鬼)의 탈'로서 원시질병관을 대변하고 증상에 귀문(鬼門)이 보이는 것이 특징이므로 현대 한국사회의 민간신앙에서 말하는 잡귀에 사로잡힌 병, 즉 일종의 빙의증후(trance possession syndrome)의 특징도 가지고 있다. 귀물이 보임은 그만큼 환각내용이 고태적(archaic)이라는 증거이다. 이 병증은 기혈이 허극한 탓이지 귀수가 아니라는 내용(『입문』)이 귀문에 매혹된 바라는 문헌과 함께 인용되고 있고, 치료법에도 호랑이 고기, 여우 고기, 표범 고기, 녹각 등 어떤 주술적인 의미가 있는 단방이 소개되고 있는 등 주술의학과 경험의학 두 가지 개념이 섞여 있다. 약을 복용하여 사귀를 내쫓는 양(攘)법(p. 824)[22]도 열거되고 있다

이밖에 사수의 범주 속에 십주(十疰)와 오시(五尸)가 있는데, 사람이 죽은 뒤에 혼신(魂神)이 바람과 먼지를 지어서 사람에 부착하여 병을 일으킨 것으로, 여러 종류가 있고, 기주(氣疰), 노주(勞疰), 귀주(鬼疰) 등 십주와 비시(飛尸), 둔시(遁尸) 등 오시에 관하여 『천금』의 설명을 인용하고 있다. "귀사의 기를 끼고 몸속에 흘러들어 한열이 스며들고 정신이 착란하며 해와 달이 쌓일수록 점점 둔체하는 데 이르러 마침내는 죽게 되고 죽은 뒤에도 옆 사람에게 오래 들어가서 멸문하는 데까지 이르는 까닭에 주(疰)라고 일컫는다"(동의 p. 824)[22]하면서 병의 원인에 대한 설명은 있으나, 정작 그 증상은 자세히 소개되어 있지 않다.(동의 pp. 824-825)[22] 약물요법의 적응증을

통해 보면 시주는 사수, 전광, 귀어 등과 함께 치료대상으로 기록된 경우가 있는데 시주는 사수와 공통되는 병인을 가지고 있지만, 사수처럼 뚜렷한 정신병적 증후를 보이지 않고 만성적으로 신체적인 괴로움을 주면서 죽음에 이르고 유전성도 보이는 신경계 질환일 듯하다.

사수의 병인론을 보면 문헌에 따라 견해가 달라서 사수라는 글자대로 사귀(邪鬼)의 말을 말하는 것 같으나,『입문』이나『정전』에서는 다 같이 이를 부인하고 있어『입문』에서는 기혈의 허극(虛極), 신광부족이나 담화가 낀 경우라 했고,『정전』에서는 정신이 나가고 신기가 온전하지 못한 때문이며 원기가 극허한 증후라 했다. 그러나『병원』에서는 귀물에게 매혹되면 그런 증세를 일으킨다고 했고 귀압, 귀물과의 교접 등의 예를 들고 있다.『강목』에서는 정신이 온전하지 못할 때 심지가 두려운 것이 많아서 견제되거나 부착하여 사수가 된다고 하였다.

사수는 그 원인이 되는 귀신의 종류에 따라 여러 가지 다른 명칭으로도 불리고, 또 다른 종류의 유사한 병과 함께 치료의 대상이 되는데, 그 가운데는 귀사(鬼邪)의 기를 끼고 신체에 흘러들어서 한열이 넘치고 정신이 착란하며 해와 달이 쌓일수록 점점 둔체(頓滯)하는데 마침내는 죽게 되고 죽은 뒤에도 다른 사람에 붙는다는 '시증(尸症)'이라는 것(『천금』)이 있고 귀매호리(鬼魅狐狸), 귀매(鬼魅), 점매(粘魅) 등 여러 가지 명칭이 있다. 이 사수의 설명에는 맥박으로 사수를 알 수 있다 하였고, 그 탈을 일으킨 종류마저 맥으로 판별한다고 하였다.

일본으로 전래된 중국의학 중 헤이안(平安)시대의『의심방(醫心

方)』[28] 권3에는 중풍전병(中風癲病), 중풍광병(中風狂病)이 있는데, 앞의 것은 간질로『병원후론』, 뒤의 것은『천금방』을 인용하고 있다. 가마구라(鎌倉)시대의『돈의초(頓醫抄)』에도 전병과 광을,『만안방(万安方)』에도 풍광(風狂)을 양질(陽疾)로 풍전(風癲)을 음질(陰疾)로 소개하였다.(p. 89)[28]

나리타(成田, Narita)[36]는 동양의학에서의 정신과 증상의 진단은 질병의 진단이 아니라 증(証)의 진단이라는 사실을 적절하게 지적한 바 있다.

증(證)의 진단이란 해부학적 · 생리적 · 개인적 체질, 동양의학적 방법에 의한 주관적 · 객관적 증후, 횡단면적 병태, 질환의 시기, 병적 기전에 대한 진단이다. 증은 병명이 아니고 생리적 · 정신적 상태이며, 모든 치료는 증에 따라 실시된다. 그러므로 지금까지 보아온 대로 전이니 광이니 하는 것을 서양의학의 질병단위의 분류법과 치료법에 따라 비교하는 어려움이 여기에 있다. 그래서 저자는 이것들을 질환으로 보지 않고 증의 일부인 증상(symptom), 또는 증후(syndrome)로 간주하고 비교하였다. 문제는 동양의학에서는 고대 그리스부터 시작하여 서양 근대에 꽃을 피운 기술 정신병리학처럼 객관적 현상 기술과 경과에 대한 관찰을 통하여 질환을 진단 분류하고 그 치료법을 연구하기보다는 정신신체적 역동적 다축체계를 선호하므로 때로는 객관적 관찰결과에 근거하기보다 음양오행설을 바탕으로 한 병태생리 기전을 구축하다가보니 증상에 대한 객관적 기술을 소홀히 하는 경향이었다는 점에 있다.

중국의학에 기초한 일본 전통의학에서의 전(癲) · 광(狂) · 간(癎) 개념에 대하여 나리타[36,37] 역시 광의 개념은 대체로 일정하지만 전의 개념은 간질발작에서 정신착란에 이르기까지 문헌에 따라 다양하다는 사실을 지적하고 있다. 나리타는 일본 한방의사 아사이(淺井貞庵)의 『만휘(万彙)』 구결(口訣)에서 전광문의 소견을 소개하였는데, "전광이라고 하는 것은 지금 우리가 말하는 광란을 말한다. 발광, 광란, 실심(失心) 등이다. 옛날 『소문』이나 중경(仲景)의 시대에 전이라고 하는 것은 전적으로 전간(간질)을 말했고, 광은 난심(亂心)을 말했다. …그러므로 고대에는 음증(陰症), 양증(陽症)의 차별이 없었고 후세에 이르러 같은 난심(亂心)이지만 전과 광으로 나누어 전은 조용하고 기가 눌리고 막힌 병으로 음증이라 보고, 광은… 양증으로 보았다"고 하였다.(p. 92)[36] 우리가 보아오기로 이미 『황제내경』 때부터 전이 간질만이 아님을 암시하고 있었다고 할 것이다. 그에 의하면 현대 중국의학 교과서(중의학)에 전은 넓은 의미의 정신증상이고, 전간은 실신발작 등 의식 장해로, 간은 간질발작으로 기술되어 있다고 한다.(p. 92)[36]

그 역시 양증과 음증이 정신분열병의 양성증상과 음성증상에 견줄 수 있는 공통성을 인정했으나, 기초이론이 다르기 때문에 경솔하게 동일시하는 것은 삼가야 한다고 했는데 공감이 되는 견해이다.(p. 94)[36]

조선질병사에서 미키 사까에(三木榮)는 정신병에 견줄만한 병증은 전광이고, 그보다 더 진정한 정신병은 사수라 하였다.(pp. 105-106)[33] 『향약구급방』에는 전광의 부문이 있어 전은 간질발작, 광은 조폭증(躁暴症)을 보이는 정신병을 말하고 있으나, 『향약집성방』의 경계문은 반드시 정신병이라 하기 어렵다고 하였는데 적절한 말이다. 『동의보감』에 대해서는 저자가 앞에서 지적한대로 전이 현도불성에 겸하여 정신장해가 있다는 견해를 기술하고 있다고 하였고, 전간성 치매를 인정하고 있다고 하였다. 그에 의하면 이 경우의 전광은 간질을 포함한 정신병이라고 이해할 수 있는데, 그렇다고 전과 광을 혼동하고 있다고 보기보다 상관성 있는 것으로 설명한 것으로 인정된다고 하였다. 또한 그는『동의보감』이후의 문헌에서는 전광에 관한 그 이상의 진전된 기술이 발견되지 않는다 하였다.(三木 1962, pp. 105-106)[33)]

미키는 또한 다음에 언급된 장조증에 대해서는 부인의 히스테리에 비길 수 있고 속명은 실진(失眞)이라 한다고 했다.(三木 p. 121)[33)]

라. 발광, 섬어

다음에는 '기질성 정신병'으로 통칭되는 심한 정신장애가 신체 질환에 수반한 경우를 살펴보기로 한다.

『동의보감』 잡병편 권3 한(寒)장에는 상한과 발광에 관한 설명이 있다.(동의 p. 575)[22)]

상한 발광 : "발광이란 열독이 위에 있으면서 아울러 심에 들어가서 신(神)으로 하여금 혼미(昏迷)하여 징(定)하시 못하게 하고, 언어와 행동이 급속하고 망언 망소(妄笑)하고, 심하면 높은 곳에 올라서 노래를 부르고, 옷을 벗고 달아나며, 담장을 넘어서 달아나다가, 지붕에 기어오르고, 먹지도 않고, 눕지도 않는 증이니, 크게 토(吐), 하(下)하지 아니하면 그치지 않는 것이다."(『입문』)

傷寒發狂 : 發狂者, 熱毒在胃, 倂入於心. 使神昏不定, 言動急速, 妄語妄笑. 甚則登高而歌, 棄衣而走, 踰垣上屋. 不食不臥, 非大吐下不止. …(入門)[24)]

그리하여 '표리가 함께 열한 것', '속의 열이 성한 것', '광언, 섬어하는 것' 등에 각각 따로 약제의 처방을 내리고 있으며, "만일 광자가 잠자다가 문득 일어나서 달아나려 하고, 착언하고 망어하는 것이 어떻게 보면 발광하는 것 같지도 않는 것은 제어하기가 어려운 것이다"라고도 하였다.(동의 p. 575)[22)]

증상으로 보아서는 사증(邪症)이나 전광과 다를 것이 없으나 발광이 열병과 동시에 있는 경우를 말하고 있다는 것이 발광 처방의 적응증 설명으로 알 수 있다. 여기에는 '양독발광(陽毒發狂)'이라든가 '상한열병', 혹은 '상한의 열증(熱症)에 열이 극하여 광주(狂走)하는데' 쓰는 약이라든가 하는 설명이 보인다.

상한과 관련되는 것으로는 또한 섬어가 있는데, "실하면 섬어, 허하면 정성(鄭聲 : 소리가 무거운 것)한다(實則譫語, 虛則鄭聲.)"(『명리(明理)』)든가, "양명병에 위(胃)가 실하면 섬어한다(陽明症, 胃實則譫語.)"(『중경(仲景)』)고 하였다. 치료법에도 "섬어에 실과 허가 다르니 실하면 하(下)해야 하고, 허하면 하하지 못하는 것이며, 실한 것은 위가 실한 것이며, 조시(燥屎)가 있는 것이니 하해야 하고, 허한 것은 장위(腸胃)에서 자리(自利)한 것이니 다스리기가 어려운 것이다(譫語有實有虛. 實則可下, 虛不可. 爲實者胃實, 有燥屎, 可下之. 虛者腸胃自利也. 難治.(『入門』))"라고 하였다.(pp. 575-576)[22)]

내경편 제2, 성음, 언어에는 섬어를 규정하기를 "'섬(譫)'이란 것은 난어(亂語), 망어(妄語)를 이름이니, 혹은 평소에 늘 하던 일을 말하기도 하고, 혹은 눈을 뻔히 뜨고 보지 못한 것을 말하기도 하고, 혹은 혼잣말도 하고, 혹은 잠꼬대로 중얼거리기도 하고, 혹은 앓기도 하고, 심하면 광인처럼 매섬(罵譫)하기도 하는 것을 모두 다 '섬어'라고 하는데, 이것은 흉열이 심을 타서 그런 것이다"라고 하였다.(『동원』) 사가 양명에 들어가면 섬어, 망어가 된다고도 했다. 섬어는 사수의 한 증세로도 간주되며,(『강목』) 『회춘』에는 사기가 승한 것으로 말에 논리가 없는 경우라 하였다.

마. 심상증(心傷症)

『동의보감』 내경편(3) 13, 심(心) 항목에서 우리는 인용된 중국의학 문헌의 심상증에 관련된 언급을 볼 수 있다. 즉,『난경』은 "우수사려(憂愁思慮)하면 심(心)이 상한다"라고 하였고, 『중경』은 사가 침입하여 혼백으로 하여금 불안케 하면 혈기가 적고, 혈기가 적은 것은 심에 굴(屈)하는 것이니, 심기가 허하면 두려움이 많고, 눈을 감고 수면하려 하면 꿈에 원행하고, 정신이 이산하고, 혼백이 망행하며, 음기가 실한 자는 전(癲)이 되고 양기가 쇠한 자는 광(狂)이 된다. 심이 상한 자는 조금만 피로해도 두면(頭面)이 붉고, 말이 무거우며, 심중이 아리고, 스스로 번민하고, 발열하고, 뱃구멍 위가 도동(跳動)하고, 맥이 현(弦)하는데 이것이 모두 심이 상한 소치라고 한다.(p. 120)[22)]

심상증(心傷症)이란 결국 증상으로 보아서는 다른 정신장애와 다를 게 없으나, 다만 그 일으키게 되는 동인이 심상(心傷)에 있다는 것이 다르고, 흔히 동양의학에서 관찰되듯 감정과 신체와의 상관관계가 표시되어 있어 상술한 『중경(仲景)』의 후반은 주로 심상으로 인한 신체증상을 말하는 것으로 보아도 알 수 있다.

또한 『영추』와 기타 문헌에는 심병증(心病證)이라는 것이 있는데, "사가 심에 있으면 심이 아프고 희비가 무상하며 때로 어지러워 넘어지는 증세가 일어나는 증"이라 하였다.

이와 관련해서 『동의보감』 내경편 2 언어에는 격한 감정이 장기에 따라 다르게 표현된다는 사실을 다음과 같이 서술하고 있다.

> 폐가 소리에 작용하여 언어로 되는 경우 : 폐가 소리를 주관하니 간에 들어가면 부르짖음이 되고, 심에 들어가면 말이 되며, 비에 들

어가면 노래가 되고, 신에 들어가면 신음이 되며, 자입(自入) 즉 폐에 들어가면 곡(哭)이 된다. 또 폐사가 심에 들어가면 헛소리와 망어를 발한다.(난경)(p. 86)[22]

그러나 이것은 독립된 병으로 다루어지고 있는 것은 아니고 반드시 감정장애만을 지칭하는 것도 아니다. 심신관계는 내경편 3 담부의 담의 상한 중에서도 볼 수 있는데 장자화(張子和)를 인용하기를 "담은 용감한 것이니 놀라고 두려워하면 담이 상한다. 낯빛이 푸르고 탈색된 것은 담이 공포를 받은 것이다"(p. 133)[22]라고 하였고, 『입문』에는 담이 허하면 공포하고 두려워서 혼자 누워있지 못하고, 담이 실하면 성을 잘 낸다. 담이 실하면 노해서 용감하고, 담이 허하면 공포를 잘 하고 용감하지 못하다. 담이 허하면 수면하지 못하고, 실하면 수면이 많다고 하였다. 각 장기는 거기 해당되는 감정의 특색이 부여되어 있으므로 담뿐 아니라 다른 장기에도 감정상의 변화가 언급되고 있음은 전술한 바와 같다.

이제 『동의보감』 내경편 (1)4 : 신(神)에서 전질, 전광과 같은 중요 정신장애 증후를 제외한 현대정신의학에서 이른바 '신경증적' 증상, 또는 경도의 정신병리 현상이라 부를 만한 상태에 대해 기술한 바를 살펴보고자 한다. 그런데 대부분의 설명은 병태생리가 주된 것이고 증상자체의 기술은 별로 많지 않다. 신체장애와 관계된 감정기능장애에 관해서는 이미 앞에서도 언급했고 심신병행론의 특징을 갖는 동양의학에서 감정이 개입하지 않는 어떤 신체장애도 없고 신체기관의 이상과 관계없는 어떤 정신증상도 없다는 생각을 재확인하게 된다.

심(心)이 신(神)을 간직하고 신(身)의 군주가 되어 칠정(七情)인

희·노·우·사·비·경·공(喜·怒·憂·思·悲·驚·恐)을 통섭한다는 말과 혼·신·의·백·지(魂·神·意·魄·志)가 모두 신으로써 주를 삼는 고로 거기에 각각 신(神)이 있다는 내경 주의 인용(동의 p. 42)[22]이 있은 다음 각 감정이 일어나는 원천과 그것이 미치는 신체기능상(생리적)의 영향이 열거되어 있다. 동양의학의 내장이나 기·신·혈·정(精)을 상징적으로 이해한다고 해도 증상기술이 너무 단순하고 때로는 불가해한 심각한 예후를 단정하고 마치 음양오행, 상생상극설의 이론에 모든 정서상태의 변화를 짜 맞춘 듯한 인상을 준다.

그런 가운데서 "칠정(七情)이 모두 사람을 상하는데 노(怒)가 가장 심하다."(『강목』)(동의 p. 43)[22]같은 말은 명대(明代) 저자의 개인적 경험(혹은 그 시대 동양의학의 관심사가 노였는지)을 암시하는 말로 흥미롭다. 그러나 그 뒤에 이어지는 "대개 노하면 간목(肝木)이 비토(脾土)를 이기므로 비가 상하면 나머지 4장(臟)이 다 상한다."(동의 p. 43)[22]라는 말은 경험 관찰의 결과라고만 보기 어렵다.

동양의학에서 일곱 가지 감정 중에 경(驚)을 넣은 것도 흥미 있는 일이다. 경(驚)은 놀랄 경으로, ① 말(馬)이 겁내어 소리침, ② 뜻밖의 일을 만나 겁을 내어 떠듦, ③ 갑자기 소리침, ④ 놀라게 함이라는 뜻으로, 경계(驚悸)는 놀라 가슴이 뛰는 것을 뜻한다.(대한한사전 p. 1382)[32] 경은 정상적인 심리적 감정기능이라기보다 특수한 상황에서의 감정반응, 또는 이상 감정 징후(Sign)인데 이것이 어떻게 7정의 하나가 되었는지를 구명하려면 놀람(驚)이 혼을 나가게 하여 병을 일으킨다는 원시적 질병관, '실혼(Loss of soul)'과의 관계를 살펴보아야 할 것이다.(이부영 2012, pp. 225-239)[38]

어떻든 경이 임상적으로 의미가 깊다고 보았던 것은 분명하다.

바. 경계(驚悸)

동의보감은 『강목』, 『내경』, 내경 주를 인용하여 경과 계를 다음과 같이 정의한다.

- 계(悸)라는 증은 심(心)이 도동(跳動)하는 증이다.(내경 주)
- 경(驚)이라는 것은 마음이 졸지에 동하여 편하지 못한 증이오.
- 계란 심(心)이 도동하여 두려워함이다.(『강목』)

'갑자기 가슴이 널뛰듯 마음이 불편해 짐'이라 요약해 볼 수 있다. 현대정신의학의 공황장애(Panic disorder), 혹은 불안장애(Anxiety disorder)의 불안 발작(anxiety attack)을 연상시킨다. 다음의 경(驚)과 노(怒)의 구분이 흥미롭다.

> "공과 경이 서로 같은 것 같으나, 경은 스스로 알지 못하는 사이에 발하고, 공은 자기가 알면서도 억제하지 못하는 것이다. 예하면 경은 큰 음향을 듣고 놀라는 것이요, 공은 마치 남이 자기를 잡으려 하는 것 같고 혼자서 좌와(坐臥)하지 못하며 반드시 반려가 있어야 무서워하지 않으며 또 밤에 반드시 등촉을 밝혀 놓아야 안심한다." (『강목』)(동의 p. 43)[22]

'알지 못하는 사이에 발한다'는 말은 무엇이며 '알면서도 억제하지 못 한다' 할 때 안다는 것은 무엇을 안다는 말일까? 이유와 동기를 안다는 말일까? 이 책의 정신치료 사례분석에서 다룬 경계 사례는 도둑의 겁욕으로 크게 놀란 부인이었다.(동의 p. 45)[22] 놀람의 동기가 분명하고 그녀가 무엇을 두려워하는지도 알고 있으니 위의 구분에 따른다면 경이 아니고 후자, 즉 공에 속한다고 해야 할 것이다. 장자화의 관점이 『강목』의 경우와 달랐던 것인가? 물론 그 환자는 의사와 달리 큰 소리만 나면 놀랐을 뿐, 그것이 도둑의 겁욕 때문임을 몰랐을 수도 있다. 어떻든 '스스로 알지 못하는 사이에 발함'과 '알면서도 억제하지 못함'을 그 앎의 대상이 무엇이든, 나누어 생각했다는 사실이 근대적 발상이라는 생각을 해본다. 현대정신의학에서 공포증(Phobia)과 불안(Anxiety, 특히 '공중에 떠도는 불안(free floating anxiety)')의 구분을 지을 때 전자를 대상이 있는 불안, 후자를 막연히 떠도는 불안이라고 하는 식과 비슷한 논법이다.

공포증은 공포의 대상이 뚜렷이 존재하고 무서워 할 필요가 없다는 것을 알면서도 억제하지 못한다. 또한 증상의 동기를 '의식하고 있는가', '무의식적인가'를 구분하는 방식과도 통한다. 그러나 공연히 마치 '님이 자기를 잡으려하는 것 같아'(일종의 피해의식 - 주) 불안해서 혼자 있지 못한다는 설명은 현대적 공포증의 증상과 꼭 들어맞지 않는다. 그 관찰된 사례가 속한 시대문화에 따라 증상이 문화적으로 채색된 점을 감안할 필요가 있다.

경계의 원인에 대하여 대개 신체적 요인이 열거되는데, "먹는 것이 적고 마시는 것이 많아 심(心) 밑에 정체가 심하면 경계하고(『중경仲景』), 신(腎)이 심(心)을 속이는 고로 계(悸)가 되고, 상한 물을 많이 마시면 심장 밑이 두근거리는 증"(『중경』) 등을 인용하고 있지만 "사려가 과도하고 크게 놀람으로 인하여 생기는 것"(『입문』)이고, 그래서 심장이 뛰는 것이라 하면서 이에 대한 처방을 내리는 것을 볼 수 있다. 처방의 원칙은 보혈과 안신(安神)이다. 신(神)을 편안하게 하고 혈허(血虛)를 치료한다는 것은 상징적으로 보면 현대정신의학의 약물 및 정신치료의 원칙과 부합된다.

경계증을 두 가지로 분류하여, "사물로 인하여 크게 놀라서 생기는 증"(『삼인三因』), 즉 심경(心驚), 또는 담섭(膽慴)과 병이 심·담경에 있는 경우를 구분하여 처방을 내리는 점(『삼인(三因)』)(남산당 p. 453)은 이 병의 외인성(exogene) 및 내인성(endogene) 요인에 따른 구분이라는 점에서 주목할 만하다.

사. 정충(怔忡)

정(怔)은 황겁할 정으로 '두려워하여 어찌할 줄 모른다'는 뜻이고, 충(忡)은 근심할 충으로 '걱정한다'는 뜻이다.(대한한사전 p. 463)[32)]

『동의보감』은 『대인(戴人)』을 인용하여 다음과 같이 정의한다.

> 정충이란 것은 마음속이 도동(跳動)하여 불안하고 깜짝 놀라며 무엇에 쫓기는 것 같은 형상을 말하는 것이다.(p. 45)[22)]

경과 비슷하면서도 외인(外因)보다는 내인성일 가능성이 커 보인다. 『직지(直指)』의 인용이 좀 더 정충의 현상을 자세히 기술하면서 경계와의 관계를 설명해주고 있다.(p. 46)[22)]

> 정충은 마음이 동하여 불안한 증이다. 마음이 허하고 담이 울하면 귀에 큰 소리가 들리고 눈에 이상한 것이 보이거나 위험에 부딪치거나 무슨 일을 당하여 지의(志意)를 상하게 될 경우 소름이 끼치며 깜짝깜짝 놀라서 경계가 된다. 마음이 허하고 가슴에 물이 정류하며 끼룩끼룩 트림이 나고 허기(虛氣)가 유동(流動)하며 물이 상승하는 것을 심화(心火)가 싫어하여 마음이 스스로 편하지 못하여서 늘 쾌쾌불평(怏怏不平)한 상태에 있는 것을 정충이라 한다.(『직지(直指)』)(p. 46)[22)]

귀에 큰 소리가 들리고 눈에 이상한 것이 보인다 하는데, 이것은 현대정신의학의 불안장애의 전형적인 증상은 아니다. 예민해져서 소리가 크게 들릴 수는 있다. 불안해서 이상한 것이 보이는 것처럼 착각할 수는 있다. '트림을 한다'는 신체증상 역시 불안발작의 필수 증상이 아니다.

『직지』는 '정충이 경계가 된다'고 설명하지만, 『의학입문』의 인용문에서는 '경계가 오래되면 일어나는 증'이라고 한다.

담이 밑에 있고 화가 위에 있을 때, 기울(氣鬱)일 때, 각각 다른 약제를 쓴다.(『직지(直指)』)(p. 46)[22)]

허준은 정충이 정총(怔忪)이라고도 하는데 경계와 비슷하다고 하면서 처방을 제시하고 있다.

특기할 것은 장자화(대인)가 "정충은 흔히 부귀에 급급하고 빈천함을 섭섭하게 생각하는 것 처럼 소원이 성취 안 되는 데서 오는 증세"라고 말한 점이다.(『대인』)(p. 46)[22)]

아. 건망(健忘)

동의보감 내경편(1) 신(神) 부분에는 또한 기억장애가 건망이라는 제하에 기술되어 있다.

> 건망이란 일을 하되 처음은 있고 끝은 없으며, 언담(言談)을 하여도 수미(首尾)를 가리지 못하는데, 이것이 즉 병으로 말미암은 것이오, 우두무지(愚頭無知)한 것이 아니다.(『대인(戴人)』 pp. 46-47)[22)]

장자화(張子和)는 이렇게 기억장애를 선천성 지능자체와 다른 병으로 보았다.

건망증의 원인(혹은 조건)으로는 당연히 음양오행설이 동원된다.

뇌에 대한 지식이 부족했던 탓에 5장이 동원된다. 『의감』의 인용에서 '심(心), 비(脾)'의 2경(經)에 주요 관련이 있다고 했다.

"대개 심(心)의 관직은 사(思)를 맡고 비의 관직도 또한 사를 맡았으니 이것은 사려의 과다함으로 말미암아 심이 상하고 피가 모손하여서 신(神)이 집을 지키지 않으며, 비가 상하면 위기(胃氣)가 쇠약하여 쓸데없는 생각을 자꾸 되풀이 하는 것이니 이 두 가지가 모두 건망을 잘하는 장본이 되는 것이다."

"치법은 먼저 그 심혈을 기르고 비토(脾土)를 다스려서 응신(凝神)하고 정지(定智)하는 약으로서 조리하고 또 청한(淸閑)한 곳과 안락한 가운데 처하여서 모든 우려를 끊고 육음(六淫)과 칠정(七情)을 멀리 할 것이니 오래되면 자연치료가 되는 수가 있다.(『의감』)(p. 49)[22]

정충이 오래되면 건망이 된다고 말한 『의학입문』의 인용에서 그 원인은 심과 비에 혈이 적고 신이 약해진 때문인데, 신을 끌어서 수사(守舍)시키는 약을 주로 쓴다고 했고, '타고난 음백(陰魄)이 부족하여 잘 잊어버리는 경우'와 '늙어서 잘 잊어버리는 경우'를 구별하여 처방을 내리는 것을 볼 수 있다. 제시된 약제에 대한 성분, 주술적 요소 등에 관해서는 별도의 연구가 필요하다.

자. 장조증(臟躁證)

『동의보감』 잡병편 10, 39 부인에는 장조증이란 제목 아래 다음과 같은 짤막한 기술이 있다.

"부인이 조(燥)한 증을 간직하고 있으면 울고자 하고 신령이 시키는 것 같아서 자주 하품하고 기지개를 켜는데 감맥대조탕으로 주치한다."(『중경』)(p. 996)[22]

“홀로 웃고 홀로 우는 증은 홍조(紅棗)를 소존성(燒存性)하여 미음에 조복(調服)한다.”(『입문』)

치험으로 제시된 사례로 다음의 인용을 발견할 수 있다.

“향촌에 한 부인이 자주 하품하고 기지개를 켜고 이유 없이 슬피 울어서 그치지 않는데 혹자가 사수가 있다 하여 기도하여도 효과가 없거늘 감맥대조탕을 썼는데 세 첩에 병이 나았다.”(『본사』)(p. 996)[22]

『동의보감』에는 그 이상의 기술이 없다. 분명히 사수와는 다르지만 ‘사수’와 혼동되기 쉬운 증으로 부인에게 일어나는 병이라고 추정된다. 하품하고 기지개를 켠다는 것yawning은 민간신앙에서 무녀의 신들림 징조로 과거에 히스테리성 장애의 한 증상이라고 볼 수 있을 법한 현상이다. 『향약집성방』 권 56 부인잡병(1989, p. 1268)[27]에는 ‘경험양방’ 제목 아래 장조증에 쓰는 홍조의 처방이 기재되어 있는데 『동의보감』의 내용과 같다.

Beng-Yeong N. G.(1999)[39]은 히스테리증(hysteria)에 관한 역사적 · 비교문화적 연구에서 장중경(張仲景Zhang Zhong-jing, A.D. 150-219)의 『금궤요략』 부인잡병맥증병치에 나오는 장조증의 설명을 제시했다. 한 가지는 『동의보감』에 인용된 장중경의 인용과 같은 것이고, 다른 두 가지는 거기에 없는 내용이 들어있다. 그 하나는 『상한론』의 내용으로 “월경을 하는 부인이 상한을 받으면 자궁이 열에 의해 침범되고 그녀는 낮에는 정신이 깨끗하나 밤에는 마치 귀신을 만난 것처럼 말이 많아진다(섬어)”,(Beng-Yeong의 해석) 또한 “월경수를 통해 열이 배출되면 예후가 좋을 징조라고 믿었다”고 저자는 말하고 있다. 그의 논문에 제시된 원문(婦人傷寒發熱. 經水適來, 晝日明了. 暮則譫語, 如見鬼狀. 此爲熱入血實.(『금궤요략』 부인잡병맥증병치))을 보면 경수에 관한 말은 있지만 반드시 자궁을 지적하지는 않았고 섬어는 말 많음(talkative)이 아니라 delirious speech, 즉 '헛소리'(정신을 잃고 중얼거림)로 번역해야 옳을 것이다. 어쨌든 Beng-Yeong이 중국 의학교과서(1995)에 근거하여 말하는 바에 의하면 자궁은 장부 중에서 부(腑, fu)에 해당하지만 오장처럼 정기를 저장하고 있는 만큼 오장의 기능과 비슷하다고 했다. 중국전통의학은 장조증이 자궁이 침해되어 생긴 병으로 간주하여 앞에서 제시한 『금궤요략』의 상한설(傷寒說)을 뒷받침하고 있다. 그러나 장조증이 자궁의 침해 탓인지 그 밖의 장기(예 심장) 탓인지는 사람마다 의견이 달라 통일된 의견이 없다고도 했다.(pp. 291-292)[39] 그런데 그는 『금궤요략』의 다음과 같은 설명은 장조증이 자궁과의 관계를 제시하고 있다고 주장한다. "갑자기 환자가 혼돈하여 의식을 잃거나 괴로워하고 슬프고 이유 없이 감정이 폭발한다. 이것은 생식기관의 병 때문이지 실제로 사귀와 관계되는 것은 아니다."(Beng-Yeong 역)(『금궤요략』 부인잡병맥증병치) 본문 인용에 의하면 병상은 궐전(厥癲)과 같다고 하였다. 궐전은 이미 이 논문의 전광의 토론에서 언급된 터이다. 대하를 여성 생식기관이라 번역해도 무리는 없을 듯하다. 그러나 그것이 곧 해부학적인 자궁을 지칭하는 것은 아닐 것이다. 장조증이 부인에게 일어나고 신체적 · 생리적 이상에서 생긴 질환이지 귀신에 들린 병이 아니라는 점을 강조하면서 나온 말이다. Beng-Yeong은 결론적으로 장조증(hasty organ)은 내장기관이 어떤 생기력(生氣力, vital power)이나 어떤 긴급한 충동(urge)에 의해 그 안정성을 잃고 쉽게 자극을 받아 폭발된 것이라는 W. S. Tseng[15]의 의견을 내세우고 있다.(p. 292)[39]

흥미 있는 것은 히스테리성 발작으로 장조증과 함께 분돈병(奔豚病. ben-zhuqi, hurryingpig illness)을 들고 있는 점이다. 이 병은 황제내경『영추』에 처음 기재되었으나 증상에 관해 충분한 기술이 없다고 하였다. 그런데『금궤요략』에서 장중경이 자세히 설명한 것을 들고 있다. "그것은 발작처럼 일어난다. 아랫배에서 가슴으로 올라오는 공기의 감각으로 시작되고 인후를 통해 치밀어 오른다. 환자는 심하게 아프고 심지어 빈사상태처럼 보이지만 곧 회복된다. 분돈병은 공포와 놀람으로 생긴다."(Beng 역 p. 293)[39](『금궤요략』 분돈기병맥증치편) 분돈병은 마치 돼지가 달려가다가 멈추는 양상을 몸 안에서 일어나고 있는 신체증상에 비유한 것이라고 Beng은 말한다.(p. 293)[39] 그것은 장조증과 함께 후대 서양 정신의학에서 히스테리성구(球 globus hystericus)의 증후라고 지칭한 것에 해당될 듯하다.

장조병이라는 진단명은 근대 서양정신의학이 한국에 도입된 뒤에도 국내 서양정신의학에 의해 수용되었다. '정신병과'의 이름으로 독립된 정신병동과 외래를 갖춘 임상교육의 단위가 우리나라에 처음 개설된 것은 1913년 4월 총독부의원에서였다.[39] 이 의원의 1913년 조선총독부 정신병과 첫 진료통계에는 '장조성 정신병'이라는 진단명이 등장한다. 1914년 조선총독부의원 연보에는 '장조병'과 히스테리성 정신병(比須至里性 精神病)이 각각 다른 진단명으로 기재되어 있고, 둘 다 '정신성 신경증'의 범주에 분류되고 있다. 이것은 1915년 연보에서는 '정신성 신경증'이란 제목 아래 히스테리(比斯的里)와 함께 장조병을 진단명으로 분류하고 있으나, 1916년부터는 장조병이라는 병명은 진단 통계에서 없어졌고 히스테리성 정신병만 기재되어 있다.(이부영 1994)[40] 히스테리아와 다르게 분류한 것을 보면 두 증상군 사이의 차이를 발견한 때문이겠는데 그 근거는 알 길이 없다.

도진우(1924)는『동서의학요의』에서 장조증을 히스테리(曷私帝

尼)와 비등한 것으로 제시하고 있다.(p. 237)[41] 장조증은 '조증장'(燥症臟)이라 적었고 그 내용은『동의보감』의 일부를 인용하고 있고, 히스테리에 관해서는 이것의 대부분을 유전병이며 정신병, 신경병, 죄인, 기인 등의 자손에 발생하며, 기타 외상, 월경이상, 위황병(萎黃病), 빈혈, 희노애락 등 정신감동, 생식기병의 반사적 작용, ① 납, 술, ② 담배, 수은중독 등이나 남자보다 여자에게 자주 발병한다고 그 원인을 밝히고 있다.

증상과 증후는 사소한 유인으로 나타나는 비분(悲憤), 애우(哀憂) 등 정신감동의 변화, 부정하며 오관의 장해, 지각장해, 운동장해를 일으켜서 자주 신경통, 특히 난소통(특징), 지각의 둔마 혹은 과민, 경련마비 등을 호소하여 갑자기 웃고 울며, 기타 오심, 구토, 함산(含酸), 조잡(嘈雜), 히스테리성 압상(壓上) 등 제증이 있다고 하였고, 각종 치료법을 기술하여 당시의 히스테리 개념을 짐작케 한다.(pp. 237-238)[41]

증상으로 볼 때 기분의 동요는 폐경기, 혹은 월경불순에 수반되는 정신현상을, 사수와 혼돈할 정도의 헛소리 등은 해리장애(dissociative disorders)의 증후로 보인다. 라틴어로 히스테라(hystera)는 자궁을 뜻하고 자궁이 몸을 돌아다닌다는(wandering womb) 뜻에서 히스테리증, 히스테리아(자궁병)라는 용어를 쓰게 되었는데, 지금은 그 말을 쓰지 않는다.

히스테리증이 정신 해리나 발작, 혹은 신체감각마비 등의 증상에서 동통으로 변화되고 있는 상황에서 내장이 사방에서 널뛰고 있음을 암시하는 장조증이라는 명칭은 히스테리증보다 오히려 적절한 이름이라고 생각할 수도 있다.

차. 『동의보감』에 기술된 정신증상의 개관

1991년 저자는 이상에 기술한 정신장애증상, 혹은 증후군을 『동의보감』에서 조사하여 다음과 같이 정리하여 발표한 바 있다. 더 찾아보면 더 많은 증상을 발견하게 될지 모르지만 일단 이것을 영 · 한 병기로 여기에 다시 제시한다.(표 1)[5]

표 1. Pathological mental condition in the *Dong-eui bo-gam* (『동의보감』의 정신증상)[5]

Terms for the pathological condition (용어)	Corresponding psychiatric conditions or syndromes (해당 정신과 징후)	Part of the book where classified (분류처)
	1. Psychotic syndromes(정신병적 증후)	
1. Cheon (癲)	• Manic state (조증 상태)	
	• Psychotic stupor (정신병적 혼미) (?) • Dementia (치매), Depression (우울)	N.G.* 1. Shin(神)
	• Epileptic fit, falling down (간질발작) • Loss of consciousness (의식상실)	
• Gwang (狂)	• Psychotic excitation (정신병적 흥분)	N.G.* 1. Shin(神)
• Yang-myeong byeong (陽明病)	• Catatonic excitement (긴상성 흥분)	
• Yang-gwol (陽厥)	• Aggressive madness (공격성 광증, 잡병)	N.G.* 1. Shin(神)
2. Sa-shu (邪祟)	• Schizophrenia-like syndromes (분열증 비슷한 증후)	J.B.† 7. Sa-shu(邪祟)
3. Bal-gwang (發狂)	• Catatonic excitation accompanied by fever (?) (발열을 동반한 흥분)	J.B.† 3. Han(寒)
4. Eon-eo Seom-mang (言語譫妄)	• Irrelevant unrealistic content of speech in delirious state (섬망 상태의 횡설수설)	N.G.* 2. Seong-eum (聲音), Eon-eo(言語)
5. Um-yang-kyo-jeung (陰陽交症)	• Organic psychotic state (기질적 섬망상태, 예후 불량)	N.G.* 2. Dam-eum(痰飮)
6. Dam-byong (痰病)	• Postpartum psychosis (?) (기질적 정신병)	N.G.* 2. Seong-eum(聲音), Eon-eo(言語)
7. No Name (only description of clinical case(증례기술)	• Organic puerperal psychotic state (산욕기 정신병)	

2. Anxiety, dissociative and emotional disturbances with somatic symptoms (신체 증상을 동반한 불안 해리 및 정신장해)		
8. Shim-sang-jeung (心傷症)	• Dissociative pictures associated with emotional fluctuation and concomittant physiologic disturbances (해리상태, 감정동요, 생리적 장해 수반)	N.G.* 3. Shim-jang (心臟)
9. Dam-byeong-jeung (膽病症)	• Emotional disturbances with concomittant somatic symptoms and fearfulness (신체 증상을 동반한 감정 장해)	N.G.* 2. Dam (膽)
10. Pe-byeong-jeung (肺病症)	• With sadness (우울 동반)	N.G.* 2. Pe (肺)
11. Gan-byeong-jeung (肝病症)	• With anger (분노 동반)	N.G.* 2. Gan (肝)
12. Jang-jo-jeung (藏燥症)	• Solitary weeping and laughing by women (hysteria ?)(울고 웃는 여인)	J.B.[†] 10. Bu-in(婦人)
13. Gyeong-dam (驚痰)	• Globus hystericus (히스테리구(球)), hysterical fit (히스테리발작) mainly in women (주로 여성)	N.G.* Dam-eum (痰飮)
14. No name (only case description) (증례)	• Hostile depression (적개심 품은 우울)	N.G.* I. Shin(神)
15. No name (only case description) (증례)	• Depression with insomnia (불면증 수반 우울)	N.G.* 2. Mong(夢)
16. Gyong-ge-jeung (驚悸症)	• Anxiety and panic attacks with palpitation in response to stimulus (스트레스 자극으로 유발된 불안발작)	N.G.* I. Shin(神)
17. Jeong-chung (怔忡)	• Anxious fearful state due to frustration in life (생활불안에서 온 불안공포)	N.G.* I. Shin(神)
18. Geon-mang (健忘)	• Amnesia due to prolonged anxious fearful state (Jeong-chung) (장기간 불안 공포로 생긴 기억력 상실)	N.G.* I. Shin(神)
19. No name (only the description of case) (증례)	• Post-traumatic stress disorder (스트레스 후 증후)	N.G.* I. Shin(神)
3. Special symptoms (특수증상)		
20. Ho (呼)	• Involuntary shouting (불수의적 외침)	N.G.* 2. Eon-o(言語)
21. So (笑)So-jeung (笑症)	• Involuntary laughing (불수의적 웃음)	N.G.* 2. Eon-eo(言語)
22. Gok (哭)	• Involuntary weeping (불수의적 울음)	N.G.* 2. Eon-eo(言語)

23. No name (only the description of clinical case) (증례)	• Autoscopy (自己視, 자기시)	N.G.* 2. Eon-eo(言語)
4. Alcohol related disorders (알코올 관련 장애)		
24. Jou-sang (酒傷)	• Alcohol abuse and acute : ntoxication (알코올 남용 및 중독)	J.B.† 3. Kwae-jil(怪疾)
25. No name (only the description of clinical case) (증례)	• Visual hallucination due to alcohol abuse and sexual indulgence (알코올 환시와 성적 방종)	J.B.† 9. Gwae-jil(怪疾)
5. Sleep disorder (수면 장애)		
26. Bul-mae (不寐)	• Insomnia after grave disease (중병 후 불면) • Insomnia at old age (노년기 불면증)	N.G.* 2. Mong (夢) N.G.* 2. Mong (夢)
27. Heo-hwan-bul-su (虛煩不睡)	• Insomnia due to chest discomfort (흉통으로 인한 불면)	N.G.* 2. Mong (夢)
28. Hon-ri-bul-su (魂離不睡)	• Difficulty in falling asleep (취면 곤란) • Associated with phobic anxiety due to fear of soul loss (실혼으로 인한 공포 불인 동빈)	
29. Sa-gyol-bul-su (思結不睡)	• Insomnia due to excessive worries (지나친 근심에서 오는 불면)	N.G.* 2. Mong (夢)
30. Hon-chim-da-su (昏沈多睡)	• Hypersomnia (수면과다증)	N.G.* 2. Mong (夢)
31. Wa-bul-an (臥不安)	• Panic on lying (누워서 불안증)	N.G.* 2. Mong (夢)
32. Gui-hak (鬼瘧)	• Nightmare with chilliness (오한 동반 악몽)	J.B.† 7. Hae-hak (痎瘧)
33. Gui-yeob (鬼魘)	• Sleep paralysis (수면 마비))	N.G.* 9. Gu-gub (救急)
34. Beon-min-da-mong (煩悶多夢)	• Agony with excessive dreams (꿈 과다로 인한 괴로움)	N.G.* 2. Mong (夢)
35. Mong-jung-gui-gyo (夢中鬼交)	• Coitus with demon in dream by women (여성에서의 몽중 귀교)	N.G.* 2. Mong (夢)
36. Mong-mae-hwang-hol (夢寐恍惚)	• Trance in dream (꿈에서 황홀)	N.G.* 2. Mong (夢)

* N.G. : Nae gyeong (內景)
†J.B. : Jab byeong (雜病)

2) 정신의학의 임상증후 분류와의 비교

(1) 비교상의 문제점

지금까지 저자는 『동의보감』을 비롯한 국내외 동양의학 문헌에서 전, 광, 사수와 같은 중증 정신장애(주요 정신장애)를 시작으로 기질성 정신병에 비길 만한 증후, 장조증 같은, 이른바 '신경증적' 장애 순서로 정신증상, 또는 증후군을 정리해 보았는데, 각 증후군의 경계가 현대서양정신의학의 분류 체계처럼 명확하지 않다는 사실을 확인했다. 증상 기술이 매우 간단한 편이고, 진단법에 일관성이 없는 경우도 있고, '모든 것이 모든 것과 함께' 비분석적 · 비인과적 · 합성적 · 조건론적 서술방식 때문에 서양의학체계에 맞추어 비교하는 데 무리가 있다고 보았다. 게다가 음양오행, 상생, 상극, 5운 6기, 기 · 혈 · 수 삼인론 (氣 · 血 · 水 三因論) 등을 토대로 한 병태생리에 입각한 증상 설명은 심리역동, 혹은 뇌생물학적 기전에 입각한 서양정신의학의 관점과 너무나 달라 우선 이해하는 데 어려움이 있었다. 동양의학의 진정한 경험과학적 성과를 확인하기 위해서는 주어진 처방의 약리작용, 상징적 의미와 증후에 대한 보다 많은 정보와 형이상학적 해석의 타당성에 대한 집중적인 연구가 필요하다고 느꼈다. 증후학적 단순비교는 동양의학이 근대에 이르기까지 역사적으로 얼마나 많은 이상정신증상을 알고 치료대상으로 삼았는지를 보여주는 데서 머무를 것이다.

(2) 서양의학의 정신장애 진단분류의 역사와 관련하여

정신의학(Psychiatry)은 약 200년 전 의학의 특수전문분야로 분리, 발전되기까지 내과 분야에 소속되어 내과질환으로 다루어져왔다.(E. Ackerknecht 1967, VI-VIII)[34] 『동의보감』에서 주요 정신장애가 내경(內景)에서 다루어진 것과 유사하다. 앞에서 잠깐 지적한 대로 동양의학에서는 본래 정신의학이라는 것이 따로 없고 거의 모든 질환이 정신의학적 의미를 갖는다고 할 수 있다.

스위스의 정신의학자 크리스챤 샤르페터(Christian Scharfetter)[42]는 정신의학적 진단이란 '그 관련된 개인이 갖고 있는 질환의 정신병리학적 병상(病像)을 구축하는 과정'이라고 정의하였다. 정신과 진단의 목적은 특수한 정신병리적 현상의 성질을 알아내서 확정하는 것인데, 원인 또는 유인적 요인의 구명을 포함하여 그 질환의 치료적·예방적·재활법을 제시하는 데 있다. 이 목표를 달성하기 위하여 정신과 의사는 그 사람의 정신상태의 주관적 경험과 객관적 표현을 자세히 관찰, 구명하고 질환의 경과, 환자 개인의 생활사와 가족사, 그리고 그 질환에 기여하였다고 보는 모든 생물학적·사회문화적·심리적·영적 요인(Psycho-bio-socio-cultural and spiritual factors)을 조사한다. 다른 말로 정신의학적 진단은 그 사람의 정신건강을 위협하는 고통의 성질을 밝히고 치유의 길을 열기 위한 총체적 접근법이다.(Rhi B. Y. 1991, p. 27)[5]

그러나 고대의학은 동서를 막론하고 초자연적 질병관이 우세하였고, 이를 탈피하고자 등장한 고대 그리스의 히포크라테스 의학에 이르러 합리적 질병관이 대두되었는데, 그것은 소박한 4액설, 즉, 4액의 조화(crasia), 부조화(discrasia)의 이론을 바탕으로 한 질병관이었고 정신장애 진단은 흥미롭게도 황제내경 이후 동양의 전통의학에서 이어져 내려온 주된 진단분류와 상당한 유사성을 보이고 있다. 즉, 히포크라테스 의학에서 발견되는 정신장애는 마니아(Mania), 디멘치아(Dementia), 프레니티스(Phrenitis), 멜랑콜리아(Melancholia), 히스테리아(Hysteria) 같은 용어로 불리는 것으로 위에 든 질환 중 앞의 세 가지 질환은 동양의학의 전, 광, 사수의 3대 정신장애와 매우 유사한 데가 있다. 이 용어가 고대 그리스에서도 오늘날 정신의학의 의미 즉, 조증(Mania), 치매(Dementia), 우수증(Melancholia)과 똑같은 뜻으로 사용되었다고 볼 수는 없다. 프레니티스(phrenitis, 정신염증)은 다이아프라그마(Diaphragma, 횡경막)의 프렌(phren, 정신)의 염증으로 생긴 정신장애로 간주되었고, 마니아(Mania)는 위(胃)에서 기원하는 것으로, 그리고 멜랑콜리아(Melancholia)는 흑담즙의 과다로 생기는 것으로 간주되었다. 아마도 마니아(Mania)를 광(狂), 거칠음(Wildnes)과 비슷한 흥분상태, 데멘치아(Dementia)는 정신활동의 침체, 프레니티스(Phrenitis)는 진정한 정신착란 상태(정신분열병과 같은), 멜랑콜리아(Melancholia)는 깊은 우수에 빠진 기분변조라고 보았을 것으로 추정된다. 히스테라(hystera, 자궁)의 염증, 또는 '돌아다니는 자궁(wandering uterus)'이라 하여 만들어진 히스테리아(히스테리증)과 동양의학의 장조증(臟燥症)과는 앞에서 이미 비교 고찰하였다.

비록 이론적 배경이 동일하지 않지만 현상관찰과 분류방법이 유사하다는 인상을 받는다. 전과 광의 구별처럼 동양의학이 정신장애 증상의 대극성, 즉 양성적인 면과 음성적인 면, 활동성의 증가와 감소 등 여러 측면에 주목한 것처럼, 고대 그리스 의사도 모든 기능의 항진과 과다, 기능의 억제와 과소를 구별했고 이에 속하지 않는 환상적 · 고태적 증상을 보이는 정신병적 해리(psychotic dissociation)를 따로 프레니티스(Phrenitis, 정신염증)로 분류한 것은 동양의학이 전, 광과 전혀 다른 범주(잡병)에 사수라는 이름으로 분류하고 있는 점과 유사하다.

이런 동서의학의 유사성이 인간의 사유형식의 근본적 보편성 때문인지 알 수 없으나 히포크라테스 의학도 질병의 여러 가지 신체적인 원인을 언급하고 있지만 동양의학이 정신과 신체의 밀접한 상호관계를 중요시한 것처럼 건강과 병의 문제를 인간 전체에 대한 접근으로 이해하고 해결하고자 하는 총체적 접근(holistic approah)을 한 점에서 같은 입장을 취하고 있었다. 그러나 그런 총체적 접근은 서양 중세에 정신장애자에 대한 집단박해를 유발한 초자연적 질병관과 마귀학(demonology) 때문에 사라졌고, 근대에 이르러 비로소 고대 그리스 의학의 전체적 접근이 다시 강조되기 시작하였다. 이에 비해서 동양의학은 질병관의 큰 변화 없이 대우주에 대한 소우주라는 인간관을 유지하면서 임상에서 경험한 바를 계속 추가하여 지금까지 보아온 대로 정신장애에 관한 방대한 정보를 제공하여 그 치료를 강구해왔다. 동양의학의 현상기술과 치법의 기본이 되어온 형이상학적 이론이 이 경우 환자의 이해와 치료에 득이 되었는지 해가 되었는지, 무해무득인지 현대의 우리는 그것을 알고자 이를 연구하고 있는 것이다.

어떻든 히포크라테스 의학의 정신장애 기술과 분류에 사용된 용어는 놀랍게도 18세기에서 19세기 초반을 살았고 정신병환자의 쇠사슬을 풀어주고 정신병원의 획기적인 개혁을 단행했으며, 정신질환의 체계적 분류를 처음으로 시도한 프랑스의 정신과의사 필립 피넬(Philippe Pinel, 1745-1826)에게 그대로 전달되었다. 그의 진단분류는 마니아(Mania), 멜랑콜리아(Melancholia), 디멘치아(Dementia), 이디오시(idiocy)였는데, 다만 그 용어의 뜻은 많이 달랐다. Melancholia를 고도의 섬망(exclusive delirium)이라 하면서 고

정관념에 대한 집착, 우울 및 팽창감을 수반한다고 했고, Dementia는 정신적 혼란상태(incoherence)이고 성교로 인한 소진 때문이라고 함으로써 그 자신의 경험에서 나온 증후를 제시하였다. 그러나 Mania, Dementia, Melancholia라는 병명은 1889년 모렐(Morel)에 의해 조직된 국제 분류에 8개의 다른 증후와 함께 포함되어 있고 1893년 국제 질병분류의 체계적인 진단분류가 만들어지기 전 1880년 미국의 공식 분류에는 Mania, Melancholia, Monomania, Paresis, Dementia, Dipsomania, Epilepsy 7개의 범주에 머물렀다. 1948년 국제질병분류 제6판(ICD-6)부터 정신장애가 다른 질환과 별도로 분류되었는데 정신병(Psychoses) 범주 10, 정신신경증 9, 성격 범주 7, 행동 및 지능장애로 구성되고 있다. 1992년판 세계보건기구 정신 및 행태장애 분류 제10판에 의하면 11개 큰 범주에 각각 6~9 세부 장애가 분류되어 적어도 약 90종의 장애가 열거되고 있다.(이부영 등 1994)[43)]

그런데 이와 같이 체계적이고 과학적(객관적으로 증명할 수 있는) 자료에 의한 일정한 정신장애 진단분류작업을 비판하는 소리도 정신의학계 내외에서 있어 왔다. 개인의 주관적 체험의 특성과 의미를 병명으로 도장 찍는(Labeling) 위험성이 있기 때문이다.

어떻든 분명한 것은 서양의학의 정신장애 기술이 최소한 19세기 초까지는 동양의학에 비해 매우 빈곤했다는 사실이다.

동양의 전통의학은 전, 광, 사수 같은 '기능적' 주요정신병(Functional psychoses)뿐 아니라 일찍부터 기질성 정신병(organic psychoses)을 기술하였고, 다양한 감정기능 장애와 이른 바 정신 - 신체적, 신체 - 정신적 장애를 기술하고 그 치료법을 강구하였는데, 그 범위와 이상증상의 병태생리를 추구하는 노력은 매우 넓고 풍부했다고 할 수 있다.

이것은 『동의보감』에서 다룬 광범위한 정신장애의 증상 기술만 보아도 알 수 있다. 물론 분류가 비체계적이고 증상 기술이 서로 모순되는 것처럼 보이는 경우도 있다. 그러나 그것은 질병을 보는 관점의 차이를 나타낸 것이고 서양의학과는 다른 철학적 배경을 갖고 있기 때문이니 분류방식의 우열을 비교하는 척도가 되지는 못한다.

동양의학은 뇌기능에 대한 지식의 부족을 오장육부를 중심으로 한 에너지의 순환이론으로 보충하는 나머지 정신 - 신체 병행론을 일찍이 임상에 적용함으로써 감정의 신체와의 관계에 깊은 관심을 기울였다. 인격 장애의 진단범주가 확실하지 않지만 정신 - 신체적 인격유형은 이제마의 『동의수세보원』[44]에서 독일의 크레치머[45]의 체형(體型)과 성격과의 관련성에 관한 견해와 비슷하면서도 매우 다른 유형론을 고안하였다.

그런데 주목할 것은 동양의학이 서양 근대의학처럼 기본적으로 인과론에 입각한 질병관을 토내로 진단분류를 하기보다 그때그때의 문제되는 현상(증)을 이해하고 치료하는 법을 고안하는 데 주안점을 두고 있다는 점이다. 그러므로 일정한 절대적 진단분류체계에 집착하기보다 매우 실용적이며 융통성 있는 관점을 견지하고 있다.

사실 어떤 분류도 절대적인 것은 아니다. 서양현대정신의학도 이것을 알고 있다. 또한 동양의학은 서양의료 같은 분리된 질병체계보다 하나의 종합적인 생명의 원리와 연관되어 있는 이상 증세를 통하여 병을 파악하고 있다. 따라서 정신장애는 항상 다른 신체장애로 이행될 수 있고 후자가 전자로 가변할 수 있는 유동성을 지니고 있는 것일 뿐 아니라 신경증(Neuroses), 정신병(Psychoses)의 구별이라든가, 뇌증후군, 순수한 정신병의 구별 같은 것에는 관심을 보이지 않았다. 다만 동양의학이 형이상학적 우주관, 인간관에 대한 이론적 전제에 정신현상을 기계적으로 맞추는 나머지 객관적 관찰과 경험적 사실을 소홀히 하는 경우가 있지 않았나 생각되는 경우가 있다. 그렇기 때문에 동양의학의 배경이론에 대한 고찰이 필요한데 이는 매우 어려운 작업이다.

(3) 병인론의 고찰

『황제내경』을 번역한 Ilza Veith[29]는 병에 관한 『내경』의 기록이 극히 불분명하다는 점을 지적하고, 병의 정확한 정의를 알기가 무척 어렵다는 말을 했다. 대부분의 병은 첫째 5요소의 병약, 음양의 조화가 계절이나 일기로 인해 깨어지거나, 혹은 도(道)에 반할 때 생긴다고 하였다. 발뇌퍼(H. Wallnöfer)와 폰 로타우서(A. von Rottauscher)[46]도 비슷한 이야기를 하고 있다. 유아르(P. Huard)와 웡(M. Wong)[47]은 중국의학사를 기술함에 있어 중국인의 역사 서술 방법이 서양인과 달리 무시간성(Zeitlosigkeit)을 나타내고 있음을 지적하고, 『황제내경』이 가장 현대적인 의서와 동일하게 취급됨으로써 면면히 살아있다는 사실은 이런 전제로 볼 때 조금도 놀랄 일이 아니라고 하였다. 나가하마(長濱)[8]는 동양의학의 병리사상의 기초이념은 음양의 부조화이며 다른 말로는 기혈의 부조화인데, 오행설에 입각한 장부 중심의 병인론과 기혈 중심의 병리사상이 있음을 주장하여 이를 여러 가지로 설명하고 있다. 『동의보감』에는 주로 내경편 1에 기신(氣神)과 병인과의 관계가 설명되고 있다. 그 근간에는 물론 '천인(天人)의 합일', '음양의 화합'과 같은 사상이 있다. 동양의학에서 음양조화라든가, 도에 따른다, 혹은 천인합일이라든가 하는 것은 모두 심리적 대극(對極, the opposites)의 합일(die Gegensatzvereinigung)이라는 융의 분석심리학의 개성화과정(Individuation)과 상관관계를 가지고 있다. 발뇌퍼와 폰 로타우셔는 동양의학의 음양학설 적용을 현대의학에서의 교감 및 부교감신경계와 비유했고, 나가하마는 자율신경계 기능과 내분비 기능과의 상관관계를 기혈사상과 관련을 지우고 있고, 기가 양, 혈이 음으로 취급되기도 한다고 했다. 음양은 물론 마르셀 그라네(Marcel Granet)[6]도 말하는 것처럼 모든 대립적 사실 및 개념은 다 포함하는 것이므로 물질적인 것에서 정신적인 것에 이르는 모든 것을 총망라한다.

전광의 발병조건인 음양의 부조화, 양기의 폭기(暴起)에서 음과 양이 모두 그런 뜻이다.

문헌에는 또한 전광의 이유로 담화가 성했다든가 담연이 심포를 정체했다거나 심공(心孔)을 막았다는 말을 하고 있지만 담(痰)이란 생리적 체액인 진액이 병으로 말미암아 비생리적 체액이 된 것이다. 『단심』에 의하면 담은 진액이 열 때문에 닥해진 것이라 한다. 연(涎)이란 비(脾)의 액으로 비가 열하면 침이 흐른다고 했다. 진액의 역할은 뇌수, 지체, 피부 등을 조양(調養)하는 것이며 기가 쌓여 액을 낳는다고도 한다.[8,22]

담에는 여러 가지 종류가 있는데 열담이 곧 화담, 혹은 담화다. 주의를 요할 것은 담이 맺혀서 병이 생길 때는 정신장애만 생기는 것이 아니라 각종 신체장애를 일으키기도 한다는 점이다. 예를 들면 『동의보감』 내경편 2 담음의 제증에는 담의 작용으로 일어날 수 있는 증상을 천(喘), 해(咳), 토(吐), 구(嘔), 현훈(眩暈), 광미(狂迷), 경계(驚悸), 탄산단기(呑酸短氣), 비격(痞膈), 종창(腫脹) 등을 들고 있고, '열담(熱痰)'에는 "번열과 조결(燥結)이 많고 두면(頭面)이 홍열

(烘熱)하고 혹은 안광(眼眶)이 짓무르고 목이 쉬고 '전광', '조잡', '오뇌', '정충' 등 증이 발생한다"고 하였다.[22)]

신체와 정신의 병의 근원을 하나로 본 것처럼 담이라는 것도 물질적 속성과 아울러 정신적 속성을 내포하는 하나의 상징적 언어라고 보아야 할 것이다. 이것은 물론 담에 국한되는 것이 아니라 기 · 혈 · 수 · 신 · 정, 나아가서는 장(臟), 부(腑)가 모두 물질대명사에 그치지 않고 어떤 에너지의 여러 측면, 혹은 감정의 어느 측면을 상징적으로 표시하고 있는 말들이다. 이것은 결국 마치 서양의 alchemy(연금술)가 최고의 물질을 산출하려고 하다가 자기자신의 무의식의 심적 과정이나 내용을 물질과 그 '화학적' 과정에 투사하여 그 물질의 제조과정이 훌륭한 심리학적 과정의 상징이 된 경우와 흡사하다.[7)] 심공을 막는 담이라는 것은 억압된, 그럼으로써 더욱 강력해진 정동(情動, emotion)의 투영이라고 볼 수 있다. 심장이란 서양의학에서는 단순한 해부생리학적 실체이지만 동양의학에서는 『동의보감』에 소개된 『내경』의 말과 같이 해부학적 존재인 동시에 '생의 본이요, 신의 변화하는 곳'인 것이다. 그러므로 광의 병리를 양이 성하고 담화가 성한 때문이라든가 담화가 막힌 때문이라고 설명할 때 그 가운데 무의식적으로 투사된 어떤 심리과정을 짐작할 수 있는 것이다. 리비도(Libido)의 지나친 억압이 정신작용의 균형을 깨뜨리고 의식이 억압된 무의식적 정감(affect)으로 그 질서를 파괴받기에 이른 것이 정신장애라면 이러한 과정이 광의 병인론 속에 명칭을 달리해서 표현되고 있다고 할 수 있다. 담화라는 말은 이 경우 미분화된 강렬한 파괴적 정동의 상징이라 할 수 있다. 그러나 동양의학자들은 정신적인 것을 무의식에 억압하는 경향이 있었으므로 물론 우수한 정신치료의 사례가 없었던 것은 아니나, 토(吐)나 하(下) (세척 : 카타

르시스(Catharsis)) 등 구체적인 방법으로 정신장애를 고치려 했다.

『동의보감』에 나타난 정신병관에는 또한 앞에서 언급한 대로 그 병인론에 원시민족의 질병관에서 발견되는 실혼(失魂, soul loss) 혹은 빙의(possession)의 개념이 여기저기 발견된다. 그 두드러진 예는 사수이며 이것은 주로 귀물의 매혹에 의한 것으로 원시민족 사이에 많이 분포되어 있는 병귀의 간섭으로 인한 질병과 같다. 물론 문헌에 따라서는 이런 원시적 관념을 부인한 것도 있으나 『강목』과 같이 귀물의 빙의가 될 만한 상태가 되어 그 뒤에 "귀물의 견제(끌어당김) 혹은 부착되는 바"가 되기도 하는데, 그 준비상태라는 것이 일종의 영혼의 상실(soul-loss)이다. "정신이 온전치 못하다"(『강목』)든가, 자기정신이 나가고 신기부전, 원기극허(『정전』) 같은 것이다. 실혼(失魂, Soul-loss)의 관념은 그 밖에도 경계의 병인으로 제시되는데 『직지』에는 이를 신기가 떠난 탓이라 했고, 섭씨웅주환의 적응증에는 경우인실신(驚憂因失神)하여 광란하는 경우를 들었고, 『제방』의 전광의 네 가지 병인의 하나는 인경상심망혼실백(因驚喪心亡魂失魄)이라 하였다. 물론 『동의보감』에 인용된 문헌의 병인론이 원시민족의 질병관에서 나온 것이라고 단언할 수는 없고, 그것과 뿌리를 같이 한다고 할 수 있을 뿐이며, 또한 신기가 떠나는 것이 반드시 영혼의 퇴거와 동일하다고 할 수도 없다. 그러나 사수의 처방에는 호골 등 주로 주술적인 물질이나 주부법(呪符法)이 제시되어 있으며, 이것은 전적으로 민간주술의료와 같은 것이다. 그 심리학적인 의미에 대해서는 따로 이야기하였으므로 여기에 상론하지 않겠다.[38)]

3. 맺는말

저자는 지금까지 한국전통의학의 정신질환개념을 알아보기 위하여 전광, 사수를 비롯하여 많은 정신장애의 증후를 고대 중국의학문헌과 한국전통의학문헌, 특히 『황제내경』과 『동의보감』을 대상으로 조사하여 현대정신의학의 정신 증후와 비교 고찰하였다.

동양의학의 진단법은 서양의학과 달리 질환과 질병 개념을 토대로 이루어지는 것이 아니라 그때그때의 정신 생리적 상태의 단면인 증(證)의 진단이므로 현대 정신과 진단분류를 그대로 동양의서의 정신증상에 적용하는 데는 무리가 있음을 확인했다. 전통의학의 정신병리 현상을 병태생리와 체질적 조건, 신체 상태와의 밀접한 관련 아래 항상 치료적응증을 전제로 기술함으로써 서양정신의학보다 심신 상태에 대해 매우 포괄적이면서도 다양한 기술을 하고 있음을 확인하였다.

엄밀하게 말하자면 모든 중국의서와 한국의서를 시대별로 두루 조사하여 그 개념의 다양성을 살펴보거나 한 가지 증후를 집중적으로 조사하여 그 개념의 역사적 변천과 이론적 배경을 서양의학과 비교하는 연구가 선행되어야 했다. 이 연구는 하나의 개관이며 개괄적 고찰이다. 다만 1973년 『동의보감』에 국한했던 대상 문헌을 2001년 연구에서는 국내외 전통의학문헌으로 확대하였다. 즉 『의부전록』에 분류된 전광문 1, 2의 중국의학문헌 인용 내용과 손사막의 문헌을 대상으로 삼았다. 한국전통의학문헌은 『동의보감』 이외에 국역된 『향약집성방』을, 일본의 경우는 『의심방』과 일인 학자들의 연구를 참고로 하였다. 역사적 문헌을 대상으로 하기는 하였으나, 연구목적이 반드시 증후개념의 역사적 변천과정을 연구하기보다 그 개념을 포괄적으로 파악하는 데 있었던 만큼 그 배경이론에 대한 심층분석보다 자료에 나타난 개념의 현상적 기술의 상호비교에 머물렀다.

위에서 제시된 증후를 종합할 때 전통동양의학에서 전과 광을 보는 견해는 대개 세 가지가 있다. 첫째로 '전'과 '광'을 공존할 수 있는 두 대조되는 증후로서 전은 정신의 흐림, 위축, 광은 흥분의 특징을 가지고 있다. 즉 하나의 겸병(comorbidity)이라는 견해를 가지고 있고, 전과 광을 하나의 묶음으로 다루고 있다. 둘째, 별개의 것으로 보는 경우로서 전은 경련발작을 나타내는 정신장애로 오늘날의 간질과 같은 것으로, 광은 의식이 고양된 정신적 흥분상태로 오늘날의 조증mania의 증상과 정신분열 중 긴장성 흥분과 유사한 상태인 것으로 설명한다. 셋째로 전이 뒤에 광이 되거나 광이 뒤에 경련발작으로 발전된다는 견해이다.

『동의보감』은 '전광'에 대한 중국의학의 이러한 다양한 견해를 매우 간결하고도 적설하게 소개하였는데 간질발작에 수반한 정신이상을 전광편과는 별도의 장에서 자세히 다루고 있다.

전통의학의 정신병적 증후 중 오늘의 정신분열병 해체형, 혹은 긴장성 흥분(catatonic excitement)에 가장 유사한 증후는 사수이다. 이것은 『황제내경』보다는 『동의보감』에 비교적 자세히 소개되어 있다. 장조증, 분돈증에 관해서는 간단한 기술 밖에는 찾을 수 없었으나, 그것이 현대정신의학에서의 해리장애와 비슷하다는 것을 추정할 수 있었다.

이 밖에도 '정신병적 증후'로서 각종 광증, 열성섬망에 해당되는 신체질환이나 뇌의 기질적 장해로 말미암은 상한섬어, 상한발광, 열병광언, 열병발광, 심양(心恙=병) 등을 살펴보았다.

전광의 병태생리는 주로 음양오행설에 입각한 것인데 각각 의서마다 다르며, 그 이유는 반드시 저자들의 견해 차이라기보다 같은 전이나 광이라도 시기와 환자의 체질에 따라 여러 가지 상태가 있을 수 있기 때문일 것이다. 동양의학에서도 병태생리는 바로 증상과 치료에 직결되며 증상 또한 병태생리와 치료를 전제로 하는 만큼 서양의학보다 치료 적응증이 훨씬 다양하다는 인상을 받았다. 이에 비해서 정신병적 증후의 현상묘사는 그리 다양하다고 할 수 없고 몇 가지 유형의 반복 기술이 많음을 알 수 있다. 관찰 기술에 주력하기보다 형이상학적 신체생리학설에 맞추거나 이로부터 증상과 치료를 연역하는 경우가 있지 않은가 추정된다. 병태생리에서 양이 위로 올라간다든가 하는 식의 '위 또는 머리'의 언급은 있으나 뇌의 역할에 대한 언급이 전혀 없어 뇌 생리에 무지했고 오장육부를 중시한 당대 전통의학의 특색을 보여주고 있다.

또한 전통의학의 정신증상 기술을 보면 현대의 정신과 진단학에서 간과하기 쉬운 정신병 환자의 신체상태에 대한 관심을 보이고 있는 점, 서양 근대 정신병리학에서 다루지 않은 겉에 나타나지 않는 증후의 기술 등은 치료처방 위주의 자세한 다축계 상태 기술을 포함하여 주목을 요한다. 서양정신의학의 정신과진단분류의 역사에 비추어 볼 때 이상에서 보아온 전통의학의 정신장애 분류는 동시대 서양정신의학의 경우보다 훨씬 다양하고 광범위하며 그 치법도 매우 정밀하다는 인상을 받았다. 서양의학이 히포크라테스 의학의 총체적 접근을 버리고 정신과 신체를 분리하고 인과적 관련으로 양자의 관계를 설명하다가 19세기에 이르러 전체적 관점으로 되돌아가려는 노력을 시작한 데 반하여 동양의학은 C. G. 융이 말하는 비인과원리에 입각한 정신과 신체의 동시적 성론[48]을 변함없이 계승해 오면서 자신의 사상적 기반에 대한 철저한 반성과 재인식 없이 사변적 병태생리에 의지해오지 않았나 생각된다. 나는 전통의학의 장기론, 경락, 정, 기, 혈, 신 관념들에 의한 병태생리를 구체적 실체로 서양의학이 이미 알고 있는 신체기능에 견주어 살펴보기보다 하나의 살아있는 상징으로 이해가능하다고 생각해왔고 그 방향의 심리학적 심층 연구가 전통의학의 생물과학적 연구와 병행하여 이루어지기를 기대한다.

4. 참고문헌

1. 이부영(1973) : 동의보감에 나타난 정신병관. 최신의학. 16 : 106-112.
2. 우종인(1976) : 동의보감에 나타난 정신장애의 약물요법. 신경정신의학. 15 : 84-88.
3. 이부영(1977) : 동의보감에 나타난 심신관계. 신경정신의학. 16 : 23-32.
4. 이부영(1976) : 동의보감에 나타난 정신병치료, 정신요법 사례를 중심으로. 신경정신의학. 15 : 20-27.
5. Rhi BY(1991) : Modes of psychiatric diagnosis in historical perspectives in : History of Psychiatric Diagnosis. Ed. by Kawakita Y, Sakai S, Otsuka Y, Proceedings of the Sixteenth. International Symposium on the Comparative History of Medicine - East and West. Tokyo : Ishiyaku EuroAmerica. Inc. Publishers. pp. 27-54.
6. Marcel Granet(1963) : *Das chinesische Denken*(übersetzt von M. Porkert). München : R. Piper.
7. C. G. Jung(1944) : *Psychologie und Alchemie*. Zürich : Rascher.
8. 長濱善夫(1961) : 東洋醫學概說. 大阪 : 創元社.
9. 이부영(1970) : 한국민간의 정신병관과 그 치료(1)—무속사회의 정신병

관—. 신경정신의학. 9권 1호 : 30-45.
10. 이부영(1978) : 동양의학의 기 개념에 관한 고찰. 신경정신의학. 17 : 41-52.
11. 이부영(1986) : 황제내경에서 본 의사-환자 관계. 서울의대정신의학. 11 : 1-16.
12. 유희영(1975) : 동양정신과학. 서울 : 지역사회의학연구소.
13. Sivin N.(1969) : *Chinese Alchemy. Preliminary Studies*. Cambridge : Harvard Univ. Press.
14. Porkert M.(1974) : *The Theoretical Foundation of Chinese Medicine. Systems of Correspondence*. Cambridge : The MIT Press.
15. Tseng W. S.(1973) : The development of psychiatric concepts in traditional Chinese medicine. *Arch Gen Psychiatry*. 29 : 569-575.
16. Zuo D. H(1988) : Traditional Chinese rehabilitative therapy in the process of modernization. *Int-Disabil-Stud*. 10(3) : 140-142.
17. 김광일(1972) : 한국의 전통적 질병 개념. 최신의학. 15 : 35-37.
18. 小曾戶丈夫, 濱田善利(1978) : 意釋黃帝內經素問. 東京 : 築地書館.
19. 홍원식(1972) : 황제내경소문해석. 서울 : 고문사.
20. 홍원식(1972) : 황제내경영추해석. 서울 : 고문사.
21. 明 馬元臺, 張隱庵(合註)(1974) : 黃帝內經素問靈樞合編. 台北 : 台聯國風出版社.
22. 허준(동의보감 국역위원회 (역, 편))(1998) : 동의보감. 서울 : 남산당.
23. 허준(허민 역)(1971) : 동의보감. 대구 : 동양종합통신대 교육부.
24. 허준(연도미상) : 繪圖東醫寶鑑. 上海 : 上海校經山房.
25. 陳夢雷, 蔣廷錫 外(ca. 1725)(1976) : 醫部全錄(영인본) 제11권(中國通俗圖書刊行社). 서울 : 성보사.
26. 손사막(1984) : 비급천금요방(영인본). 서울 : 대성문화사.
27. 신민교, 박경, 맹웅재(역)(1989) : 국역 향약집성방(중). 서울 : 영림사.
28. 丹波康賴(撰)(982)(1996) : 醫心方(影印). 北京 : 人民衛生出版社.
29. Ilza Veith(translated)(1972) : *Huang Ti Nei Ching Su Wen*. Berkeley : University of California Press.

30. 한의학대사전편찬회(편)(1989) : 한의학대사전(기초이론편). 서울 : 동양의학연구원출판부.

31. 한의학대사전편찬회(편)(1985) : 한의학대사전(의사문헌편). 서울 : 동양의학연구원출판부.

32. 장삼식(편저)(1965) : 대한한사전. 서울 : 성문사.

33. 三木榮(1963) : 朝鮮醫學史 及 疾病史. 大阪 : 自家出版.

34. Ackerknecht E.(1969) : *Kurze Geschichte der Psychiatrie*. Stuttgart : Ferdinand Enke Verlag. pp. 10-16.

35. Zilboorg, G.(1941) : *A History pf Medical Psychology*. New York : W.W. Norton Co.. pp. 36-92.

36. 成田洋夫(1988) : 精神分裂病と東洋醫學. 心の科學(Human Mind). 17 : 90-95.

37. Narita Y(1991) : *The diagnosis of psychiatric symptoms in Japanese traditional medicine*. in History of Psychiatric Diagnosis. Ed by Kawakita Y, Sakai S, Otsuka Y, ibid. Tokyo : Ishiyaku EuroAmerica Inc. Publishers. pp. 275-297.

38. 이부영(2002) : 한국의 샤머니즘과 분석심리학 - 고통과 치유의 상징을 찾아서. 서울 : 한길사.

39. Beng-Yeong N. G.(1999) : Hysteria; a crosscultural comparison of its origin and history. *History of Psychiatry*. X : 287-301.

40. 이부영(1994) : 일제하 정신과진료와 그 변천 - 조선총독부의원의 정신과진료(1913~1928)를 중심으로. 의사학 3(2) : 147-169.

41. 도진우(1924) : 동서의학요의. 서울 : 동서의학연구회 중앙총부. 한성도서.

42. Scharfetter Chr.(1976) : *Allgemeine Psychopathologie*. Stuttgrat : Georg Thieme Verlag.

43. 세계보건기구(이부영, 우종인, 이철 역)(1994) : ICD-10 정신 및 행태 장애. 서울 : 일조각.

44. 이제마(李濟馬)(1975) : 東醫壽世保元. 서울 : 을유문화사.

45. Kretschmer E.(1961) : *Körperbau und Charakter*. Berlin : Springer Varlag.

46. Heinrich Wallnöfer, Anna von Rottauscher (transl. M. Palmedo)(1971) : *Chinesse Folk Medicine*. New York : New American Library.

47. Pierre Huard, Ming Wong(1968) : *Chinesische Medizin*. München : Kindlers Universitäts Bibliothek.

48. C. G. Jung(1952) : *Synchronizität als ein Prinzip akausaler Zusammenhänge*. in C. G. Jung, W. Pauli: *Naturerklärung und Psyche*. Studien aus dem C. G. Jung Institut. Zürich : Rascher.

Abstract

The Concepts of Mental Illness in Oriental Medicine

The pathological mental conditions mentioned in the Korean Classic of traditional medicine, *Dong-eui bo-gam* and in other Korean, Chinese and Japanese medical references are reviewed and examined from the viewpoint of modern western psychiatry. The conclusions are as follows.

1. In *Dong-eui bo-gam*, the author identified descriptions of 36 pathological mental conditions. This means that eastern physicians, at least until the 17th Century, were aware of the pathological mental conditions in far wider scope and treated them in more differentiated ways than did western medicine of the corresponding period.

2. The way of classification of illness in traditional Oriental medicine, however, differed from that of modern western medicine, by focusing more on Jeung (證) (*condition*) rather than *disease;* more on the way of the manifestation of symptoms than exploration of etiological factors. The pathogenesis of the illness of traditional medicine is based on a metaphysical view of man as microcosm, and the ultimate principle of Dao, the wholeness, the state of union of Yin and Yang. Interactions between psyche and soma seem to be not causally, but synchronistically related. The mental disorders are never separated from the somatic disorders and all diseases could be transformed into another category of illness.

3. In the categorization of the pathological mental conditions, descriptions of the clinical features were frequently inferred by metaphysical concepts of illness and even by primitive disease concepts

such as soul-loss and spirit intrusion or possession. However, the holistic view of man of the traditional medicine, its recognition of the importance of psycho-socio-cultural, natural environment and chrono-psycho-biological views, and ideas of psyche-soma parallelism should be revaluated. Especially noteworthy are the concerns of traditional medicine with abortive symptoms, the latent potentiality to develop manifested symptoms, the idea of comorbidity, and the meticulous descriptions of the somatic symptoms accompanying the psychotic conditions.

4. Like ancient Hippocratic diagnosis of mental disorders : Mania, Melancholia, Phrenitis, *Dong-eui bo-gam* maintained three categories of apparently major psychotic states documented in Hung-ti nei-ching : Jeon (癲), Kwang (狂), and Sasu (邪祟).

1) In Nei-ching, Jeon indicates both epilepsy and abnormal mental states characterized by withdrawal and a depressed state of consciousness. Gwang indicates wildness. Some descriptions of Gwang are apparently identical with the catatonic excitement of schizophrenia, whereas some other description indicates a manic state–suggesting that no distinction was made between schizophrenic and manic states. The term Gwang was also used for organic delirious states.
2) *Dong-eui bo-gam* dealt with the state of Jeon as epilepsy in more detail separately from the section on Jeon Gwang. The book maintained the concept of Jeon of Nei-ching as a state of mental depression in contrast to Gwang. The book also supported the possibility of comorbidity of Jeon and Gwang.
3) *Dong-eui bo-gam* particularly dealt with the state of Sasu which was designated as regressive behavior accompanying vivid visual and auditory hallucinations, also called 'Sabyeong' (The disease of evil). It can be identified with schizophrenic symptoms of disorganized type. However, in some descriptions it was difficult

to differentiate the state of Sasu from a dissociate disorder with temporary hallucinations.

5. The descriptions of Jang-jo-jeung (藏燥症) in *Dong-eui bo-gam* was very sparce. However, together with the descriptions of Bun-don byeong in the Chinese medical references, Jang-jo jeung may indicate classical hysterical disorder.

6. The state of febrile delirium and mood disturbances resulting from psychosomatic interactions were also defined as deferent illness.

7. It was suggested that all the metaphysical explanations of mental illness could be clarified when they were understood as symbolic expressions of life process. Further exploration from the viewpoint of analytical psychology seems to be necessary.

『동의보감』에 기술된 정신요법 사례*

전통의학의 정신병관은 동양의학 이론상 신체 질환과 명확하게 구분하기 어렵다. 정신병의 치료를 논함에 있어서도 그 치료의 범위를 어디에 한정하느냐 하는 문제가 제기된다. 왜냐하면 동양의학에서는 심신의 상관관계가 특히 강조되고 있으며 치료의 원칙에 있어서는 정신장애와 신체장애의 경우 그 차이가 뚜렷하지 않기 때문이다.

그러나 그런 가운데서도 정신장애에 대해서 일정한 견해와 관찰이 있었고 치료방법에서도 다소의 특수성을 찾아볼 수 있는 것이 사실이다. 전통의학자들 가운데서도 전통의학의 정신병관을 비교의학적 견지에서 구명하는 시도가 있었다.[1,2]

저자는 1973년부터 동양의학의 정신장애 개념을 이해하고 정리해보고자 『동의보감』에 나타난 정신병관[3-5]을 보고한 바 있다. 이 논고에서는 우선 『동의보감』에 나타난 정신장애의 치료 중 정신요법과 관련된 사례를 소개하고 고찰의 대상으로 삼고자 한다. 약물요법, 주술적 치료 등에 해당되는 것은 뒤에 따로 고찰해 보기로 한다.

학문적 범주로서의 동양의학은 마치 거대한 유기체이자 생명체와 같아서 어느 하나의 부분을 떼어 고찰하여도 결국 전체와의 관련성을 생각해보지 않을 수 없게 된다. 본 논고는 극히 피상적인 소론으로서 이러한 유기적인 이론의 변두리를 조감하는 데 불과하고 다

---

* 이 논문은 이부영 (1976) : 동의보감에 나타난 정신병 치료. 신경정신의학. 15(1) : 1-7을 상당 부분 수정 보완한 것이다.

소라도 그 난해한 이론에 접근하고자 하는 노력의 일편임을 지적해 두고 싶다.

1. 자료

『동의보감』을 대상으로 삼은 것은 이미 다른 곳에서 지적했듯이 이 책이 그 양에 있어서 한국 의학사의 대표적 서적이라는 점인 동시에 방대한 중국문헌을 인용하고 있어 어느 질환에 대한 종합적인 견해를 찾아볼 수 있고 무엇을 어떻게 인용하고 있는가 하는 점에서 또한 당대 한국의학의 특징이 있다고 보기 때문이다.

『동의보감』은 저자의 먼젓번 연구와 같이 허민 역[6]을 이용했으나, 번역의 미비점, 탈락 등의 유무를 살펴보기 위해서 상해교경산방 간(上海校經山房 刊)의 『회도동의보감(繪圖東醫寶鑑)』[7]의 원본과 일일이 대조하였고 이 책에서는 남산당 간의 국역본[8]과 법인문화사 간[9]도 참고하였다.

이 가운데서 정신요법 사례라고 볼 수 있는 것을 추려보면 다음과 같다.

사례 1

평상법으로 경을 고치다.(常法治驚)

한 부인이 밤에 도둑의 겁욕을 당하고 크게 놀랐는데, 그 후부터는 무슨 이상한 소리만 나면 소리를 들을 때마다 놀라 쓰러져서 사람을 알아보지 못했다. 의사가 심병(心病)으로 치료해 보니 효력이 없으므로 대인(戴人, 장자화의 호-주)에게 물으니 “경(驚)이란 것은 양(陽)이 밖으로부터 안으로 들어오는 것이며, 공(恐)이란 음(陰)이 안으로부터 나오는 것이다. 경(驚)은 스스로 알지 못하고, 공구(恐懼)는 스스로 아는 것이다. 또한 담(膽)이란 용감한 것인데 놀라고 두려워하면 담이 상하는 것"이라 하고, 드디어 그 부인으로 하여금 두 손으로 의자를 짚고 구부리게 한 뒤 그 앞에 빈 궤짝을 하나 가져다 놓고 부인으로 하여금 똑바로 그 궤짝을 보라고 시킨 뒤에 큰 막대기로 그 궤짝을 큰 소리가 나도록 치니 부인이 크게 놀랐다. 그리고 조금 지난 뒤에 또다시 궤짝을 쳐서 큰 소리를 내었더니 그때는 놀라는 것이 조금 완화되므로 계속해서 4, 5차 그 방법을 쓰니 점차 놀라는 것이 진정된 뒤에 한숨을 쉬면서 묻는 말이, "이것이 대관절 무슨 치법인지 마음이 진정된다" 하거늘 대인이 말하기를, "놀란 것을 평(平)하게 해주는 것이니, 평이란 평상이란 뜻이다. 무엇이든지 평상적으로 보면 아무것도 놀랄 것이 없다"고 하였더니, 그날 밤에 사람이 그 부인이 자는 방의 창호를 두드려도 혼미하게 자더란 것이다. 무릇 경은 신(神)이 위로 넘쳐 날치는 것인데 궤짝을 내려다보게 하고 큰 소리를 내는 것은 그 신을 수렴하는 것이다.[6,8] (장자화(張子和))(『동의보감』 내경편(內景篇) 1, 신(神))(p. 45)[8]

常法治驚

一婦人, 夜值盜劫, 大驚自後, 聞有響則驚倒不省. 醫作心病治, 不効. 戴人見之曰, 驚者爲陽從外入, 恐者爲陰從內出, 驚者爲自不知也. 恐者爲自知也. 膽者敢也. 驚怕則膽傷矣. 乃執兩手案於交椅上, 當前置一几, 謂之曰, 娘子當視此, 一木猛擊之, 其婦大驚, 竣少時又擊之,驚少緩, 連擊四五次然後, 徐徐驚定而. 嘆曰, 是何治法. 戴人曰, 驚者平之, 平者常也. 平常見之, 必無驚矣. 是夜擊門窗自昏達曙熟臥不聞. 夫驚者, 神上越也. 從下擊几, 使之下視 所以收神也.(張子和)

이 사례는 장자화가 『유문사친(儒門事親)』[10]에 기술된 사례를 인용한 것인데 『동의보감』의 인용은 분문의 내용을 다소 요약한 것이어서 본문의 사례에서 무엇을 빼고 무엇을 바꾸어 썼는지 살펴볼 필요가 있다. 먼저 『유문사친』에 기재된 이 사례 전문을 소개한다.

> 衛德新之妻, 旅中宿於樓上, 夜値盜劫人燒舍, 驚墮牀下. 自後每聞有響則驚倒不知人. 家人輩躡足而行, 莫敢冒觸有聲, 歲餘不痊. 諸醫作心病治之, 人参珍珠, 及定志丸皆無效. 戴人見斷斷之曰; 驚者, 爲陽從外入也; 恐者, 爲陰從內出. 驚者, 爲自不知故也; 恐者, 自知也. 足少陽膽經, 屬肝木, 膽者, 敢也, 驚怕則膽傷矣. 乃命二侍女, 執其兩手, 按高椅之上, 當面前下置一小几. 戴人曰;I 娘子, 當視此一木, 猛擊之, 其婦大驚. 戴人曰; 我以木擊几, 何以驚乎? 伺少定擊之, 驚也緩. 又斯須連擊三五次, 又以杖擊門, 又暗遣人畫背後之窗, 徐徐驚定. 而笑曰; 是何治法? 戴人曰;『內經』云; 驚者平之, '平'者, 常也, 平常見之, 必無驚. 是夜, 使人擊其門窗, 自夕達曙. 夫驚者, 神上越也, 從下擊几, 使之下視, 所以收神也. 一二日, 雖聞雷亦不驚. 德新素不喜戴人, 至是終身厭服, 如有人言戴人不知醫者, 執戈以逐之.[10]

위덕신(衛德新)의 처가 여행 중에 누상에서 자다가 밤에 도둑의 겁인소사(劫人燒舍)를 보고 놀라 침대에서 떨어진 후부터 소리를 들을 때마다 경도(驚倒)하여 사람을 몰라보았다. 식구들이 살금살금 걸어도 소리에 모촉(冒觸)되었는데, 1년이 지나도 낫지 않았다. 여러 의자(醫者)가 심병(心病)으로 치료했는데, 인삼 · 진미 및 정지환(定志丸)이 모두 무효했다. 대인(戴人)이 보고 "경(驚)은 양종외입(陽從外入)이고, 공(恐)은 음종내출(陰從內出)로, 경은 자부지(自不知)하기 때문이고, 공은 자지(自知)하기 때문이다. 족소양담경(足少陽膽經)은 간목(肝木)에 속하는데, 담(膽)이란 감(敢)으로 경박(驚怕)하면 담상(膽傷)한다"고 했다. 2명의 시녀에게 양팔을 잡게 하고 높은 의자에 앉혀서 면전 아래에 작은 탁자를 두었다. 대인이 "이 나무를 보라."고 하면서 세게 두드리자 부인은 크게 놀랐다. 대인이 "나무로 탁자를 두드렸을 뿐인데 왜 놀라는가?" 하면서 잠시 후에 두드리자 놀람(驚)이 완화되었다. 이처럼 계속해서 3차를 두드리고, 막대로 문을 치며 다시 몰래 사람을 시켜 등 뒤의 창에 나타나게 하자, 서서히 경(驚)이 정(定)했다. "이것이 무슨 치법인가?" 하고 웃으며 묻자, 대인은 "『내경(內經)』에서는 '경자(驚者)는 평지(平之)하다'고 하는데, 평(平)이란 상(常)으로 평상(平常)에 이를 보면 무경(無驚)한다"고 하면서, 그날 밤에는 새벽까지 창문을 두드리게 하였다. 경(驚)은 신(神)의 상월(上越)이니 아래에서 탁자를 두드려 하시(下視)시키므로 신(神)을 수(收)했다. 1, 2일 만에 천둥소리를 들어도 불경(不驚)했다. 이렇게 되자 평소 대인을 좋아하지 않던 덕신은 종신토록 만족하여 복종하였고, 대인을 부지의(不知醫)라고 말하는 사람이 있으면 단호히 몰아냈다.[10)]

먼저 『동의보감』은 주인공의 인적 사항(위덕신의 처)을 '어떤 부인'으로 바꾸고, 문맥상 도둑의 겁욕을 당한 것이 부인 자신인 듯한 표현을 썼으나, 원문에서는 '다른 사람이 겁탈 당하고, 집에 불이 나는 것을 보고' 크게 놀라 '침대에서 떨어졌음'을 분명히 하고 있다. 또한 병이 얼마나 심각했던가 하는 점, 막대기로 문을 치는 것과 동시에 회복 시 몰래 사람을 시켜 등 뒤에서 나타나게 하였다는 사실을 생략하였다. 마지막으로 위덕신과 장자화 사이의 개인적 신뢰의 관계도 생략하였는데, 대체로 중요한 치료 기법의 핵심과 이론적 배경에 집중한 요약으로 매우 잘 요약되었다고 할 수 있다. 그러나 장자화가 "나무로 탁자를 두드렸을 뿐인데 왜 놀라는가?" 하면서 다시 탁자를 두드린 대목은 환자로 하여금 공포의 대상, 큰 소리를 내는 실체가 나무막대기와 탁자에 불과한 것임을 대면케 하려는 치료적 의도가 있는 절차인데 이를 간과한 것은 장자화의 치료를 섬세하고 심도 있게 소개했다고 할 수 없다.

사례 2

오지(五志)를 서로 이기게 하는 경우(五志相勝法)

어느 한 부인(항관령의 처)이 식욕을 폐하고 성내고 욕하기를 일삼으며 좌우에 시종하는 사람들을 죽이려고 덤비고 악담을 그치지 않는데, 의자(醫者)들이 각방으로 치료하여도 효력이 없었다. (거의 반년동안 심해져 남편이 대인에게 치료를 청했다) 대인이 진단하고 나서 말하기를, "이것은 약으로 치료하기 어렵다" 하고, 두 젊은 여자로 하여금 붉은 분을 짙게 발라서 배우처럼 꾸며 보이니 그 부인이 크게 웃어 마지않고, 다음날 다시 씨름꾼 맵시를 차려서 보이니 역시 크게 웃어 그칠 줄을 몰랐다. 그 옆에다 또한 두 여인으로 하여금 맛있는 음식을 갖추어 맛나게 먹으면서 음식 맛을 자랑하니, 부인 역시 조금씩 맛을 보고 먹더니 수일이 안 되어서 음식을 잘 먹고 약을 먹지 않아도 병이 낫고 뒤에 한 아이를 낳기까지 하였다는 이야기가 있다. 이것으로 추측해 보아서 의사는 재능이 있어야 하는데, 재능이 없으면 어떻게 병 증상의 변동에 맞추어 일을 잘 처리할 수 있겠는가?[6,8,10](장자화)(『동의보감』 내경편 1, 신)(괄호 안은 장자화의 『유문사친(儒門事親)』 p. 209)(동의 p. 55)[8]

一婦人(項關令之妻)飢(病怒)不慾食, 常好(叫呼)怒罵欲殺左右, 惡言不輟. 衆醫(皆處藥)不效. (幾半載尙爾 其夫命戴人視之) 戴人視之曰; 此難以藥治. 乃使二娼, 各塗丹粉, 作伶人狀, 其婦大笑. 次日, 又

令作角觝, 又大笑. 其傍常, 以兩個能食之婦, 誇其食美, 病婦亦索其食 而爲一嘗之. 不數日, 怒減食增, 不藥而差. 後生(得)一子. 夫醫貴有才, (若)無才, 則何(足)以應變無窮.(子和)[7](『동의보감』 내경편)[8](괄호 안은 장자화의 『유문사친(儒門事親)』 p. 209)[10]

사례 3

어떤 여인이 약혼한 뒤에 그 배우자가 장사하러 나가서 2년이 되어도 돌아오지 않으니, 그녀가 식음을 폐하고 피곤하여 눕거늘 정신이 나간 것도 같으나 다른 병증은 없으며, 다만 골방(裏床) 같은 음침한 곳을 택하여 기거하기를 좋아하였다. 이것은 사념의 과다로 인하여서 기결(氣結)이 된 것이어서 약으로만 치료하여서 낫는 것이 아니요, 무슨 기쁜 일이 있어야 자연치료가 되는 것이다. 그렇지 않으면 크게 성내게 하는 것이 또한 요법이 된다. 그래서 내가 그녀의 가인(家人)으로 하여금 그녀를 크게 노하게 하여 통곡하게 하고 마음껏 운 뒤에 투제(投劑)하니 그 때에는 밥을 먹는다. 그래서 다시 약혼한 남자가 곧 돌아온다고 속였더니 과연 병이 재발되지 않는 것을 이용하여서 다른 약을 썼다. 대개 비(悲, 슬픔)가 사념을 주관하는데 사념이 과도하면 비기(悲氣)가 응결하여서 먹지 않고, 노(怒, 성냄)는 간목(肝木)에 속하는데 과도하게 노하면 목기(木氣)가 승발(升發, 위로 발산)하여 비기를 충격하는 것이다.(『단계(丹溪)』)(내경편 1, 신, 오지상승위치(五志相勝爲治))[6,8]

一女許嫁後, 夫經商二年不歸. 其女因不食, 困臥如癡, 無他病, 多向裏床坐, 此思想氣結也. 藥獨難治. 得喜可解, 不然令其怒. 予自往激之, 大怒而哭. 至三時許, 令父母解之, 與藥一貼卽求食矣. 予曰, 病雖愈, 必得喜方巳. 乃紿以夫回旣而, 果然病不擧矣. 蓋脾主思. 過則脾氣結而不食. 怒屬肝木, 怒則木氣升發而衝聞脾氣矣.(『丹溪』)[7]

사례 4

사념(思念)이 맺혀 잠자지 못하는 경우

한 (부유한) 부인이 사려의 과상(過傷)으로 말미암아 2년간 수면을 못하였는데, (치료할 약이 없었다. 그 남편이 대인(장자화의 호)에게 치료를 구했다.) 대인이 진단하기를 "양수(兩手)의 맥이 함께 늦으니 이것은 비(脾)가 사(邪)를 받은 것이다. 비는 원래 사(思)를 맡은 까닭이라" 하고, 그 남자와 상의하여 노(怒)로써 충격을 주기로 하고, 그 부인이 보는 곳에서 많은 재물을 소비하여 수일 동안 술을 진탕하게 마시고 놀다가 가 버리니, 그 부인이 크게 화를 내고 땀을 많이 흘리더니 그날 밤에 곤하게 잠을 자고 또 8, 9일 잠을 계속하더니 그로부터 밥을 잘 먹고 맥이 평복했다 하였다. 이것은 담이 허해서 비의 사려불과(思慮不寡)하는 것을 억제하지 못한 데 기인한 것이므로 이제 격노를 시키니 이것은 노담(怒膽)으로써 비(脾)를 억제함으로 말미암아 잠을 자고 밥을 먹는 것이다.[6,8](자화)(내경편 2, 꿈)(p. 79)(괄호 안은 장자화의 『유문사친(儒門事親)』 p. 209를 참조[10])

一(富家)婦人, 因思慮過傷, 二年不得寢. (無藥可療, 其夫戴人治之.) 戴人曰, 兩手脈俱緩, 此脾受邪也. 脾主思故也. 與其夫議, 以怒激之. 多取財飮酒數日, 不處一方(法)而去. 其婦大怒汗出, 是夜困臥. 如此者, 八九日不寢, 自是食進, 其脈得平. 此因膽虛不能制脾之. 思慮而不寢 今激以怒, 膽復制脾, 故得寢也.(子和)(內景篇 卷二 思結不睡)

사례 4의 경우에는 『유문사친』에는 없는 것이 『동의보감』에서 부연 설명되고 있다. "그로부터 밥을 잘 먹고 맥이 평복했다고 한다." (自足食造, 其脈得平.) 이후의 설명이 그것이다. 이것은 치유의 원리를 되풀이 한 것이다.

사례 5

칠정심통(七情心痛)

식성(息城) 사후(司候)가 부친이 도적(賊)에게 죽었다는 말을 듣고 크게 슬퍼 울다가, 드디어 심통이 되어서 날로 심해지고 한 달이 지나니 덩어리가 생기고 다시 술잔을 엎어 놓은 것과 같이 커지고 아파서 견디지 못하고 백약이 무효인데, (뜸, 침, 쑥뜸을 쓰려했지만 병인이 싫어하여 대인에게 치료를 청했다.) 장대인이 가서 보니 (왔을 때 마침 곁에 무당이 있어 무당에게) 무당들이 광언을 농잡(弄雜)하여 농지거리를 하면 병자가 웃음을 참지 못하여 낯을 돌려서 벽을 향하곤 하고, 수일이 지나매 심중에 맺혔던 덩어리가 다 흩어졌다. 대인이 가로되 (『내경』에는) "우(憂)하면 기가 맺히고(結) 희(喜)하면 기가 흩어지는 것(백맥(百脈)이 느리고 조화롭게 된다)이며, 또 희가 비(悲)를 이긴다는 것은 『내경』에도 이 법이 있다"고 하였다. ("원래 이런 치법이 있는데 이를 모르고 무슨 침구를 쓰겠는가? 아픔을 증가시키기에 충분하다"고 하였다.)[6,8](『입문』)(외형편 3, 흉 · 칠정심통(七情心痛))(p. 341)[8](괄호 속 내용은 『유문사친』에 있는 본문—주)

息城司侯, 聞父死干賊, 乃大悲哭. 哭(之)罷便覺心痛, 日增不已, 月餘成塊狀如覆盃, 大痛不堪(住). 百藥(皆)無効. (議用燔鍼炷艾, 病人惡之, 乃求於戴人,) 戴人至, (適巫者 在其傍,) (乃)學巫者, 雜以狂言以謔病者, 至是大笑不忍, 回面向壁. 數日(一二日)心中(下)結硬(塊)皆散. 戴人曰, (內經言) 憂則氣結, 喜則(百脈舒和)氣散. 又云; 喜勝悲. 內經自有此法(治之). (不知何用鍼灸哉? 通足增其痛耳.)(『入門』)(괄호 안은 『유문사친』 내용—주)

『동의보감』에는 이 밖에도 많은 사례가 소개되어 있으나 모두 약물치료의 방법을 말하고 있고 정신적인 치료에 관한 사례는 이상의 다섯 가지이다.

2. 고찰

1) 각 사례의 의학사적 배경

『동의보감』에는 한국 특유의 약방과 함께 역대 중국의서가 인용되어 있다. 앞에 든 사례는 모두 중국 중고대 의사의 저서에서 인용된 것이다.

즉 사례 1, 2, 4는 장자화의 글에서 뽑은 것으로 『유문사친(儒門事親)』에서 인용한 것이다. 사례 3은 주단계(朱丹溪)의 글에서 뽑은 것인데 주단계(단계는 자(字), 이름은 진형(震亨))의 『단계심법』에서 인용한 듯하나 역대 의방으로 『동의보감』에 열거한 것 가운데는 『단계부여(丹溪附餘)』라는 책도 소개되어 있어 꼭 어느 것이라고 단정하기는 어렵다. 사례 5는 이천(李梴)의 『의학입문』에서 인용한 것이 틀림없다.

우선 각 저자가 처하고 있는 시대적 배경과 학설의 특징이 이런 사례와 어떤 관계가 있는지를 개관해 보기로 한다.

홍원식(1987)[11], 위아르(Huard)와 웡(Wong)[12,13], 진방현[14], 나가하마[15] 등에 의하면 장종정(張從政, 자는 자화(子和), 1156~1128)은 중국 금대(1115~1234)의 의사로서 스스로를 대인(戴人)이라 불렀고 한때 궁중의 태의로 부름을 받았으나 오래 머물지 않았으며 마지기(麻知幾), 상중명(常仲明) 등과 토론하고 시험하여 공동작업의 결과 『유문사친(儒門事親)』을 썼는데, 이것은 14권(일설 15권)으로

되어 있다. 장자화는 노장(老將)이 적을 대하듯 병을 치료하였다고도 하는바 그의 학설의 특징은 한·토·하(汗·吐·下) 3법을 특히 강조한 점이며, 그는 그의 처방을 풍·열·습·화·건·한의 6문 아래 분류하였는데『육문삼법』이라는 저술이 있다.

장자화는 유수진, 이동원, 주단계와 함께 금·원 4대가의 한 사람이며, 송대 이후의 새로운 질병론과 치법을 주장한 4학파 중의 하나를 대표한다. 그의 질병관은 병을 어떤 체계에 침입한 이물질에 비유하여 이것을 발한제, 토제, 사하제로 공격, 또는 축출함으로써 치료해야 한다는 것이다. 이것은 병은 신체에 과도한 열 때문에 생기므로 한랭을 목적으로 하는 의료가 중요하다고 한 유수진의 설, 비위를 중요시하고 모든 병을 소화기관의 교란 때문이라고 한 이동원의 설과 대조적이며, 또한 사례 3의 인용 문헌을 저술한 주단계가 영양부족이 모든 장애의 근원이라 해서 보강제의 가치를 높이 평가한 것과 다르다.[12,13]

장자화는 본래 유하간(劉河間, 자는 수진(守眞))을 받들었다고 하는데, 하간은 '심화(心火)를 내리고 신수(腎水)를 많이 하는 이치(降心火益腎水之理)'에 따라 한랭파(寒冷派)라 하고, 자화는 사를 내쫓는 구사(驅邪)를 해야 안정을 찾는다고 주장하여 공하파(攻下派)라 부르게 되었다.[12,13] 진방현은 이 두 사람이 북방인임을 지적하고 그들의 치병론의 특징을 북방인의 음식, 기후, 생활 특성에 귀착시키고 있다.[14]

주단계(1281~1358)는 원(元)대(1206~1368)의 의사이며, 본래 유사(儒士)인데 당대의 명의인 나지제(羅知悌)의 문하에서 금대의 유완소(劉完素)·장종정(張從正)·이고(李杲)의 학설을 배웠다. 그러나 이 3자의 학설에 만족하지 못하여 이를 더욱 급진시켜,

양은 항상 남는데 음은 흔히 부족하기 쉽다는 설(陽常有餘陰常不學說)을 내세웠다. 따라서 치료의 원칙은 안에 있는 화를 낮추고 음의 부족을 보약으로 보충해 주는 데 있다고 했다.[12,14] 진방현[14]은 이것 또한 단계가 남방인이기 때문에 남방인의 체질, 음식의 습관 등을 바탕으로 치료법을 생각하였기 때문이라고 설명한다. 단계의 설을 좇는 학파를 양음파(養陰派)라고 한다.

이천(李梴)에 관해서는 그가 명대의 인물이며『의학입문』의 저자이고, 나병의 감염성을 처음으로 기재하였다는 사실[15]이 알려져 있다. 자화, 단계와 같은 대가는 아니었던 것이 웡의『중국의학사』[13]에서『의학입문』이 명대의 '기타 보급된 저서'로 소개되어 있는 것으로 짐작된다. 의학도의 자세를 상세히 논술하여 의학 보급에 상당히 기여하였으나, 의학을 배우려면 반드시 먼저 유학의 이치 등에 통달해야 한다는 등 치우친 바가 있다는 비판도 받은 인물이다.(한의학대사전 1985, p. 241)[16]

중국의학은 양자강 유역을 중심으로 발달한『황제내경』계 의학과 강남에서 발달한『상한론』으로 2대별된다.[13,15] 황제내경은 진·한대의 저서로 알려진 것으로『소문』[17] 9권과『영추』9권으로 되어 있는데, 전자는 주로 생리, 병리, 환경위생, 양생법 등을 논한 의학개론이고, 후자는 해부, 생리를 설한 뒤 침에 의한 치료법을 상술한 것인데 특히 음양오행, 기혈영위, 장부경락의 설이 그 뿌리가 되고 있다. 내경계 의학은 이론적 의학인데 그 기원, 특질로 보아서 음양계의 의학이라 할 수 있다. 금·원의 이동원, 주단계의 의학은 내경계 의학이라 할 수 있다고 한다.[15]

『상한론(傷寒論)』은 후한의 장중경(張仲景)이 만든 것으로 알려져 있는데, 나가하마(長濱)[15]에 의하면『상한론』의 사상체계는 음양에 의한 병증의 분류, 경락의 명칭에 붙어 있는 삼음삼양에 의한 병기(病期)의 분류 등 『내경』의 사상에 영향을 받은 점이 있으나, 음양오행설, 장부경락설 등을 기본으로 하고 있지 않은 점에서 전혀 『내경』계 의학과 별개의 것이다. 『상한론』은 침법보다 약방에 의한 요법으로 이루어져 있다.

『상한론』에서는 변화가 심한 급성병을 예로 들어 질병의 변화에 대응하는 치료법을 말하고 있으며, 그 치료방법이 모든 치료준칙으로 간주되었다.[13)]

금·원의 유·장 학파도 표면상 이·주 학파와 같은 『내경』계의 의학이 주류를 이루고 있었으나, 특히 유·장 학파에서는 『상한론』 의학이 어느 정도 받아들여졌다고 한다.[15)] 그러나 『상한론』 의학의 재인식이 이루어진 것은 명·청대이다. 『상한론』 의학은 이론적이기보다 치료를 주체로 한 실용적 의학이며, 신선계 의방이나 그 밖의 많은 경험방과 병합되어 온 경위로 볼 때 경험의학의 계통에 속해야 할 것이라고 나가하마(長濱)는 말하고 있다.[15)]

이와 같이 각 저자가 취하고 있는 의학적 배경을 중심으로 여기 열거한 사례를 볼 때 그들이 주장하는 의설의 특징과 사례에서 볼 수 있는 치료법이나 치료이론과의 직접적 관련성을 찾기는 대단히 어렵다. 약물이나 침구요법이 아니고 심리적 치료여서 이론보다 현실적 접근이 중시되는 때문일지 모른다. 어떻든 치료기제에 대하여 사례마다 설명이 있어 고찰을 필요로 한다.

사례 1에서 충격을 주어 '신(神)을 수감(收斂)'하는 것이라든가, 사례 4의 노로써 충격을 주어 환자로 하여금 화를 내고 땀을 많이 흘리게 하여 고쳤다는 점 등을 보면 공하파라고 불리는 장자화의 특징이 보이는 듯하다. 그러나 동 저자의 사례 2는 이와 전혀 다른 방법의 치료로서 중국고대로부터 내려오는 연극을 이용한 치료법을 내세우고 있을 뿐 아니라 '약으로는 치료하기 어려운 병'이라 분명히 못 박고 있다.

또한 이와 유사한 연극요법은 이천의 『의학입문』에서 뽑은 사례 5에서도 보인다. 그리고 단계의 경우도 환자를 크게 분노케 하거나 크게 기쁘게 하여 목기(木氣)로 비기(脾氣)를 충격하는 방법을 설하고 있어 자화의 예 4와 흡사하다.

이러한 사실은 여러 가지 실제적인 경험의 다양성이 그 학설의 단순한 종합적 특징을 능가하기 때문이라 생각되며 이 사례들은 오랜 경험의 결과로 얻은 치료법이거나 선현으로부터 이어받은 지혜를 활용한 것으로 이론적 해석은 그 뒤에 붙인 것이라고도 생각된다.

치료이론을 도외시하고 전 사례를 개관하면 이 치료법들은 현대의 각종 정신요법과 별로 다르지 않다.

2) 현대 정신치료와의 비교

(1) 사례 1의 경우

사례 1에서는 부인이 도둑의 겁욕과 방화현장을 목격하고 받은 충격적인 체험(정신적 외상)으로 유도된 심한 공포증으로 보이는데, 소리에 대해 극도로 민감한 상태에 있는 환자 앞에서 막대기를 시간 간격을 두고 연타함으로써 증세를 완화시키는 방법은 현대의 행동요법의 탈감작(脫感作, desensitization) 방법과 흡사하다.[18] 또한 이 방법에는 무서워하는 것을 피하지 말고 직면하게 하는 Frankl[19]의

역의지(逆意志, Paradoxe Intention)의 치료기법에서 요구하는 증세에 대한 환자의 자세와 서로 통하는 바가 있다.

다만 큰 소리를 내게 함에 있어 탁자(궤짝)를 큰 막대기로 친 것은 우연한 것이 아니고, 도둑의 겁욕을 탁자를 때리는 행동으로 의사(擬寫)하여 환자에게 보여 주려는 의도에서 행해진 것이 아닌가 생각해 봄직도 하다. 즉, 탁자를 피해자 자신의 신체의 대치물로 삼는 원시적 유감주술관념도 거기에 간여하고 있지 않은가 하는 것이다. 그러나 본문을 자세히 읽어보면 장자화는 작은 탁자에 특별한 의미를 두지 않을뿐 아니라 오히려 "이것은 나무로 된 탁자를 두드렸을 뿐인데, 왜 놀라는가?" 하며 소리의 근원이 탁자를 두드리는 사소한 것임을 암시했고 그 잠시 뒤에 막대기로 또 두드리자 놀램이 완화되었다고 보고하고 있다. 자화는 그 뒤 3~5차례 더 탁자를 두드리고 막대기로 문을 치며, 다시 몰래 사람을 시켜 등 뒤의 창에 나타나게 하여 서서히 놀램을 완화시켰다. 이 부분은 『동의보감』에서 생략된 부분이다. 도둑의 겁탈과 방화를 목격하여 침상에서 떨어져 큰소리를 낸 일종의 정신적 상처 Psychic Trauma를 겪고 소리에 예민해서 놀라는 환자에게 그 충격적 사건 자체보다 그 사건을 연상케 하는 '소리' 즉 증상(symptom)을 대상으로 했고 놀람을 일으키는 큰소리에 놀람의 강도에 따라 순차적으로 노출시켜 소리에 대한 공포를 완화시켰다는 점에서 19세기 말에서 20세기 초 유럽에서 대두한 행동심리학에 바탕을 둔 행동요법 중 체계적 탈감작기법과 유사하다고 보는 데에는 이론의 여지가 없다. 서양이 개발하기 500년 전에 동양의학에 그과 같은 치료기법이 있었고 그것이 『동의보감』에 기술되었다는 점도 주목할 만하다. 그러나 장자화에게는 행동심리학이 아닌 동양철학적 관점이 그 기법의 바탕을 이루고 있다는 사실을 간과해서는 안 될 것이다.

공포의 대상을 피하지 말고 직면하도록 하는 것은 행동요법뿐 아니라 고통의 의미를 강조하는 프랑클의 역의지[20], 모리다(森田) 요법[21]의 '있는 그대로(아루가마마)의 수용', 심지어 정신분석의 Abreaction(제 반응)[18]에서 볼 수 있다. C. G. 융 또한 신경증적 고통의 무의식적 목적 의미를 주장하여 그 의미를 찾아가는 치료를 강조했다[22,23]. 행동심리학과의 차이점은 후자들이 증상의 소실뿐 아니라 인격의 내면적 성찰을 통한 근본적 변화를 목적으로 하는 데 있다. 그런데 앞에서 언급한대로 자화의 요법에는 비록 그가 고통의 대상을 구체적 물체에 투사하여 간접적으로 그것과 대면시키기는 했으나 인간과 그의 삶의 태도에 대한 철학적 자세가 엿보인다.

그의 '삶의 자세'는 정신적인 자세뿐 아니라 신체적 자세에도 해당된다. 고개를 숙이고 아래를 내려다보는 자세는 분명 과도한 교감신경계 흥분상태를 가라앉히는 데 적합한 자세이다. 자화는 이를 '신상월(神上越, 신이 위로 넘침)'을 수렴하는 것(收神)이라 표현했다. 동양의 모든 명상이 그러한 자세로 시작하는 것은 우연이 아니다. 음미해야 할 것은 환자가 치료 효과에 놀라서 "이것이 무슨 치법인가?" 하고 물었을 때 자화가 한 다음의 말에 있다.

> "놀란 것을 평(平)하게 해주는 것이니, 평이란 상(常)으로 평상이란 뜻이라 무엇이든지 평상적으로 보면 아무것도 놀랄 것이 없다."

자화는 이 말을 『황제내경』에서 인용한 것이라고 했다. 평(平)이란 한자는 편안함, 고요함, 평범, 골고루 등 여러 뜻을 가지고 있다(大漢和辭典(諸橋轍次) 卷四 p. 487)[24], 한의학에서 평이란 기(氣)와 혈(血)이 평화롭게 성하여 음양이 평형을 이루는 것이며, 정상적인 맥상(脈象)이다. 그런 의미에서 평인(平人)은 건강한 사람이다.(한의학대사전(기초이론편) 1989, p. 366)[25)]

장자화가 말한 '평상'의 상(常)은 항상, 불변, 보통 등의 뜻을 가지고 있다.(한한대자전, 민중서림 p. 409)[26)] 평상이란 '항상 변함없이 되풀이 되는 일상적인 현상 또는 상태'라 할 수 있을 것이다. 자화가 "무엇이든지 평상으로 보면 아무것도 놀랄 것이 없다"고 말할 때 자화는 '심지어 도둑의 겁욕도, 방화도, 그에 대한 놀람도, 탁자를 쳤을 때 큰소리가 나는 것처럼 별것 아닌 자연의 한 과정일 뿐이라'고 말하려 한 것은 아닐까 생각해 볼 수도 있는데 다소 비약일지 모르겠다. 그러나 전통의학에서의 평기(平氣), 평인(平人)의 '평상의 마음'이 곧 도(道)임을 주장하는 불교의 교설(平常是道. 馬祖語錄 無門關)(中村元 p. 1146)[27)]과 사물을 평상적으로 보기 위하여 평기허심(平氣虛心, 기를 평하게 하고 심을 허하게 하여 마음의 해리가 없는 고요한 상태가 되는 것)(諸橋轍次 4권 p. 492)[24)]이 필요하다는 장자(莊子)[28)]의 철학이 고대 중국의학의 기본원리 속에 깊이 뿌리박고 있을 뿐 아니라 의사인 장자화 개인의 정신자세에 영향을 주었다는 것을 짐작할 수 있다.

『장자 · 경상초(莊子 · 庚桑楚)』[28)]에 다음과 같은 말이 있다.

"밖으로 성을 내는 경우에도 그것이 인위적인 노여음이 아니라면 그 노여움은 본성에서 나온 것이어서 노여워함이 없는 곳에서 나온 노여움이라고나 해야 할 것이다(出怒不怒, 則怒出於不怒矣). 그러므로 무위자연의 고요한 경지에 있고자 하면 기를 편안히 하고, 내 마음을 기쁘게 하려면(영묘하게 하고자 하면)자기의 일상을 따르면 된다(欲靜則平氣 欲順則順心). (이원섭 (역) p. 442)[28)]

(2) 사례 2의 경우

사례 2는 음식을 먹지 않고 심한 공격적 언동을 주증으로 하는 환자인데, 그 이유는 알 수가 없다. 공격적 언동으로 은폐된 우울증 환자(masked Depression)였을지도 모른다. 여기서 자화의 치료법은 웃게 하는 방법을 쓰는 것이며 그 목적으로 연극적 수법을 도입하였다. 그러면 왜 젊은 여자로 하여금 배우처럼 꾸며 보이거나 씨름꾼 맵시를 차려 보이는 방법을 썼을까 하는 의문이 나는데, 이것은 당대인의 관심사, 그리고 당대 희극의 특징과 관계되는 것이 아닌가 생각된다. 사람을 웃기는 수단은 그 지역의 문화적 특징 또는 시대적 정신에 따라 상당히 다르기 때문이다.

이러한 연극적 방법이 인도 고대의학 또는 불교의학의 중국 전래와 어떤 관련이 있는지는 알 수 없으나, 우리나라의 『삼국유사』[29] 권5 신주(神呪) 제6 경흥우성에 유사한 치료법을 볼 수 있다. 신라 문무왕이 승하 시에 경흥법사는 국사를 삼을 만하니 나의 명을 잊지 말라 하여, 신문왕(681~691)이 즉위한 뒤 그를 국로로 삼아 삼랑사에 머물게 하였는바 그에게 여러 가지 이상한 일이 생겼고 그 한 가지가 바로 다음과 같은 것이다.

갑자기 병이 든 지 여러 달에 한 여승이 와서 보고 화엄경 중 선우원병(善友原病)(좋은 벗이 병을 평복케 하여 준다는 말)의 설로써 말하기를 “지금 사(師)의 병은 우로(憂勞)의 소치니 희소(喜笑)하면 나으리라” 하고 십일상(十一相)의 면모를 만들어 웃음거리 춤을 추게 하니 뾰죽도 하고 깎은 듯도 하여 그 변태가 이루 다 말할 수 없어 모두(너무 우스워) 턱을 떨어뜨릴 지경이었다. 이에 사(師)의 병이 부지중에 깨끗이 나았다. 여승은 문을 나가 남항사에 들어가 숨어버리고 가졌던 지팡이는 정화십일원통상(幀畵十一圓通像) 앞에 있었다.(이병도 역주『삼국유사』p. 436)[29)]

사례 2는 이와 같이 웃게 하는 방법을 쓰고 나서 두 여인으로 하여금 미식을 갖추게 해서 음식 맛을 자랑하게 하는 방법을 이용한다. 이것은 속칭 '신경성 무식욕증'(식이장애)(anorexia nervosa) 환자에서 실시하는 치료방법과 같다.[30)] 결코 환자에게 직접적으로 강요함이 없이 환자가 스스로 식사를 하도록 유도하는 것이다. 이 경우는 약물을 전혀 쓰지 않은 순수한 정신요법으로, 자화는 의사가 병의 증상에 따라 융통성 있게 치료하지 않고 덮어놓고 약의 처방에만 집착하는 것은 재능이 없는 의사의 처사라고 비판했다. 물론 약물요법을 식섭 거론하지는 않았지만, "재능이 없으면 어떻게 병 증상의 변통에 맞추어 일을 잘 처리할 수 있겠느냐"(無才則何應變無窮)는 말속에 그런 뜻이 들어있다고 보아도 될 것이다. 오늘날의 의사에게도 해당되는 충고이다.

그런데 흥미로운 것은 어떻게 성내고 욕하고 사람들을 죽이려 덤비고 악담을 하는 극도로 공격적인 부인에게 '희(喜, 기쁨)'로써 다스리고자 하였는가 하는 점이다. 노(怒)에 대한 희(喜)의 처방은 상생상극의 원리에 꼭 맞지 않는다. 장자화는 아마도 음식을 먹지 않으려 하는 여러 정황으로 이 부인이 사실 깊은 우울증을 앓고 그것을 공격적인 행동으로 표현하고 있다는 사실을 간파했을지도 모른다. 그래서 우(憂)를 희로 다스릴 생각을 했을지 모른다. 사례에 대한 자세한 기록이 없으니 이것은 물론 추정에 머물 수밖에 없다.

(3) 사례 3, 4, 5의 경우

사례 3은 현실적인 유발인자가 있는 우울증상으로 보이는데, 단계는 기쁜 일이 있거나 크게 노하케 하는 것이 요법이 된다고 하고, 실제로는 크게 노하케 한 뒤 투약하였고 그 뒤 안심시킨 뒤 투약하는 약물겸용의 정신요법을 하였다.

억압된 증오감의 표현이 우울증을 치료하는데 치료적인 효과를 거두리라는 것은 현대정신의학에서도 충분히 인정하고 있는 터이다. 단계는 크게 노함의 치료기전을 전혀 다르게 설명하고 있지만 이론적 설명이 다른데도 방법이 같다는 것이 흥미 있는 사실이다.

사례 4는 생각이 많고 수면부족에 시달리는 환자로서 환자를 노하게 함으로써 치료한 예이다. 화를 내고 땀을 많이 흘리게 할 만큼 성내게 하는 것으로 공격성의 표현 그 자체뿐 아니라 감정(affect)의 강렬한 표현이 그 목적인 듯하다. 생각이 너무 많으면 감정이 억압되는 만큼 억압된 감정의 표현은 정신의 전체를 표현하는 데 기여하는 적절한 방법이라 할 수 있다. 그러므로 이런 치료방법도 현대적으로 충분히 이해할 만한 방법이다.

사례 5는 아버지의 죽음 소식을 듣고 발병한 반응성 우울증에 수반된 신체적 동통으로 보이는데, 무당의 광언, 농잡(弄雜)이란 대개 가부장적 사회의 엄격한 규범과는 다른 음담패설, 그 밖의 파격적인 행동을 하기 때문에 이성보다도 본능에 호소하고 유한한 현세적인 것보다 내세적인 영원한 것, 합리적 · 현실적인 것보다 비합리적 · 초현실적인 세계를 보여 주어 이 사람의 의식에 결핍된 것을 보충해 주거나 아니면 현재의 고통을 다른 것으로 잊게 하는 방편이 될 것이다. 다만 이 예에서 무당의 치료는 우리나라 무속에서 보듯이 넋

두리나 조령(祖靈)과의 의사소통에 있지 않고 주로 '웃기는 것'에 있다는 것이 특징이다.

이상의 5례에 공통되는 특징은 모든 예에서 감정의 표현 또는 체험이 중요시되고 있다는 점이다. 즉 공(恐), 노(怒), 희(喜)의 감정표현을 권장하고 있다. 이것은 Tseng[31]도 중국의학의 특징의 하나로 지적하였다. 또한 모든 경우가 신라의 녹진(祿眞. 822)이 행한 지언고론(至言高論)과 같이 치료자와의 대화가 아니라 치료자, 또는 가족, 그 밖의 보조치료자들의 구체적 행동을 통해서 치료하고 있으며, 때에 따라서는 위계(trick)를 쓰고 있다는 점에서 무척 단순하고 실제적이다. 직접적인 언어보다도 상(bild)을 통한 의미전달에 역점을 두었다고 할 것이다.

사례 5를 제외한 4례가 모두 부인환자라는 것도 특징이다. 그 당시에 그러한 부인환자가 많았던 탓인지 정신요법 치료 사례가 특히 여자에서 많았던 때문인지는 알 수 없다.

3) 치료자들이 주장하는 치료기전에 관한 고찰

끝으로 각 사례의 치료기전에 대한 저자들의 설명을 보고자 한다. 이것은 각 개인의 학설을 충분히 이해한 바탕 위에서 살펴보아야 하겠고, 결국 동양의학 이론 그 자체에 대한 고찰이 되므로 본 논고의 범위를 넘는 엄청난 문제로서 여기서는 각 사례에서 보이는 단편적인 설명을 토대로 피상적이고 개괄적인 추리를 하는 데 그치고자 한다.

사례 1에서 장자화는 “경(驚)이란 양이 밖으로부터 안으로 들어오는 것, 공(恐)이란 음이 안으로부터 나오는 것이라” 했고, “경은 스스로 알지 못하고, 공구는 스스로 아는 것이다”라고 하였으며, 또한 “담(膽)이란 용감한 것인데 놀라고 두려워하면 담이 상한다” 하였다.

현대정신의학에서는 불안과 공포의 감정을 나눌 때 전자가 어떤 특정한 대상 없이 부유성의 성질을 가지고 있고, 후자가 대상을 향한 감정이라는 점을 들고 있지만 경과 공구의 구별도 일견 이와 비슷한 것처럼 보인다.

Tseng[31]의 논문에도 그러한 대목이 나오는데 공은 공포증(phobia)이라 해도 좋으나 경이 불안(anxiety)이라는 개념에 꼭 맞는 것이라고는 볼 수 없다. 『동의보감』 내경편 1의 『의학강목』(明人所撰)을 인용한 것을 보면 “경은 스스로 알지 못하는 사이에 발하는 것이요, 공은 자기가 알면서도 억제하지 못하는 것이다. 예를 들면 경은 큰 음향을 듣고 놀라는 것이요, 공이란 것은 마치 남이 자기를 잡으려는 것 같고 혼자서 안절부절못하며 반드시 반려가 있어야 무서워하지 않으며 또 밤에 반드시 등촉을 밝혀 놓아야 안심하는 것이다.”(『동의보감』 p. 43)[8]

장자화는 또한 경이란 신이 위로 넘쳐 날뛰는 것이므로 이를 수렴해야 한다고 했는데 『동의보감』에서 볼 수 있는 경계(驚悸)의 발생 원인에 대한 설명은 인용 문헌마다 모두 구구하여 일정하지 않고 장자화의 설명과 같은 것을 찾아볼 수 없다.

『동의보감』에 인용된 『영추(靈樞)』에는 “무서워하면 신이 탕산(蕩散)하여 수렴이 안 되고 기(氣)가 내린다” 하였고, 자화는 “간담이 실하면 노하여 용감하고 허하면 잘 무서워한다” 하였다.

동양의학에서의 장부란 생물학적 실체일 뿐 아니라 인간감정, 자연의 추이(推移)가 투사된 피투사체라고 할 수 있다. 그것은 객체적인 해부학적 실체이기보다 여러 정신기능, 특히 감정기능이 투영된 '상징체계'에 가깝다고 할 것이다. 동양의학을 '상징의학'(Symbolic Medicine), 동양의 연금술의 하나라고 볼 수 있는 근거가 여기에 있다. 문제는 장자화의 설명이 치료이론으로서 무엇을 뜻하느냐 하는 점이지만 그의 설명은 너무나 단편적이어서 치료기전으로서의 설명으로 불충분해 보인다. 놀랐을 때 위로 날뛰는 신(神)을 아래를 보게 하고, 소리를 내어 수렴시켜 놀람을 평(平)하게 한다는 것은 치료기전으로 이해된다. 그러나 경이 양이고 밖으로부터 안으로 들어오는 것으로 스스로 알지 못하나, 공구는 음이 안으로부터 나오는 것이고 스스로 아는 것이라는 그의 설명과 담에 관한 언급이 이 사례의 치료기전과 어떤 관련이 있는지는 직접 이해되지 않는다. 경을 치료하기 위해 밖으로부터 소리를 내게 하였고, 객체(탁자)를 직시하게 함으로써 안으로부터의 공포를 완화시켰다는 말로 이해할 수 있을까? 인과론적이고 합리적인 서구적 사고방식에서 보면 자화의 서술방법은 직접 관련성이 없어 보이는 두 가지 사실을 병기하는 화법을 쓰고 있어 구태여 '치료기전' 같은 기계론적 해석에 구애받지 않고 그때그때 상황에 맞는 설명을 하고 있는 듯 하다.

사례 2의 경우에는 치법의 이론적 근거를 말하지 않고 의사가 재능이 있어야 한다는 말만 하고 있어서 자화가 어떤 진단 하에 소(笑)로써 분노와 적대적 행동을 완화시켰는지 알 수 없다. 소가 노(怒)를 해소시킬 수 있음은 상식에 속하니 굳이 이론적으로 설명할 필요가 없었을지 모른다.

사례 3에서 단계(丹溪)는 환자의 병이 사념(思念)의 과다로 기결(氣結)이 된 것으로 보았다. 그는 비(脾)는 사념을 주관하며 사념이 과도하면 비기가 응결하여 먹지 않고, 노(怒)는 간목(肝木)에 속하는데 과노하면 목기가 승발하여 비기를 충격하는 것이라고 설명한다.

이 사례는 오행설(五行說)에 입각하여 오지(五志)가 서로 이기게 하는 것으로써 치법을 삼는(五志相勝爲治) 예로 소개된 것이다. 오지란 노(怒)·희(喜)·사(思)·우(憂)·공(恐) 등의 다섯 가지의 정동(emotion)으로서 오정(情) 또는 오지라 하며, 이 정동이 어느 한 쪽으로 편향하면 병을 유발한다고 생각하는데, 이는 동양의학의 병인론 중 외인론에 대한 내인론을 대변한다. 화·수·목·금·토의 오행(五行)에 각각 심·신·간·폐·비의 5장, 그리고 5부(腑), 희(喜)·공(恐)·노(怒)·우(憂)·사(思)의 5정, 그밖에 무수히 많은 항목이 첨가되어 상생상극관계를 이루어 이 체계가 그대로 의학에 적용된 것이다.[15,17]

단계는 말한다.[6,8] "5지의 화가 울결하여서 담(痰)이 되고 전광(癲狂)이 되나 마땅히 '인사(人事)'로써 제어해야 된다. 만약 노가 간을 상한 것은 우(憂)로써 승(勝)하게 하고 공(恐)으로써 풀어주고, 희(喜)가 심(心)을 상한 것은 공으로써 승하게 하고 노로써 풀어주며, 사(思)가 비(脾)를 상한 것은 노(怒)로써 승하게 하고 희로써 풀어주며…."

마지막 구절은 그가 사례 설명을 할 때 설명한 "사념이 과다하면 비기가 응결하여서 먹지 않고 노는 간목에 속하는데, 과노하면 목기가 승발하여 비기를 충격하는 것이라"는 말과 일치한다. 비기의 응결이니 기결이니 하는 것은 분석심리학적으로 이해할 때 심적 에너지의 흐름이 고착되고 정체상태임을 가리키고, 자아가 과도한 사념으로 형성된 어떤 '콤플렉스에 사로잡힌 상태(complex possession)'에 비유할 수 있다.[22,23] 이런 상태를 극복하기 위해서 강한 감정적 충격(emotional shock)을 주어 환자의 분노와 슬픔을 마음껏 표현시킬 필요가 있다는 뜻으로 이해할 수 있다.

사례 4에서도 사려의 과상이 '비가 사를 받은 때문'이라 하였고, 담이 비의 사려불침하는 것을 억제할 능력이 없어진 데 기인하며, 따라서 격노를 시켜 노담(怒膽)으로 비를 제어하여 잠을 자고 밥을 먹게 되었다고 했다. 이것은 5지의 상생상극체계와 부합되는 설이다. 이와 마찬가지 논법으로 사례 5에서도 희가 비를 이긴다 하였고, "우하면 기가 결하고 희하면 기가 흩어진다" 함은 정신적 에너지(libido)의 자유로운 흐름이 우울 시에는 막히게 된다는 의미로 해석될 수 있다. 여기서 심통이라 함은 흉통을 말한다.

음양설과 오행설은 별개로 발생된 것인데, 『상한론』의 원문에는 음양은 설(說)하나 오행은 설하지 않는다고 한다.[11] 그러나 현존하는 『황제내경』에는 음양설과 함께 오행설도 들어 있다. 그리고 송대 이후의 의학에는 음양오행의 복잡한 사상이 크게 그 질병관과 치병 원칙에 작용하고 있다.

음양오행설을 미신이라 하는 사람도 있고 인간의 생명현상을 너무 오행에 맞추려고 하다가 보니 사실에 어긋나는 것이 많다고 하나, 오장의 허실에 관한 유형증(類型證)에 관한 한 실제적인 임상경험에서 만들어냈으므로 실제적인 효용성이 없지 않고 그 신빙성이 80%를 주장하는 사람도 있지만 대체로 50% 신뢰도가 있다고 보아도 좋다고 나가하마(長濱)는 말하고 있다.(pp. 165-175)[15]

실제로 오행의 상생상극을 내장과의 관계없이 감정의 성질만을 중심으로 열거해 보면 다음과 같다.(그림 1)

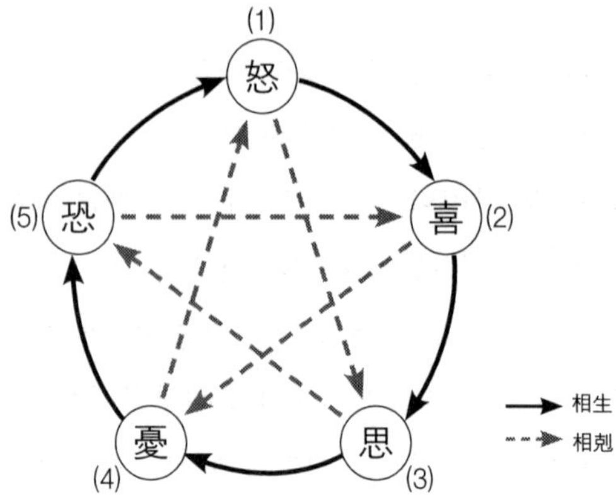

그림 1. 오행과 상생상극

저자 임의로 붙인 번호를 이용하면 사례 3은 (1)→(3), (2)→(3) 혹은 (2)→(4)의 양식을, 사례 4는 (1)→(3), 사례 5는 (2)→(4)의 치료 양식을 취하고 있고, 그것이 모두 현실에 부합되고 오행설에도 무리 없이 적용된다. 그러나 (3)→(5), (4)→(1)의 양식은 여기서 볼 수 없고 그것이 우연인가 아니면 그 양식은 현실에 부합되지 않기 때문에 적용되지 않은 것인가? 이 문제는 따로 오행설을 중심으로 면밀하게 연구해 보아야 할 과제라고 생각된다.

위아르(Huard)와 웡(Wong)(1968)[12]은 중국의학이 서양의학과 달리 귀납적 · 인과적 세계관과 판이하게 다른 전체적 사고를 바탕으로 형성되었음을 지적했고, 따라서 서구문화가 선호하는 논리적 · 분석적 사고를 이해하는 데 한계가 있을 수밖에 없음을 지적하였다. 질병이란 우주와 우주에 상응하지 못한 병자 사이의 부조화이며 이로써 위생학은 도덕과 불가분의 관계를 갖게 되었고, 대우주에 대한 소우주로서의 인간관과 자연에 순응하는 전통적 삶의 태도에서 정신치료가 매우 중요한 역할을 했다. 음양오행 또한 중국적 우주학의 핵심임을 시사했다.

위아르와 윙뿐 아니라 포커트(Pokert)[32], 마르셀 그라네(M. Granet)[33]와 분석심리학자 마리 루이제 폰 프란츠(M.-L. von Franz)[34]가 다 같이 주장하는 중국적 사유의 특성인 동시성적 · 전체적 사고를 이해하기 위해서는 논리적-명징성을 버리고 상징적 이해에 익숙해질 필요가 있는지 모르겠다.

3. 맺는말 및 요약

『동의보감』에 실린 정신요법 다섯 사례를 중심으로 그것이 인용된 저자의 이론적 배경을 살펴보았고, 이론적 배경과 사례 내용과의 관계를 고찰하였으며, 또한 사례가 보여주는 현대적 의미를 밝혀 보고자 하였다.

다섯 가지의 사례는 소박하나마 모두 현대정신의학에서 실시하는 각종 정신요법과 거의 동일한 원칙과 방법으로 실시되고 있다. 그러나 그 치료기전, 병의 원인론은 전혀 다른 체계에 입각해서 설명되고 있고 부분적으로 그러한 체계에 따라서 치료기법을 규정하고 있음을 알 수 있다. 그러므로 겉으로는 현대적 정신요법과 상당히 유사하지만 그것을 뒷받침하는 사상에는 때로 현저한 차이가 있다는 데 주의를 요한다.

그러나 전혀 이론을 무시한 정신요법 사례도 있고, 이론자체도 그 사용하는 언어가 비록 생소하지만 상징적으로 해석해 보면 충분히 이해할 수 있는 것임이 이 연구를 통해서 부분적으로 입증되었다.

『동의보감』에 나타난 정신요법 사례는 모두 중국 금 · 원 · 명대의 저자에 의한 것인데 이런 사례가 『동의보감』에 소개되어 있는 것을 보면 삼국시대부터 문헌에 나타나는 한국에서의 정신요법이 중세의 한국에서도 여전히 계속되고 장려되어 온 것임을 증명하는 것이라 생각된다.

4. 참고문헌

1. 주기은(1975) :『精神病廣義』, (in) 유희영 (1975) 동의정신과학 부록. 서울 : 광원문화사.
2. 유희영(1975) : 東醫精神科學. 서울 : 광원문화사.
3. 이부영(1973) :『동의보감』에 나타난 정신병관. 최신의학. 16(12) : 1~7.
4. 이부영(2001) : 전통의학의 정신질환에 관한 연구. 신경정신의학. 40(6) : 1001-1017.
5. Rhi B. Y.(1999) : Modes of Psychiatric diagnosis in historical perspective (in) *Ishiyao EuroAmerica*. Tokyo. pp. 27-54.
6. 허준(허민 역)(1964) : 동의보감. 서울 : 동양종합통신대.
7. 許浚 : 繪圖東醫寶鑑, 上海校經山房.
8. 허준(국역 증보)(1998) : 동의보감. 남산당, .
9. 허준(신완역) (2015) : 동의보감. 서울 : 법인문화사.
10. 장자화(안영민 역)(2017) : 유문사친. 서울 : 도서출판 살구숲.
11. 홍원식(1987) : 중국의학사. 서울 : 동양의학연구원.
12. Huard P., Wong M. : *Chinesische Medizin*. München : Kindler Verlag. (허정 역(1985) : 동양의학사. 서울 : 대한교과서주식회사.)
13. Wong K. C., Wu L. T.(1932) : *History of Chinese Medicine*. Tientsin : The Tientsin Press.
14. 陳邦賢(中華民國 62年(1974)) : 中國醫學史. 臺北 : 臺灣商務印書舘.
15. 長濱喜夫(1961) : 東洋醫學概說 大阪 : 創元社.
16. 한의학대사전편찬위원회(편)(1985) : 한의학대사전(의사문헌편). 서울 :

동양의학연구원출판부.

17. 大塚敬郎(1973) : 漢方醫學, 創元醫學新書. 大阪 : 創元社

18. Morse S. J., Watson R.(1977) : *Psychotherapies, A Comparative Casebook*. New York : Holt, Rinehart and Winston.

19. Frankl V. E.(1956) : Reaktive Neurose. *Zeitschrift für Psychotherapie u. medizinische Psychologie*. 6 : 4, pp. 137-152.

20. Frankl V. E(1967). : Psychotherapy and Existentialism. New York : Washington Square Press.

21. 森田正馬(1935) : 神経衰弱と强迫觀念の根治法. 東京 : 実業之日本社.

22. C. G. 융(한국융연구원 역)(2001) : 기본저작집 1, 정신요법의 기본문제. 서울 : 솔.

23. 이부영(2011) : 분석심리학 - C. G. 융의 인간심성론(제3판). 서울 : 일조각

24. 諸橋轍次 : 大漢和辭典 卷四. 東京 : 大修館書店.

25. 한의학대사전편찬위원회(편)(1989) : 한의학대사전(기초이론편). 서울 : 동양의학연구원출판부.

26. 이상은(감수)(1992) : 한한대자전. 서울 : 민중서림

27. 中村元(1985) : 佛敎語大辭典. 東京 : 東京書籍株式會社.

28. 이원섭(역)(1972) : 장자 · 노자, 중국사상대계 2. 서울 : 대양서적.

29. 일연(이병도 역)(1956) : 삼국유사. 서울 : 동국문화사.

30. Blinder B. J., Freeman D. M., Stunkard A. J.(1970) : Behavior Therapy of Anorexia Nervosa. *Am. J. Psychiat*. 126 : 1093-1098, .

31. Tseng W. S.(1973) : The Development of Psychiatric Concepts in Traditional Chinese Medicine. *Arch. Gen. Psychiatry*. 29 : 569-575.

32. Porkert M.(1974) : *The Theoretical Foundation of Chinese Medicine*. Systems of Correspondence. Cambridge Massachusetts : The MIT Press.

33. Marcel Granet (eingeleitet vom M. Porkert)(1963) : *das Chinesische Denken*. Verlag München : R. Piper & Co.

34. Marie-Louis vm Franz(1970) : *Die Zahl und Zeit*. Stuttgart : Ernst Klett Verlag.

Abstract

On the Five Examples of Psychological Treatment cited in the Book of *Dong-eui bo-gam*

In the book of Korean traditional medicine, *Dong-eui bo-gam*, (edited by Heo Jun and published in 1613), five cases of psychological treatment by prominent Chinese physicians, Chang Tsu-ho, Chu Tan-chi from Jin-Yuán(金.元) Period were discussed – specifically from the theoretical background of these therapies in comparison to contemporary methods and theories of psychotherapy. The cases are summarized as follows:

Case 1. In a panic, a woman fell from bed after being awoken by loud sounds from a burglary and fire. Thereafter, she became extremely sensitive to noise, and could not sleep with the slightest sound. No medication was effective. The physician successfully treated her by exposing her to loud sound by intentionally striking a box with a cudgel while the patient was looking into the box downwardly. The physician declared; "if you see everything as usual (pyeong 平), you have nothing to fear."

Case 2. A woman showed severe aggressive behaviors by attacking people around her and didn't take food. The physician realized that her illness was not to be treated with medicine. He ordered two women to decorate themselves, one like an actress and the other like a wrestler. Recognizing their comic features the patient began to laugh loudly. The two women then placed delicious food in front of the patient and started praising the pleasant taste of the food. The patient began to taste a bit of the food and several days later she had recovered completely from her illness.

Case 3. A woman fell in severe depression when her fiancé hadn't return home from a business trip. According to her physician's notes, her family provoked her anger and she wailed bitterly. Thereafter, the physician prescribed medicine for her and she could take food. Then, the patient was informed that the fiancé would come back soon, although this was not true. The illness maintained improved state without relapse. At that moment another medicine was prescribed for the patient.

Case 4. A woman suffering from severe insomnia due to excessive brooding. Meanwhile, her husband, according to the physician's notes, intentionally wasted money on gambling and drinking every night. She was successfully treated by being provoked to burst out in anger.

Case 5. One man grieving for his father who had been killed by thieves, suffered from severe chest pain and a sense of a mass in the chest. The symptoms subsided when he was exposed to farcical performances by shamans which led the patient to laugh.

The techniques of therapy applied in the first case demonstrate the similarity to the modern behavioral desensitization technique. The principle of therapy, however, was the holding the attitude of 'pyeong'(平): "To see things as usual."

In the second case an attempt at relieving 'no'(怒)(anger) with 'hi'(喜)(joy), and in the severe depression of cases 3 and 4, the provocation of hidden anger was applied as the principle of healing, on the basis of the theory of Yin-Yang and 5 Evocative Systems. These therapeutic principles recall the psychoanalytic concept of depression as introjected hostility.

The action-oriented, practical therapeutic approach and the involvement of family members in the above-mentioned therapies reflect not only a master's creative ideas but also the psycho-sociocultural characteristics of the time the masters were practicing.

전통적 양생술의 이론적 고찰*
- 『동의보감』을 중심으로 -

1. 머리말

동양의 양생술은 주로 도가(道家)의 수행법으로서, 또는 의가(醫家)의 건강법으로서 그 역사가 오래고 다양한 방법과 이론적 배경을 갖추고 현대에 이르기까지 이어오고 있다.[1-11] 한국의 대표적인 전통 의서인『동의보감』에도 양생술과 그 토대가 되는 인체 생리설이 양생을 위한 처방과 함께 비교적 많이 기술되어 있다.[12-15]

정신의학적인 견지에서 보면 양생술은 심리적 · 신체적 수련을 통한 정신건강과 신체건강을 함께 추구하는 개인위생의 한 방법으로서, 한편으로는 인격성숙을 목표로 하는 정신요법과 관련되고, 다른 한편으로는 위생학과 정신신체의학에 관계되는 특수한 정신적 · 신체적 건강기법이라고 볼 수 있다. 또한 양생술에서 불로장생의 비약을 만들어 복용하는 외단법(外丹法)은 현대의학분야의 약물학, 특히 정신약물학과 관련이 있으며, 신체 내의 기를 모아서 이를 균형 있게 조절한다고 하는 내단(內丹)의 일종인 방중술은 성학(性學)과 관련이 있다.

---

* 이 논문은 저자가 주도한 이부영·우종인·정도언 (1999) : 전통적 양생술의 이론적 기초 연구. 신경정신의학. 38(1) : 27-46을 토대로 수정 보완한 것이다.

현재 한국사회에서는 단전호흡이라든가 '기치료'의 이름으로 대체로 심인성 신체질환, 적응장애, 때로는 정신병 환자들까지 이를 이용하는 경우가 있는데 그 방법의 정통성이나 그 치료효과는 잘 알려져 있지 않다.

양생술이 지니고 있는 이와 같은 심리학적 · 의학적 · 정신치료학적 의미를 생각할 때 전통적 양생술은 현대적 관점에서 면밀하게 연구 분석되어야 할 전통의술의 하나임에도 불구하고 국내에서는 이에 대한 실험적 연구는 물론 이론적 고찰도 별로 많지 않은 실정이다. 그것은 양생술의 비방이 너무나 복잡하고 때로는 황당무계한 것처럼 보이는 데다 장기간 실천을 요구하는 것이어서 단기간의 실험연구로는 그 효과를 시험할 수 없을 뿐 아니라 이러한 비방들은 인체생리에 대하여 무지했던 고대로부터 전승된 것이므로 합리적인 관점에서는 쉽게 비과학적인 것으로 간주되는 경향이 있기 때문이다.

그러나 전통의술은 음양오행의 원리에 입각한 우주관, 미지의 신체에 대한 상상력의 결과뿐 아니라 상당히 경험적인 관찰의 결과로서 이루어진 만큼 적절한 방법과 학문적인 입장에서 이를 재조명할 때 우리 전통의술에 내포된 여러 가지 숨은 의미가 발견될 수 있을 것이며, 그 허와 실을 명확히 가려내고 현대정신의학의 치료 및 예방법, 정신요법 및 각종 활동요법과의 관련성을 밝힘으로써 전통의 현대적 계승에 이바지할 수 있을 것이다.

양생술에 관한 연구는 국내외에서 특히 사상사적 입장에서 활발히 실시되었다.[3-5,9,11,16-20] 양생술의 기초이론인 기 사상에 관한 다각적인 연구(小野沢 등)[21,22]를 위시하여 중국인의 사유에 관한[23] 소설과 중국의학 생리설의 깊은 연구를 개진한 포커트(Porkert M.),[24] 그리고 과학사적 입장에서 양생술을 고찰한 니덤(Needham J.)[25]의 연구는 양생사상의 배경을 이해하는데 도움을 주고 있다. 또한 시빈(Sivin N.)[26]은 중국의 연단술서를 주해함으로써 이 방면 연구에 기여하고 있다. 또한 단약의 폐해는 요시다[27]에 의해 지적되었으며 중국도교의 연단술에 관계된 양생사상은 국내에서도 일찍이 번역되었고 해석되었다.[28]

서양 중세의 연금술에서 개성화 과정의 상징을 발견한 융(Jung)은 중국학자 빌헬름(Wilhelm R.)과 함께 도교의 경전『태을금화종지』에 나타난 수행체험을 상징적 해석을 통하여 융의 자기실현과정과 연결 짓는 작업을 실시하여 동양의 연금술이라 할 수 있는 양생술의 심리학적 연구에서 중요한 시사를 던져주었다.[29] 전통의학에 나타난 상징성의 분석심리학적 연구는 국내에서는 이부영[28-32]에 의해 실시되어 왔고, 다른 입장에서 전통의학의 질병개념,[33] 정신약물학적 고찰[34]이 실시된 바 있다. 그러나 양생술 자체를 정신의학, 혹은 분석심리학적 견지에서 깊이 다룬 적은 없었다.

이 밖에 동양의 전통적 양생술에 기초한 기공술의 정신생리적 영향, 양생술에 비길 수 있는 인도의 요가를 비롯한 각종 명상이 신체에 미치는 영향에 관한 생물학적 연구와 그 효과는 국내보다 외국에서 여러 가지로 연구되어 왔다.[35-40]

근년에 국내에서는 양생술에 관한 몇 가지 학회구연이 발표되기 시작하였으나,[17,40,41] 아직 서론적인 것이며 본격적인 연구를 위해서는 더 많은 자료의 분석과 이론적 연구와 실험적 연구가 단계적으로 진행될 필요가 있다. 그러나 그러한 실험적 연구에 앞서 필요한 것은 전통적 양생술의 본체를 종합적으로 고찰하여 그 개념과 그 사상적 배경을 이론적으로 충분히 고찰할 필요가 있다.

이에 저자는 우리 나라 전통의학의 고전이라 할 수 있는『동의보감』에 기술된 양생사상과 양생술을 대상으로 그 심리학적·정신의학적 의의를 이론적으로 추구하고자 한다. 이것은 보다 다각적인 세부 연구를 위한 기초적 이론을 종합하고 이해하는 데 그 목적이 있다.

구체적으로 말하면『동의보감』에 나타난 전통적 양생술의 개념, 방법 및 그 이론적 배경을 종합적으로 구명하고 그 본질을 분석심리학적·정신의학적 견지에서 이론적으로 분석 고찰하여 장차 사례중심의 실험적 연구의 토대를 정립하기 위한 기초적 연구로 삼고자 하는 데 연구목적이 있다.

전통의술과 관계된 양생술 중 주로『동의보감』에 나타난 양생술의 여러 방법과 그 배경이 되는 이론을 추출하여 고찰의 대상으로 삼고, 양생술과 관계된 다른 문헌과 비교 고찰한 뒤『동의보감』에 나타난 양생사상과 양생술의 특성을 살펴보고, 그 내용을 현대의학, 특히 정신의학과 분석심리학적 입장에서 재조명하여 난해한 양생이론과 방법의 의미를 현대적 관점에서 이해하고자 한다.

2. 자료

연구대상 자료로는 동의보감 국역위원회 역주, 남산당 간행의『국역동의보감』[12], 동의문헌연구실(역)(법인문화사 간) 신완역『동의보감』[13]과 상해교경산방 간(上海校經山房 刊)의『회도동의보감(繪圖東醫寶鑑)』[14], 남산당『원본 동의보감』[15]을 사용하였고, 번역서들을 대조하여 어려운 한자는 가급적 풀어서 저자가 고쳐 쓴 경우도 있다.

고찰의 대상으로 삼은 내용은 다음과 같다.

내경편 권1–신형 · 정 · 기 · 신
내경편 권3–오장육부
간장 ; 간장의 수양법 · 간장의 도인법
심장 ; 심장의 수양법 · 심장의 도인법
비장 ; 비장의 수양법 · 비장의 도인법
폐장 ; 폐장의 수양법 · 폐장의 도인법
신장 ; 신장의 수양법 · 신장의 도인법
담낭 ; 담낭의 도인법

『동의보감』이 특히 도가의 사상을 많이 수용하고 있는 점은 연구자들에 의해 이미 언급되었다.[2,4] 그래서 이 책에는 다른 의서와는 달리 양생술과 도가의 기본자세에 관한 기술이 많이 발견된다. 무엇보다도 『동의보감』 내경편 권1에 있는 편찬자 허준의 서문을 대신한 집례에는 도가의 3보로 간주된 정 · 기 · 신이 인체의 모든 것의 주가 된다는 인체생리관을 제시함으로써 도가의 사상이 깊이 들어 있음을 시사했고, 이에 더하여 4대 성형론(成形論) 같은 불교의 생리관도 수용하고 있음을 제시했다. 또한 도가의 서인 『황정경』에 언급하여 "도가는 맑고 깨끗함과 수양의 방법으로 양생의 근본을 삼고, 의가는 약과 음식, 침과 뜸으로써 치료의 법칙을 삼았으며, 그러고 보면 도가는 자상하게 심신의 전체를 다룬 셈이요, 의가는 거칠게 구체적인 부분만을 다루는 셈이다"라고 하여 도가의 정신적 태도를 높이 평가하고 있다.[12] 그러나 『동의보감』은 비록 불로장생, 혹은 영생을 지향하는 양생사상을 많이 인용하기는 했으나, 그것을 이 책의 편찬목표로 내세우지는 않았고 다만 "모든 앓는 사람으로 하여금 이 책을 읽게 하여 한눈에 병의 허실, 경중과 길흉, 그리고 삶과 죽음의 원리를 분명히 깨달아서 횡사와 요절의 환을 면하게 하는 데 목적을 둔 것"이라고 천명하고 있어 의학서로서 특성을 유지하고 있다.

3. 양생술의 배경이론과 고찰

『동의보감』 내경편 1, 신형에는 양생사상과 직·간접으로 관련된 내용의 문헌들이 소개되어 있다. 그 내용 중 인간의 신체론, 생명의 잉태와 성장발달, 수명, 단전과 삼관(三關)에 관한 서술 등을 살펴보기로 하겠다.

1) 신체관

『동의보감』에서는 인체의 구성이 안으로 오장육부, 밖으로 근골, 제육, 혈맥, 피부로 이루어진다는 내외 구성설을 내세우고 있다.(『동의보감』 집례)[12] 『동의보감』은 근대해부학에 근접하는 해부도를 알고 있으나, 현대의학과는 다르고 동양전통의학의 12경맥계를 비롯한 독특한 해부생리 체계를 갖추고 있다. 더욱이 인간의 신체와 그 생리는 모두 우주 자연을 본 뜬 것이며 신체 각 기관의 운용은 마치 국가의 관직과 행정기능, 혹은 (신인이 사는) 궁궐과 같은 것으로 비유하고 있다. 즉, "머리가 둥근 것은 하늘을 본뜬 것이요, 발이 모난 것은 땅을 본뜬 것이다. 하늘이 4시가 있으매 사람은 4지가 있고, 하늘이 5행이 있으매 사람은 5장이 있고, 하늘에 9개의 별이 있어 사람은 9개의 구멍이 있고, 하늘에 12시가 있어 12경맥이 있고", "하늘에 해와 달이 있으매 사람은 안목(眼目)이 있고", "하늘에 천둥번개가 있으매 사람은 기쁨과 성남이 있다"고 하였는데, 이것은 중국 당대의 유명한 의사이며 도인인 손사막의 말을 인용한 것이다.(내경편 권1 신형)(p. 1)[12)]

또한 "가슴과 배는 궁궐과 같고, 4지는 들이나 성곽과 같고. 뼈마디는 백관(百官)과 같으며, 신(神)은 임금이요, 혈(血)은 신(臣)이요, 기(氣)는 민(民)이니 몸을 다스릴 줄 알면 나라도 다스리고 백성을 사랑해서 그 나라를 편하게 할 수 있는 것과 같이 기를 아껴야 그 몸을 온전히 할 수 있다"라는 고대 중국의 도가 갈홍(『포박자』)(ca. 284-ca. 363)[28)]의 말과 심(心)은 군주의 역을 맡았으니 신명이 거기서 나고, 폐는 전달하는 역할을 맡았으니 이치로써 다스리고 조절하며, 간은 장군의 역할을 맡았으니 꾀와 여러 생각에 능하다는 등 내장과 국가의 관직, 행정부서에 비유한 황제내경『소문』의 기술을 인용하고 있다.(내경편 권1 신형, 인신유일국)(p. 4)[12)]

이에 더하여 내경편 권1, 4 신의 장에는 인체 내장이 신을 간직함을 설하면서 각기 그 신의 이름을 열거했으며, 5장이 또한 7신을 간직하고 있는데 그 특성에 따라 이름과 자(字)를 붙이는데 예를 들면 간신(肝神)의 이름은 용연(龍烟) 자는 함명(含明), 심신(心神)의 이름은 단원(丹元) 자는 수령(守靈) 등으로 불렀다. 또한 인체의 백 마디에 모든 신이 있고, 내장과 뇌에 각기 오궁진인(五宮眞人)이 있으며, "몸 밖에 18,000의 양신(陽神)이, 몸 안에 18,000의 음신(陰神)이 있는데 주장하는 자는 강궁진인(絳宮眞人), 즉 심이 되는 것이다"라고 말했고, "심군(心君)이 일신의 주장이 되어서 만신이 그의 명령을 듣는 고로 능히 허령(虛靈)하고 지각하여 천변만화한다"(『정리』)고 하였다.(내경편 권1, 신)(pp. 41-40)[12] 이때 말하는 신이 '신령'들에 비길 수 있는 알 수 없는 생명력의 명칭임을 생각할 때, 또한 궁과 진인의 명칭으로 미루어 보아 인체가 대우주를 본뜬 소우주로서 얼마나 신비로운 존재로 간주되었는지를 알 수 있고, 모든 것이 기능과 형태로 환원된 근대서양의학의 인체관과는 전혀 다른 형이상학적 인체관을 가지고 있었음을 알 수 있다.

마스페로(Maspero H.)는 고대 중국의 양생술을 논하는 가운데 중국 도교도의 신체관에 관해 다음과 같이 지적했다. "도교도는 인체내에 많은 신들이 살고 있고 그것이 신체 각 기관을 관장한다고 믿었기 때문에 그들에게는 신체야말로 일체를 통일하는 유일한 원리였고 신체만이 불멸을 획득할 수 있는 것이라 생각했다. 신체는 인간의 생명이나 인격을 구성하는 모든 것이 살아있는 곳이므로 신체를 지키고 유지할 필요가 있다."(pp. 12-13)[9] 또한 그는 도교의 해부생리학에 언급하여 도교도는 중국의사들이 신체를 상 · 중 · 하의 3부로 나누고, 5장 6부 및 3초(焦)로 나누는 방식을 그대로 받아들였지만, 기원 4세기 이후에는 독자적인 인체론과 생리학을 내세웠는데, 그것은 실험과 관찰에 근거를 둔 것이라기보다는 도교의 교의나 이론을 그 당시의 해부학적 사실에 적용한 것이었다고 했고, "도교에서 인체는 그 근본을 이루는 세 부분이 있는데 그 하나는 두부, 제2는 흉부, 제3은 복부에 있고 이 세 부분을 '단전'이라 부르는데, '단'이란 불멸의 묘약의 정수를 이루는 원소, 유화수은(硫化水銀)과 관계한다"고 했다.(p. 36)[9] 『동의보감』도 『선경』, 『취허편』, 『참동계』 등 도교의 서를 인용하여 '단전'을 다음과 같이 설명하고 있다.

단전(丹田)과 3관(關)

"뇌는 수해(髓海)가 되므로 상단전, 심은 강궁(絳宮)이 되므로 중단전, 배꼽 아래 3촌이 하단전이다. 하단전은 정을 간직하는 곳이고, 중단전은 신을, 상단전은 기를 간직하는 곳이다."(『선경』)(p. 4)[12] 또한 정기가 오르내리는 길목 셋을 제시하여 뇌의 뒤에 있는 옥침관(玉枕關), 협척(夾脊)의 녹로관(轆轤關), 수화(水火)의 즈음을 미려관(尾閭關)이라고 했다.(『선경』 배유삼관)(p. 4)[12]

"채(採)하고 연(煉)하여 잠깐 동안에 기가 묘묘하며 3관을 통한다. 3관을 내왕하는 기가 다함이 없으니 1도(道)의 백맥이 이환(泥丸)에 조회(朝會)하고 이환 위의 자금정(紫金鼎)에 한 덩어리의 자금이 덩어리를 만든 것이 옥장수로 화해서 입으로 흘러 들어가므로 향기롭고 맑고 상쾌함이 혀끝에 퍼지는 법이다."(『취허편』 단전유삼)(p. 4)[12] 공기가 체내에 들어와 3관문을 통과, 뇌에 모여 그곳의 적동(赤銅, 자금) 솥에서 붉은 동의 둥근 덩어리가 된 것이 귀중한 물로 변해서 입으로 들어간다는 것으로 그 표현이 매우 상징적이고 서양 연금술사들이 최고의 물질을 만들어내는 과정과 비슷하다.[42,43] "사람들이 몸의 기혈이 위아래로 순환하여 주야로 머물지 않는 법이 마치 강의 물줄기가 흘러서 바다에 들어가도록 마르지 않는 법과 같은 것은 알면서 명산과 대천에도 인체와 같이 공혈이 서로 통해져 있는 법은 알지 못한다"는 『참동계』의 진술에서는 자연과 인체의 밀접한 상관관계가 다시금 제시되고 있다.

마스페로(Maspero H.)에 의하면 위에 제시된 3단전 중 각 단전은 공간적으로 구획되어 실(室)을 이루고, 실은 궁으로서 신들의 거처인데 각 단전마다 최고의 신이 사는 궁이 있고, 기를 복용하는 수련을 할 때 기는 먼저 이곳으로 유도된다.(p. 36)[9] 상단전, 즉 이환궁은 황제내경『소문』본병론에 의하면 두 눈썹 사이를 말하며 기공할 때 마음을 두는 부위의 하나이다.[6,8,44] 이환궁은 산스크리트어 '니르바나'의 소리를 본뜬 말로서 불교의 영향을 여기서 볼 수 있다고 한다.(p. 36)[9]

2) 잉태와 성장과 수명에 미치는 여러 가지 영향

인간이 대우주를 본뜬 소우주인 만큼 인체의 형성은 천지의 정기(精氣)에 대응하는 부모의 정기로서 혼백이 이루어지며, 근육, 뼈, 살, 정혈(精血), 진액 등 인체의 모든 구성요소 역시 대자연의 4대 요소(지 · 수 · 화 · 풍)로 이루어진다고 보고 있다. 또한 출산 뒤 10세에서 100세까지의 인체생리의 성장발달과 쇠약을 설명하고 있다.(내경편 권1 신형)(pp. 1-3)[12] 4대 요소로 인체가 구성된다는 설은 불교의 4대 성형설에서 나온 말이고, 그 밖의 내용은 진 · 한대 중국 고전 의서인 황제내경『소문』을 인용한 말로서 음양오행 원리에 입각한 중국고대의학의 이론을 그대로 제시하고 있다.

『동의보감』에서는 도교 양생술처럼 영생을 지향하지는 않았지만 100세를 넘게 살 수 있다는 전제 아래 장수를 실현하는데 무엇이 필요한가를 주로『황제내경』을 인용하여 설명하였다.

"옛 사람들은 도를 알아서 음양을 따르고, 술수를 좇아(上古之人 其知道者, 法於陰陽, 和於術數)[15] 음식을 조절하고, 기거(起居)가 법도를 따르고, 힘드는 일을 함부로 하지 않으므로 형체가 정신과 함께 건실하여 천명을 마치고 100세를 누렸다. 그러나 지금의 사람은 술을 간장처럼 마시고, 망령된 짓을 거리낌 없이 하고, 취한 뒤에 성교하여 그 정욕을 자행함으로써 정기가 고갈되고, 진원(眞元)이 소모되며 욕심을 절제할 줄 모르고, 신(神)을 조정하지 못하면서 자기 마음의 쾌감만을 취하여 생리를 거역하고, 기거에 절제가 없으므로 반백이 못되어서 쇠하는 법"이라 했다.(『소문』)(p. 3)[12] 또한 사람의 장수하고 요절하는 것은 천명이 있고, 부모에게 타고난 원기의 성하고 쇠함 등으로 결정된다. 수명의 선천적 소인을 인정, 부모로부터 받은 원기만 믿을 게 아니고 옛날의 성인들이 백 가지 풀을 맛보고 실험하여 의약을 만듦으로써 백성을 구하여 각각 천명을 마치게 되었듯이 반드시 먼저 몸을 닦은 뒤 천명을 기다릴 일이라 주장한다.(p. 3)[12]

"그러므로 의사는 신명을 통하고 조화를 이용하여서 일찍 죽을 사람을 오래 살게 하고, 사람을 신선으로 만들어 주어야 하는 것이다. 그러려면 의자의 도를 어찌 하루라도 폐할 수 있겠는가?"(내경편 권1, 수요지이)(p. 3)[12]

오래 살게 하고 신선으로 만든다는 말에 이미 의술의 목표가 단지 장수에만 있지 않고 도가들이 말하는 장생, 즉 영생을 지향할 수도 있음을 시사한 것이다.

수명에 관한 이론은 다양하다. 『동의보감』은 황제내경 『영추』를 인용하여 형과 기가 수요(壽夭)를 결정한다고 하여 다음과 같은 말을 하고 있다. "형과 기가 합하면 수(壽)하고, 합하지 않으면 요(夭)한다", "혈기와 경맥이 형을 이기면 수하고, 형을 이기지 못하면 요하며", "형체가 충만하고 피부가 너그러우면 수하고", "형체가 충만해도 살이 팽팽하면 요절한다"는 등의 말을 하고 있다. 형기의 조화, 즉 생명의 에너지(기)가 적절한 형체에 부합되어야 한다는 생각과 생명의 기본인 에너지가 신체의 외적 형체보다도 더 핵심적인 역할을 한다는 뜻이 반영되고 있다.

또한 그 중에서도 원기(元氣)를 곡기(穀氣)가 이기면 살이 너무 쪄서 수하지 못한다고 하고 있다. "인체 중의 근본을 신기(神機)라 하는데 신이 가면 기가 정식(停息)하는 법이다"(내경편 권1, 신형 형기정수요(形氣定壽夭)(p. 3)[12]라는 『내경』의 말을 인용하며, "맥이 급격한 자는 기혈이 소모되고 신기가 정식되기 쉬운 고로 요절하기 쉽다"고도 한다. "성(性)이 급하면 맥이 급하고 성이 부드럽고 느리면 맥이 또한 부드러우니, 맥이 느린 자는 수하고 맥이 급하고 많은 자는 요절한다"고도 한다. 신기란 생명활동(신)의 기전이라 간주된다.(p. 187)[44] 황제내경『소문』오상정대론편의 인용이다.[6,7] 맥의 급하고 안 하고가 수명과 관계 있다는 것은 임상적인 관찰의 결과일 수도 있으나 그보다는 매사에 성급한 것의 해악을 보아왔고 무위자연의 유연성을 삶의 원리로 삼아온 도가의 생활철학을 반영한 것이라 볼 수 있다.

4. 양생술의 기본원리 및 고찰

1) 정 · 기 · 신을 지키고 기름(保養精氣神)

『동의보감』은 정 · 기 · 신으로써 생리의 근간을 삼고 있고 그 조화로운 상호활동이 장생의 기본이론을 이루고 있다.

사람의 몸이 천지의 빼어난 기를 받아서 생기고, 음양에 의탁해서 형체를 이루는 까닭에 사람의 한 몸 가운데 정 · 기 · 신으로써 주를 삼는데, 신이 기에서 나고 기가 정에서 난다. 그러한 까닭에 진(眞)을 아는 이는 몸을 수련하되 정·기·신 세 가지 것에 힘을 기울여 연치(煉治, 갈고 닦고 다스림)한다.(『오진편(悟眞篇)』)(p. 4)[12)]

또한 '보양정기신' 제목 아래 구선(臞仙)의 말을 인용하고 있다.

> 정(精)은 몸의 근본이요, 기(氣)는 신(神)의 주인이며, 형(形)은 신이 거처하는 집이다. 그러므로 신을 너무 많이 쓰면 다 없어지고, 정을 너무 과히 쓰면 소실하며, 기가 너무 피로해지면 끊어진다. 사람이 사는 것은 신 때문이요, 형(形)에 의탁함은 기인데, 기가 쇠하고 형이 모손하고서 장생한다는 것은 들어본 일이 없다[구선(臞仙)].(pp. 4-5)[12)](원본 p. 74, 번역 p. 75)[15)]

진(眞)이란 노자와 장자가 사용한 말로서 여러 가지 뜻이 있으나, 선인(仙人)이 모습을 바꾸어 승천하는 것, 즉 화(化)를 뜻하기도 하고 천(天)·원(元)·일(一)·도(道)·본(本)과 같은 본연의 성(性)이라는 뜻도 된다. '진을 아는 이'란 도교의 이와 같은 진실된 깊은 뜻을 아는 사람이라고 생각해도 될 듯 하다.(pp. 223-224)[45)] 『오진편』의 인용에서는 정·기·신의 관계를 그 생성과정에서 신←기←정의 순서로 서술하여 정이 기·신의 모체, 또는 근원처럼 설명되어 있고, 같은 말이 구선의 인용문에서도 발견되는데, 여기에는 형이 추가되어 신의 거처라고 설명되고 있다.

형(形), 즉 신(神)의 집을 안전하게 마련하지 않고는 안생(安生), 수신(修身), 양신(養神)하여도 기가 흩어져 공허로 돌아간다. 그것은 초가 다 되어 불이 꺼지고, 둑이 무너져 물이 흐르는 것과 같다 하였다. 또한 "신은 능히 기를 복(服)하고 형은 능히 5미를 먹는데 기가 맑으면 신이 상쾌하고, 형이 노(勞)하면 기가 탁한 법이다" 하고, "기를 복하는 자는 누구라도 죽지 않는 고로 몸이 하늘에 날고, 곡식을 먹는 자는 누구나 죽으므로 형체가 땅에 돌아가는 것이다"라고 하여 양생에서의 복기(服氣)의 중요성을 강조하였고, 형을 온전히 하고 정기(精氣)를 기르는 것의 중요성을 새삼 강조하고 있다.(동의 p. 5)[12)]

> 무릇 신명(神明)은 생화(生化)의 본이요, 정기(精氣)는 만물의 체이니 그 형을 온전히 하면 생하고 그 정기를 기르면 성명(性命)이 장존(長存)하는 것이다[구선].(p. 5)[12)]

형(形)을 온전히 한다는 것은 신체를 온전히 한다는 말이고, 신체를 온전히 하려면 곡식에 의존할 것이 아니라 기(氣)를 마시고 이를 몸 속에서 제련함으로써 신을 상쾌하게 할 필요가 있다는 뜻으로 이해되고, 불멸의 신체를 만들어내려는 양생가의 관심이 단순한 체력단련의 차원을 넘은 것임을 시사하고 있다.

양생술의 기본원리인 보양정기신의 정 · 기 · 신이라는 개념은 매우 혼동되기 쉬운 개념인데, 역사적으로도 그 개념이 많이 변화되어 왔다고 하므로 『동의보감』에 인용된 문헌의 어느 것이 어떤 의미로 쓰인 용어인지를 감별하는 일은 결코 쉬운 일이 아니다.

(1) 정(精)의 개념

하라다(原田)(1988)는 정(精)이 신(神) · 기(氣)의 뜻으로도 쓰였기 때문에 그 개념을 정확하게 파악하기가 매우 어렵다고 하면서,(p. 343)[18)] 양생가들은 사람의 기의 근원적 존재를 정이라 불렀고, 호흡의 유무가 사람의 생사를 결정한다는 관점에서 보면 그 정은 바로 생명의 근원이라는 뜻이 된다고 했다. 신 역시 생명의 근원인데 신이 형이상학적인 개념인데 비해서 정은 생리적인 의미에서 생명의 근원으로서 약간의 구체성을 갖고 있다고 할 수 있다는 설도 있다.(楠山 p. 29)[20] 정은 무엇보다도 정기(精氣, 순수한 기)와 같은 뜻으로 생명에너지, 생명력 그 자체로 간주되었다.[12](原田 p. 349)[18](坂出 (ed))[11]

그러나 시대에 따라 생명을 설명하는 도가의 모델이 바뀜에 따라 정의 의미도 바뀌게 되었다. 정(精) · 형(形) 2분법(예 : 『관자(管子)』 내업편(內業篇), 『장자』 각의편(刻意篇))에서 정의 의미는 신 · 기와 구별할 수 없는 것이 되어 신 · 형 2원론에서의 신의 뜻과 같은 것이 된다.[11](pp. 350-352)[18] 정 · 신 · 형 설과 정 · 신 · 기 설의 두 가지 3분법은 2분법에 비해 안정과 조화를 나타내는 모델로 간주된다.(p. 353)[18] 정 · 신 · 형 설에서는 정이 기의 정으로 간주되어 순수한 에너지의 섭취를 장생(長生)의 목적으로 삼게 되었다.[11](p. 357)[18] 중국 육조(六朝) 후반에 방중설(房中說)의 신장과 더불어 정 · 신 · 기 설이 성행하면서 정을 체액—특히 정액이라고 생각하는 용법이 성행하기 시작했다.(原田)[18](坂出 (cd) p. 358)[11]정 · 기 · 신 3인자(因子)는 단순한 모델에 그칠 뿐 아니라 구체적인 행동목표이기도 하여 정에 대한 수행은 '방중', 신에 대한 수행은 '존사(存思)', (각 체내신(體內神)에 의식을 집중한다) 기에 대한 수행은 예컨대 '태식(胎息, 태아의 호흡)' 등이 있고 도가 중의 상청파(上清派)가 중요시한 대표적인 수행법이었다.[18](p. 359)[11] 정은 생명력을 부여하는 에너지의 원천, 기는 대기 중의 에너지, 신도 역시 순수하게 형이상학적인 것이 아니고 생명의 근원이 되는 에너지를 내포하는 것이 아닌가 생각되고 있다. 이렇게 볼 때 3인자(因子) 각각에 생명에너지를 내포하는 것으로서 정의 칭호를 부여할 수 있었을 것이라고 상상할 수 있다.[18](p. 369)[11]

『동의보감』 내경편 권1 정(精)(pp. 17-18)[12] 제하로 소개된 정은 무엇보다 두 신(神)(음양)이 합하여 형체를 이룬, 신체보다 먼저 생긴 신체의 근본으로 골수와 뇌(髓海)에 흘러드는 영양소로 간주된다.(精爲身本)(p. 17)[12] 그러나 양생서를 인용한 정위지보(精爲至寶) 제목 아래 글(p. 17)[12]은 분명히 정액을 지칭하고 있고, 정은 보배와 같으므로 좋은 음식으로 정을 만들어 보충할 뿐 아니라 함부로 배설해서는 안 된다는 생각이 표현되고 있다. 정과 기의 관계는 서로 보양하는 것으로 되어 있어 기가 모이면 정이 충만하고, 정이 충만하면 기가 성하여 잘 먹어야 한다고 주장한다. 또한 『선경(仙經)』을 인용, 정의 가치를 재삼 강조했다.

그런 점에서 정은 창조력을 지닌 신비한 물질로 간주되고 있고, 혹은 그런 물질이 되는 원초적 재료, 서양 연금술의 시작이 되는 원질료(prima materia)에 비유될 수 있다.[42]

(2) 기(氣)의 개념

동양의학의 기 개념에 관해서는 이 책 앞부분에서 살펴보았으므로 이곳과 중복되는 부분이 있을 것이나, 이 논문의 문맥을 살리기 위해 삭제하지 않았음을 미리 밝혀둔다.

기라는 말은 또한 도가, 고대 유가, 불교, 이기철학 등에서 모두 사용되던 말로서, 그 개념은 시대적으로나 사상사적으로 변천하였으나 전체적으로는 인간과 자연을 만들고 있는 생명, 물질의 역동적 에너지로 간주되어 왔다.(pp. i-vi, 서문)[22]

동양의학에서 기혈을 생활체의 기본이라고 볼 때 기란 출생과 더불어 받은 선천의 기(元氣)로서 생명현상의 근원이고, 이것이 혈을 생기게 하고 더욱 후천의 기가 되어 생명유지를 위한 기본적 신진대사를 다루는 동시에 병을 방어하는 역할을 한다고 본다.(p. 19)[46) 나가하마(長濱)는 근대 의학적 관점에서 중추신경의 통제 하에 있는 자율신경기능과 내분비기능과의 상관관계를 기혈관계로 비유할 수 있을 것이라고 했다.(p. 24-25) 『황제내경』을 중심으로 한 동양의학의 기 개념에 관한 연구에서 저자는 기에 관한 여러 현대적 해석을 비교 고찰한 바 있다. 『황제내경』을 영역한 Veith I.(1972)[47)]는 기를 여러 가지로 번역하여 the breath of heaven(天氣), life-giving vigor(天地合氣命之曰人), desire, vigor(血氣之男女), etheral spirit(精氣)라 하였는데, 때에 따라서 vigor, spirit, breath로 번역하였던 것이다. 중국학자 그라네(Granet M.)는 기를 한편으로는 숨, 다른 한편으로는 활기(Schwung), 기질(Temperament) 또는 에너지로 이해하고자 했다.(p. 302)[23)] 과학사학자 니덤(Needham J.)은 기를 vapour, steam(수증기), subtle matter(미묘체(微妙體)), subtle spirit(미묘령)라 번역했고, 그리스어의 프네우마(pneuma)와 비교될 수 있는 것으로 보고 있다.(p. 228-23)[25)]

정신분석학에서 비교될 수 있는 개념은 Freud의 libido일 것인데, 특히 이것은 기보다는 좁은 의미의 '정력'에 해당될 수 있다.[48)] 그러나 기는 융(Jung)의 분석심리학에서 말하는 정신적 에너지(psychic energy)에 가깝다고 할 수 있다. 그러나 기(氣)는 순수하게 비물질적 · 정신적인 것도 아니고, 그렇다고 순수한 물질적인 실체도 아니고, 정신과 물질 사이의 생명활동의 양 측면을 매개하는 중간 매개물의 위치에 있는 힘이기 때문에 원시 종족이 이미 그 존재를 상상했던 'subtle body'(미묘체), 분석심리학에서 말하는 'psychoid function'(정신 비슷한 기능)[49)]에 더 가깝다.(p. 13, 15, 30, 50. pp.

108-117)[50](pp. 110-111)[51](pp. 96-99, p. 128)[52]. 그것은 서양연금술의 최고의 목표인 메르쿠리우스(mercurius)에 선행하는 공기의 정과 같다.[42,53] 인식할 수 없으나 변환의 힘을 가진 것, 우주자연에 존재하며 동시에 인체 모든 장기에 순환하는 것이 기이다. 기는 신과 마찬가지로 직관적 · 철학적으로 파악된 형이상학적 인간관과 우주관에 토대를 둔 개념이다. 이것을 바로 현대생리학과 비교하거나 환원할 수는 없다. 왜냐하면 현대서양의학은 동양의학과 기본적으로 다른 관점에서 출발하고 있기 때문이다. 그러나 동양의학에는 사변적인 토대뿐 아니라 경험에 근거하기 때문에 양자가 만날 수 있는 가능성이 있고, 이런 점에서 동양의학의 기 개념을 비롯한 기본원리에 대해서는 심층심리학적 접근뿐 아니라 생물학적인 접근 시도가 필요한데, 최근 이에 관한 시도가 이루어지고 있는 것은 흥미 있는 일이다.(pp. 72-92)[54]

동양의학의 특징은 또한 인간과 자연과의 상관관계를 중시한다는 점으로 공간적 존재양식으로서의 인간과 환경과의 관계를 중요시하고 기상의학이나 지리병리학에 대해 언급하고 있고, 시간적 존재자로서의 인간을 파악하는 데 있다.[12](p. 516) 서양의학의 시간심리생물학(chronopsychobiology)의 선행 이론이 일찍부터 동양의학에 있었던 것이다. 『동의보감』은 이것을 『황제내경』을 인용하여 사기조신(四氣調神)의 제목으로 기술하였다.

인체는 봄 · 여름 · 가을 · 겨울의 계절에 잘 적응하며, 자연의 기에 맞게 기를 나누거나 기를 지키거나 해야 한다. 자고 일어나는 등의 일상생활과 마음가짐을 봄철에 응하는 양생의 도, 여름철에 응하는 양장(養長)의 도, 가을철에 응하는 양수(養收)의 도, 겨울철에 응하는 양장(養藏)의 도에 합당하게 가지고 살아야 함을 강조한다.(pp,

5-6)[12] 또한 4계절과 음양은 만물의 근본이 되는 법이므로 성인이 봄·여름에 양(陽)을 양(養)하고, 가을·겨울에 음을 양(養)하며, 그 근본을 좇는 까닭에 만물과 함께 생장의 문에 부침한다.(『내경』)(p. 6) 또한 사시절선 제목 아래 4계절의 특성과 섭생의 요체를 자세히 기술하고 있다[양생서, 위생가, 구선].(p. 10)[12]

(3) 신(神)의 개념

양생술에서 보양(保養)해야 할 정·기·신 중 '신'이란 어떤 개념인가? 앞에서도 진술하였듯이 이 세 용어는 그것이 어떤 조합 아래 사용되는가에 따라 의미가 바뀌기도 하므로 개별적인 개념을 별도로 해석한다고 해서 이 전체의 관계가 분명해지는 것은 물론 아니다.

『한의학대사전』에 의하면 신이란 넓은 의미로는 인체생명활동의 총칭이고, 좁은 의미로는 사고·의식 활동을 말한다 했다. 황제내경 『영추』를 인용하여 선후천(先後天)의 정기는 신의 기초물질이다. 장기의 정기가 충족되어 있으면 신기(神氣)도 왕성해지고, 정기가 고갈하면 기기(氣機)가 쇠하여 신기가 없어진다.(得神者昌, 失神亡)(『소문』 이정변기론편(移精變氣論篇))(p. 186)[7]

황제내경 『소문』 팔정신명편(八正神明篇) 26에서 신기를 기를 수 있는 사람은 반드시 환자의 영양상태나 영위혈기(營衛血氣)의 기의 성쇠를 장악하여 이상을 조화시키며, 이 영위혈기의 작용이야말로 그 사람의 신기(정기(精氣)·진기(眞氣)·정기(正氣))라고 했다.(p. 148)[8] 황제가 기백에게 형과 신을 물을 때 기백은 형은 눈에 보이는 육체적 이상만이 아니라 반안(半眼)을 갖고 살필 때 눈앞에 나타나는 것이라고 함으로써 구체적인 형체만이 아니고, 반의식 상태에서 파악될 수 있는 몸의 이미지, 그것이 겉에 드러나지 않으나 존재하는 임상상이든 혹은 일종의 내적 관조로 얻을 수 있는 몸의 내면상 같은 것을 시사하고 있다. 매후 홍미 있는 발언이다. 황제가 신에 관해 물었을 때 기백은 신의 움직임을 기의 움직임과 동일시하면서 그것은 귀로 들으려해도 들리지 않고 심안을 크게 뜨고 무아의 경지에서 정신을 통일하면 뚜렷이 홀로 느끼게 되며 그 상태를 말로 표현하라고 해도 할 수 없는 것이라 하였다.(p. 148)[7]

신과 심(心)의 관계에 대하여 황제내경『소문』에서는 다음과 같이 말하였다.

> 심은 오장육부의 왕이며 정신활동의 대본인 신을 내장하고 있다.(『소문』 해정미론편(解精微論篇) 81)(p. 320)[7]

『동의보감』도 심은 군주와 같은 위치이며, 신명(神明)이 거기서 나온다는『내경』의 말을 인용한다.(p. 40)[12] "심은 일신의 주요 청정의 부(府)가 되는 것인데, 밖에는 포락(包絡)이 있어 그물처럼 얽혀 있고 그 가운데 정화(精華)가 모여 있는 것을 신(神)이라 한다. 신은 음양을 통하고 섬호(纖毫(가는 털))–섬세한 데–를 살펴서 조금도 문란함이 없다",(『회춘(回春)』) "신(神)은 심의 통솔을 받고, 기(氣)는 신(腎)의 통솔을 받으며, 형(形)은 수(首, 머리)의 통솔을 받아서 형기(形氣)가 서로 사귀고 신이 그 가운데서 주가 되는 것이니 3재(三才)의 도라 한다",(소자(邵子)) "심이 조용해야만 가히 신명에 통하여 사물이 이르기 전에 미리 알아서 방지하게 되는데…, 심이 조용하여 천기를 굳세게 하면 온갖 병이 발생하지 않고 장수한다",(구선) "신이 남아돌아가면 항상 웃음이 많으며 신이 부족하면 슬퍼한다",(『내경』)(p. 40)[12] "5장이 7신을 간직하고 5장의 기가 끊어지면 신이 밖에 나타나고",(p. 41) "심이 신을 간직하고 신(身)의 군주가 되어 칠정(七情, 희 · 노 · 우 · 사(思) · 비 · 놀람 · 무서움)을 거느리는데 상하면 병이 된다."(『내경』주)(p. 42)[12]

이상의 서술로 보면 신 역시 인지하기 어려운 생명력(vital force), 혹은 에너지라고 할 만한 것인데 모든 생명 활동을 주관하는 중심으로 간주된다. 동양의학에서의 생리현상을 총괄하는 중심은 뇌가 아니고 심인데, 심은 다른 내장과 마찬가지로 일종의 상징의 하나로서 신체적인 심장이기도 하고 마음이기도 한 것으로, 심은 특히 욕심과 감정을 다스리는 것이면서 동시에 과도한 감정과 욕심으로 상할 수도 있는 것으로 인간의 정서 상태와 욕동과 깊은 관계를 가진 것으로 볼 수 있다. 기 역시 7기, 9기 등의 개념에 따라 정서 상태와 관계를 지우고 있는데 심과의 관련에서 신을 생각할 때는 신이 사고, 의식활동이라는 『한의학대사전』의 개념과는 조금 다르게 표현되고 있다. 신을 기르기 위해서는 식사를 잘 해야 하는데 어떤 선비가 글 읽기를 좋아하여 밥 먹는 것을 잊고 독서만 하였더니 어느 날 자의도인(紫衣道人)이 앞에 나타나서 "그대는 너무 고사(苦思)하지 말라. 고사하면 내가 죽는다" 하므로, "당신은 누구냐?" 하니, "나는 그대의 몸 안의 곡신(穀神)이다" 하므로 그 선비가 생각을 고쳐 곡식을 먹었다고 했다(연수서(延壽書))(p. 41)[12]는 이야기가 있다. 곡기는 신이 활동하는 근간이라고 본다면 신이 의식활동이라는 의미가 타당하나, 사고활동뿐 아니라 정서활동까지 관장하는 것이라 짐작된다.

Veith I.[47]는 신을 주로 정과 함께 spirit(영(靈))로 번역하고 있다. 왕핑(王氷, Wang Ping)의 주석을 번역할 때는 "신은 spirit(영)과

energy(에너지)로서 지식(knowledge)과 지혜로 완전히 이해할 수 있는 것이다. 형은 그것을 치료하기 위해서 진찰할 수 있는 신체를 의미한다"고 하였다.(p. 222)[47)]

앞에서 인용하였듯이 『황제내경』에서 마음을 열고 보면 볼 수 있으며 말로 표현할 수는 없으나 그 존재를 분명히 알 수 있는 것이라는 신에 관한 기백의 표현은 신이 본래 무의식적인 내용인데 의식화 과정에서 흔히 발견되는 것임을 시사한다. 말로 표현할 수 없다는 사실은 그것이 논리적 해석을 넘어서는 의미를 내포하고 있는 상징(symbol), 특히 분석심리학적 관점의 상징임을 암시하고 있다. 그러기에 왕핑도 지(知)뿐 아니라 '지혜'로 이해할 수 있다고 하였을 것이다. 도교의 명상과정을 기술한 『태을금화종지』에 관한 융(Jung)과 빌헬름(Wilhelm)의 해석에서는 신보다도 성(性) · 명(命) · 혼백의 개념이 주로 다루어져 있는 만큼 특별히 신의 개념에 관련하여 참조할 만한 것이 많지 않다. 미유키(Miyuki M.)[55)]는 『금화의 경험』 속에서 기(Chi, 氣)를 입김, 물질의 생동력(vitale Kraft der Materie) (p. 227), 정신적 에너지(p. 14)로 간주하고, 정(Ching, 精)을 정액, 정수로 번역하고, 신(Shen, 神)은 정신, 혼(Geist) 또는 경이로운 도의 작용(wunderbares Wirken des Tao)으로 번역하고 있다.(p. 81, 235)

중국의학의 이론을 고찰한 포커트(Porkert M.)[24)]는 정 · 기 · 신 등 중국의학의 중요개념에 대한 독특한 해석을 가하였다. 그에 의하면 기는 energetic configuration(에너지상의 배열(구성)), configurational energy((배열)구성적 에너지)라고 볼 수 있다. 기의 개념은 서양과학의 개념으로는 에너지(energy)에 가장 가까우나 단순한 에너지라기보다 에너지의 질적인 한정을 내포하고 있다. 즉, 기는 에너지의 정의할 수 있는 성질을 말하는데 공간에서의 일정한 방향과 배열과 질을 가진 에너지, 또는 에너지를 통한 배열(energetic configuration)이다. Configuration(구성, 배치)을 그는 constellation(배열)과 동일시하고 있다. 그러므로 그에 의하면 기는 배열력 있는 에너지, 에너지를 통한 배열이라 할 수 있다.(pp. 161-162)[24)]

정(Ching, 精)은 unspecific, unattached structural energy(비특이성 · 비종속성 구조적 에너지)이며, structural potential(구조적 잠재력)이다.(ibid. p. 176)[24)] 정과 신을 비교하면 정은 structural polarity(구조적 양극성)이고, 신은 active polarity(활동적 양극성)이다.(ibid. p. 178)[24)] 기와 마찬가지로 정 또한 에너지(energy)인데 정은 흔히 기의 보완으로 나타난다. 기는 항상 정의할 수 있는 성질을 가지고 있는 것이지만 정은 그렇지 않다.(ibid. p. 178)[24)] 정과 신에서 정은 구성적 측면(constructive aspect)이고, 신은 활동적 측면(active aspect)이다.(p. 179)[24)] 신(Shen, 神)은 일차적으로 적극적으로 조직화된 배열과 변화성 영향으로 개체의 특수한 특성을 결정하고 고무하는 것이다. 다른 말로 그것은 살아있는 개체(生)의 궁극적인, 합리적으로 지각할 수 있는 원인을 들어내게 한다. 그래서 포커트(Porkert M.)는 신의 개념에 configurative force(배열력)이라는 정의를 적용했고, 이것은 이질적인 영향을 적극적으로 거부하거나 적극적으로 동화하는 능력을 포괄하는 것으로 보았다. "신은 직접 지각할 수 없는 '순수한 작용'(pure action)의 사변적인 개념이다." 신은 그것이 보완적인 성질을 한 에너지인 정(精), 즉 '구조적 잠재력' structural potential(의학)에서나 영(靈, Ling), 즉 '구조력'(structural force)을 경험하는 정도만큼만 그 존재를 나타낸다. 포커트(Porkert M.)는 계속하여 신은 활동적이며 구조적 요소를 내포한 표면에 나

타난 배열력과 배열력의 활동적 측면, 활동적 배열력이라고 했다.(p. 181)[24)]

기가 개체를 구성하는 에너지라면 이 에너지 배열을 결정하고 생산하고 유지하는 것이 신, 즉 배열력이라고 그는 말한다.(p. 184)[24)]

포커트(Porkert M.)의 개념해석은 매우 냉철한 현상학적 고찰의 결과로서 높이 살 만하지만 그 논점이 매우 난삽하고 동양의학의 형이상학적 · 신비적 · 상징적 의미를 지나치게 지성적으로 환원한 것 같은 느낌이 없지 않다. 결국 정 · 기 · 신이라 할 때 정은 비특이적인 생성에너지로 삶의 잠재력, 기(氣)는 개별적 특질을 구성하는 에너지이며, 신은 그러한 개별성의 배치를 적극적으로 결정하고 유지하는 활동력이라고 이해된다.

2) 진인(眞人)의 조건과 도를 배우는 것

고대의 가장 높은 경지에 이른, 도로써 사는 법을 아는 진인은 "천지를 서로 도와서 음양을 파악하며 정기를 호흡하여 신을 지키니 기육이 전일하므로 수(壽)가 천지의 운행과 끝날 때가 없다" 하였다. 또한 고대의 천진(天眞)을 논함에 있어 "염담(恬憺, 명리를 탐하는 마음 없이 담박함)하고 허무하여 진기를 잘 조양(調養)하면 정신이 안에서 지키므로 병이 침노하지 못한다 하였는데, 한가롭고 욕심이 없으면 마음이 편하며 두려움이 없고, 몸을 노력하여도 게으르지 않고, 기를 순케 하여 식미(食味)와 의복을 몸에 알맞게 하여 풍속에 어그러지지 않으며, 춘풍화기 속에 생활하게 되는데 이러한 법을 성인들이 박(朴)이라고 가르쳤음"을 말하고, 이렇게 되면 "기욕(嗜慾)

이 그 시청을 흔들지 못하고 음사가 그 마음을 움직이지 못하며 우(愚) · 지(知) · 불초(不肖)가 관심되지 않으므로 도에 합하며 수명이 100세가 지나도 동작이 쇠하지 않는 법은 덕이 온전하고 위태하지 않기 때문이다" 하였다.(p. 5)[12)]

이도요병(以道療病)이라는 제목으로 소개한 도교 의사 구선의 말 가운데도 진인의 기본자세가 표현되고 있다. 병을 고치려면 먼저 마음을 다스린 뒤 마음속의 동요를 없애야 하며 그러면 세간만사가 모두 공허하고 부질없는 것임을 알게 되고 생사가 꿈과 같음을 깨닫게 된다.

> "이것을 깨달으면 마음이 스스로 맑고 깨끗하여 병이 생기지 않으며, 약을 먹지 않아도 병이 저절로 낫는 것이다. 이것이 신인의 도로서 마음을 다스리고 병을 고치는 대법"이라 하였다.(구선)(p. 6)[12)]

> '사람이 무심하면 도에 합하는 것이요, 유심하면 도와 멀어지는 것이다.'(虛心合道)(p. 6)

> 이러한 이치를 수득한 자는 먼저 형상을 단련하고, 다음에 신을 응결하여 기를 모으고 다음에는 '단'을 이룩하여 형을 굳세게 하면 신을 온전히 할 수 있다. 그러므로 송제구(宋齊丘)가 가로되 '형(形)'을 잊어서 기를 기르고, 기를 잊어서 신을 기르고, 신을 잊어서 허(虛)를 기른다. '잊는다'는 것은 사물이 나의 마음속에 없다는 뜻이다. "본래 아무 것도 없으니 어디에 티끌이 있으랴"라는 불경의 말이 즉 이것을 이름이다.(p. 6)[12)]

학도무조만(學道無早晩, 도를 배우는데 이르고 늦고가 없다) 제목 아래서는『연수서』오진(悟眞) 편주를 인용하여 인간의 수명은 본래 120세이고 진기(眞氣)의 무게는 1근이 되는데 사람이 늙어도 진기를 보해주면 어린이로 돌아갈 수 있고, 천년(天年)을 마치려면 스승을 만나 비결을 얻어야 신선이 될 수 있다고 하였는데, 그 비결이란 금단의 복용법인 것이다. 그러나 여기서도 정신적인 자세의 중요성이 강조되고 있음을 볼 수 있다.

> 세상 사람들은 기욕(嗜慾)에 집착하여 정기를 잃고 생각과 근심을 극도로 하여 신을 소모하고 해치며 피로를 과도히 하여 진기를 손상하니 진양(眞陽)을 이미 잃으면 64세 전에 대도(大道)를 배워도 성공하기는 어려운 것이다. 만약 일찍이 욕심을 끊고 장년에 도를 구하여 색신(色身)이 무너지지 않고 정기가 모손되지 않아서 스승을 만나 참다운 뜻을 얻고 실행을 속히 하면 삼선(三仙)의 도를 깨달을 수도 있다.(『오진편주』)(p. 7)[12]

인심합천기(人心合天機, 인심이 천기에 합한다) 제목 아래서는 환단론을 소개하여 도가 마음으로써 운용하니 그 운용의 이치를 아는 사람은 도로써 마음을 보면 마음이 즉 도인 것이요, 마음으로써 도를 깨달으면 도가 즉 마음인 것이다. 이 마음이라는 것은 인심의 심이 아니고 천심(天心)의 심이라고 하였다.(p. 7)[12]

또한 『선경(仙經)』주를 인용하여 "선기(璇機, 천체의 회전. 북두칠성 중 둘째 · 셋째 별, 혹은 첫째별과 넷째별까지)를 두(斗, 별이름)라 하는데 하늘은 북두칠성으로써 기틀(天心)로 삼고, 사람은 마음을 기틀로 삼는다. 몸에서 마음이 운행하는 것은 마치 하늘이 북두를 운전하여 사시를 조절하는 법과 같다" 하였다. 분석심리학에서 archetypal constellation(원형적 배열)이라 부르는 현상을 연상케 한다. 원형적 콤플렉스의 뒤에서 그것을 조절하는 '자기'원형의 작용을 다른 언어로 표현한 것과도 같다. "천기(天機)란 것은 반야 한밤인 자시(子時, 半夜)에 양(陽)이 처음 움직이는 법을 말하는 것이니 천기가 이르면 사람이 자신의 기(機)를 움직임으로써 응하여 천인(天人)이 합하고 내외가 서로 어울려 맺혀져서(응결돼서) '단'이 되는 법이다"(p. 7)[12] 하여 양생술의 중요 목표인 '단'이 어떻게 형성되는지를 설명하고 있다.

천기란 천연지기신(天然之機神, 『장자』 대종사 : 其嗜欲深者, 其天機淺.)(p. 228)[56](p. 224)[57]으로 사람이 갖춘 본래의 자연스런 정신기능이라고 이해된다. 『선경』주에서 천기의 뜻은 한밤중 자시(24시의 첫 시 : 23~1시)의 양이 처음 움직이는 법이라고 기술되어 있다. 천인이 합하고 내외가 서로 어울려 맺혀져 '단'이 되는 가장 적당한 시간이라 할 것이다. 인심과 천심이 합치며 천인이 합친다는 것은 분석심리학적 입장에서 상징적으로 이해하자면 의식과 무의식이 합쳐 전체를 실현한다는 뜻이다. 도(道) 또한 전체성(Ganzheit)의 상징으로 볼 수 있으니 도에 합친다는 말도 마음의 대극성이 지양되고 전체성이 실현되는 것, 즉 자기 실현의 상징을 표현하고 있다.[29,58,59] 단(丹)이란 자기 실현의 최후 목표, 대극합일을 통해 이루어질 수 있는 목표이다.

『선경』 주의 '천기'는 이러한 자기실현의 '시간성'을 말하는 것 같다. 정신적인 갈등과 고통의 치유란 곧 그 사람의 전체성 회복을 말하는데 융(Jung)이 지적했듯이 그것은 치료자 의지의 힘으로만 되는 것이 아니고 환자의 자연(Natur, 본성)으로부터의 호응이 있어야 한다. 낫고자, 고치고자 하는 의식의 작용과 이에 호응하는 무의식의 치유기능의 배열(constellation)이 동시에 일어나는 것이 곧 치유

현상, 즉 전체성의 실현이다.[60] 양생가들은 소우주인 인간과 대우주 사이의 합일이라는 형태로 시간에 상징적 의미성을 부여하였고, 이런 생각은 복기술(服氣術)의 구체적 시행에서 시간의 의미를 적용하게 된 전제가 되었다.

5. 양생술의 여러 가지

『동의보감』 내경편 권1, 신형의 뒷부분에 집중적으로 양생술의 방법이 기술되고 있는데, 양생술의 구체적인 설명에 앞서 양생의 기본 원리가 거의 매번 제시되고 있다.

양생서, 태식(胎息)론, 구선(臞仙), 태을진인(太乙眞人)의 칠금문(七禁文), 황정경(黃庭經), 통신진경(洞神眞經), 역진론(易眞論), 소강절(邵康節), 진고(眞誥), 포박자(抱朴子), 위성가(衛性歌), 진인양생명(眞人養生銘), 단계색욕잠(丹溪色慾箴) 등 제시된 문헌만 해도 그 강조하는 점이 다양하나 그 방법은 대개 비슷하여 이를 종합적으로 정리해 보면 다음과 같다.

1) 복기(服氣)와 도인(導引)

(1) 태식법(胎息法)

양성서를 인용하여 양생술의 가장 중요한 호흡법의 하나인 태식법을 소개하고 있다. 이것은 아이가 태중에 있을 때 탯줄을 통해 기운이 출입하는 것을 상상하며 입과 코로써 숨을 쉬지 않고 태아처럼 배꼽으로 호흡한다는 원리이다.

"태식의 숨을 쉴 때에 처음에 기를 한 입 가득히 들이마시고 배꼽으로 숨을 쉬면서 숫자를 80~120까지 헤아리기를 연습하고 다시 숨을 밖으로 내쉬되 소리와 기운이 없이 하여서 아주 가늘고 부드러운 털을 코끝에 붙여놓아도 움직이지 않을 정도로 호흡한다. 이렇게 하여 오래오래 숙습하여서 1,000까지 헤아리게 되면 늙은이가 어린이로 돌아가는 것이다. 갈선옹이 뜨거운 여름에 깊은 물 속에 들어가서 십여 일을 지나고 나오는데 이것이 '폐기태식(閉氣胎

표 1. 양생서와 태식론의 복기(服氣)와 도인(導引) 비교

양성서 반운복식(搬運服食)[11] (pp. 7-8)	태식론(胎息論)[11] (p. 7)
원리 : 정·기·신을 소모하지 않는 전정(全精) · 전기(全氣) · 전신(全神)에 힘을 씀	
방법	
• 첫 닭이 올 무렵 일어남. 이불을 덮고 앉아 호흡 조절 • 이를 마주치고 정신집중 • 화후(火候, 뜨거운 기운)를 임맥(任脈)과 독맥(督脈)에 운반(이때 입(華池)에 물이 생기고 신기가 몸에 충만) • 침을 삼켜 신기(神氣)를 단전 밑으로 내려 보내 원양(元陽)을 보(補) • 보양(補養)하는 양생약을 먹음 • 머리 빗고 양치질, 세수. 두 손 마찰. 열을 낸 뒤 도인법 • 기도 : 분향, 동장(洞章)기도 한 번 묵송 • 뜰 속 100보쯤 걸음. 해가 3.5장 오른 뒤에 죽을 먹음 • 손으로 배를 문지르면서 다시 200~300보 걸음	• 사시(23~1시) 뒤에(또는 자시 뒤 축시 전 및 인시 전) • 눈 감고, 평좌, 동향(東向) 자시(子時) 후, 축(丑)시(1~3시) 전, 안 되면 인(寅)시 (3~5시) 전에 해도 됨. 일출 시, 인중(寅中) 시, 서중(西中) 시, 석양, 일몰, 황혼 등 9회 • 뱃속의 구기(舊氣)를 3회 내뿜은 뒤 숨을 멈춤(閉息) • 코로 청기를 2회 가늘게 들이 쉼 • 혀 밑으로 2혈(穴)이 신(賢) 틈으로 통하니 혓바닥을 입천정에 대고 진액이 절로 나와 입 속에 가득하여 서서히 삼키면 5장에 관주(기가 단전에 들어갈 것임) • 옥천(玉泉, 침)을 상식(常食)하면 장수

표 2. 양생서의 안마와 도인의 방법

1. 밤중에 깨어나면 항상
2. 이를 9회 맞부딪히고
3. 침을 9회 삼킴
4. 가운뎃손가락으로 코를 좌우로 수십 번 문지름
5. 심호흡
6. 오른손을 머리 위로 돌려서 왼쪽 귀를 14회 문지르고 당김
7. 왼손을 머리 위로 돌려 오른쪽 귀를 14회 문지르며 당김 (귀를 많이 문지르면 장수, 양기를 보하고 귀먹는 것을 예방함)
8. 손바닥을 문질러서 열이 생기고 뜨거운 뒤에 두 눈을 다리미질
9. 머리카락 결을 자주 문지름(양생서)(p. 8)

息)'의 법을 쓴 것이다. 폐기만하고 태식을 하지 못하면 소용없는 것이다."(진전(眞詮)『동의』 내경편 1, 태식법)(p. 28)[12)]

"속을 환히 들여다본다는 '내관(內觀)'의 요는 신을 진정하고 심을 안정하여 망상이 일어나지 않고 사기가 범하지 않은 연후에 기는 제(臍)로 돌아가고 신(神)은 기(氣)로 돌아가서 '태식'이 되는 것인데 이것을 '태을(太乙)'이라고 이름하기도 한다."(양성(養性))(『동의』 pp. 27-28)[12)]

(2) 조기(調氣)하는 비결

"신을 화평하게 하고 기운을 인도하는 법은 마땅히 밀실에 누워서 문을 닫고 침금(枕衾)을 편히 하여 베개 높이는 2촌 반 정도로 하고 몸을 바로 잡아서 단정하게 누운 뒤에 눈을 감고 흉격으로 숨을 들이마시되 날짐승의 털을 콧구멍에 붙여 두어도 움직이지 않게 한다. 이렇게 300식(息)이 지나면 귀에 들리는 것이 없고 눈에 보이는 것이 없고 마음에 생각나는 것이 없나니, 추위와 더위가 침노하지 못하고 벌과 같은 독충들이 해를 끼치지 못하며 수가 360세에 이르

나니 이것을 진인에 가깝다고 하는 것이다."(팽조)(p. 28)[12]

(3) 각 내장의 수양 및 도인법

내장마다 기를 호흡하는 법의 명칭이 다르고, 기를 호흡할 때 호흡의 숨을 내쉬는 다양한 양식과 그 회수, 그때 취하는 몸과 마음의 자세가 각 내장의 기에 따라 다르게 규정됨을 구선을 인용(p. 39)[12] 하여 설명하고 있는데, 대단히 복잡한 호흡의 의식(儀式)으로서 그 실용적 가치가 어디에 있는지를 현재로서 가늠할 수 없으나 신체의 생리체계별로 호흡법을 다르게 한다는 원리만은 의학적으로나 상징적으로 검토해 볼만하다.

간장, 심장, 비장, 폐장, 신장, 담부, 눈병, 요통의 수양 및 도인법 등은 질병예방과 제거의 두 가지 목적으로 실시되는 방법으로『동의보감』여러 곳에서 제시되고 있는데 간장과 심장의 수양 및 도인법은 다음과 같다.

가. 간의 수양법 및 도인법

① 수양법

항상 정월, 2월, 3월의 초일 이른 아침에 동향 평좌하고 이를 3번 두드리고 진궁(震宮, 동방)의 청기를 입으로 마셔서 9번 머금고 90회를 폐기한다.(양생서)(p. 118)[12]

② 도인법

정좌하여서 두 손을 겹쳐 무릎 윗부분을 여러 번 안마하고 서서히 몸을 푸는데 좌우로 각각 3×5(15)회 한다. 다시 바로 앉아서 양 손을 끌어다가 배꼽 밑에서 서로 교차시킨 다음 손을 뒤집어서 가슴으로 올리고 손을 덮어 배꼽 밑으로 내리기를 5회 한다. 이것은 간의 적취와 풍사와 독기를 제거하는 것이다.(구선)(내경편 권3 간장)[11](『동의』p. 118)[12](신완역 1 p. 268)[13]

나. 심의 수양법 및 도인법

① 수양법

항상 4월, 5월의 삭망 청단(淸旦)에 남향 단좌하여 금량(金樑, 이)을 9번 두드리고 안현천(顔玄泉, 타액)으로 3번 양치한 뒤에 생각을 정식(靜息)하고 상념(想念)을 주입하여 이궁(離宮)의 적색기(赤色氣)를 마셔서 입으로 3번 머금고 30식을 폐기한다.(양생서)(p. 122)[12] (신완역 p. 274)[13]

② 도인법

두 손으로 주먹을 쥐어 힘을 주고 주먹이 아래위로 교차하여 가슴 밑에 좌우로 왕래시키되 한 번은 한 주먹이 위로 한 번은 밑으로 각각 6회씩 한다. 또 정좌하여 한 손으로 팔 위를 어루만지고 한 손은 밑으로 향해서 공중으로 무거운 독을 던지는 것처럼 하고 또 두 손으로 서로 교차하고 발로써 양쪽 손바닥을 5, 6회 밟으면 능히 심골(心骨) 간의 풍사 제질을 제한다. 숨을 막기(閉氣)를 오래 한 뒤에 눈을 감고 3번 진액을 마시고 3번 이를 두드린다.(구선)(p. 122)[12]

2) 양생의 요결

태을진인의 칠금문을 비롯하여 양생의 금기 등을 열거하고 있고 선현들의 가르침으로 이어지는 양생의 기본자세와 요체가 다음과 같이 기술되고 있다.(p. 8)[12]

(1) 태을진인의 7금문(禁文)

① 말을 적게 함(내기(內氣)를 기름), ② 색욕을 경계(정기를 기름), ③ 자양분 많고 맛있는 음식을 많이 먹지 않음(혈기를 기름), ④ 정액을 삼킴(장기(臟氣)를 기름), ⑤ 화 내는 것을 삼감(간기(肝氣)를 기름), ⑥ 음식 가려먹기(위기(胃氣)를 기름), ⑦ 사려를 적게 함(심기(心氣)를 기름).(p. 8)[12]

(2) 황정경(黃庭經)

① 곤륜(머리) 수양의 중요성 강조, ② 머리털 빗질을 자주 함, ③ 손은 항상 낯에 있음, ④ 이를 자주 두드림, ⑤ 침을 항상 삼킴(기의 정련), ⑥ 욕심을 멀리함(신이 저절로 상쾌), 3독(毒)의 소멸, ⑦ 말을 적게 함(심허(心虛), 청정(淸淨), 정정(定靜)), ⑧ 소음을 피함(존신(存神), 보명(保命)), ⑨ 다언(多言), 다희, 다노(기, 정(情), 의(意)의 손상), 비애사려(悲哀思慮, 신이 상함), 탐욕, 노곤(정이 상함)을 삼감.(p. 8)[12]

(3) 갈선옹 청정경(淸靜經)

① 침을 멀리 뱉지 말고, ② 걸음을 빨리 하지 말고, ③ 멀리 듣지 말고, ④ 멀리 보지 말고, ⑤ 과식을 금하고, ⑥ 다음(多飮) 금함.(p. 8)[11]

(4) 양성(養性)의 5난(難)

① 명리, ② 희노, ③ 성색(聲色), ④ 자미(滋味)를 끊지 못하는 것, ⑤ 신허(神虛), 정산(精散)하는 것.(p. 8)[12]

(5) 통신진경(洞神眞經)

양성의 도는 항상 노고를 적게 하는 데 있다. 심히 피로하거나 또는 견디기 어려운 것을 강제로 행하는 것은 피해야 한다. "흐르는 물이 썩지 않고 문지방은 좀먹지 않는다"는 말은 늘 운동한다는 의미이다. 구행(久行), 구립(久立), 구좌(久坐), 구와(久臥), 구시(久視)는 모두 손수(損壽)하는 장본이 되는 것이다.(p. 9)[12]

(6) 포박자(抱朴子)

양성의 근본인 12소(少) : 소사(少思), 소념(少念), 소욕(少慾), 소사(少事), 소어(少語), 소소(少笑), 소수(少愁), 소락(少樂), 소희(少喜), 소노(少怒), 소호(少好), 소악(少惡).[12]

선현들의 격언은 주로 손진인양생명(銘), 상진자(常眞子), 단계색욕잠에서 인용하고 있다. 손진인양생명에서 가장 강조한 부분은 사려가 신을 가장 상하게 하고 희노가 기를 가장 상하게 하는 것이라는 점이고, 취중 입방과 5미(味) 과식을 경계한다.

3) 복기(服氣) 및 도인(導引)의 고찰

『동의보감』에 소개된 양생술은 복기(기를 마심)의 방법과 도인, 약이(藥餌)의 방법과 극히 간단한 방중술의 원리이다. 복기법에 관한 기술에서는 Maspero H.[9]가 소개한 양생술의 역사적 사례에서 볼 수 있는 다양성과 특히 그 '환상성'이 많이 배제되어 있다. 복기법의 원리는 정 · 기 · 신을 온전히 하는 것, 태식론에서는 원초적 태아의 호흡으로 돌아가는 것이며, 양생법 실시상의 기본태도는 '양생의 요결'에서 보듯 감정의 절제, 활동의 절제, 세속적 명리와 성적 욕구의 절제이다. 여기에는 인간이 하늘에서 받은 선천의 근원적 기(원기)의 양이 한정되어 있고 그것은 호흡과 성적 관계를 통해 항상 배출된다는 전제가 있다. 그러므로 그 무절제한 배출을 막고 기를 몸 안으로 들여서 제련하여 원기의 생성처이며 저장처인 단전에 납입할 필요가 있다는 것이다.(p. 55, 59-60)[9] 태식의 원리는 '근본으로, 원초적 상태에 되돌아가면 노화를 없앤다'는 생각이다. 태식은 기를 복용하고 그것을 신체의 중추가 되는 부위에 순환시키고 궁극적으로 배꼽 아래 기의 바다(氣海), 즉 단전에 기를 보내는 것인데, 당 · 송대 이후부터 이때의 기는 코로 쉬는 외기가 아니고 체내에서 일어나는 내기라야 한다는 주장이 우세해졌다. 코로 쉬는 공기 중에도 보통 지상의 공기가 아니고 하늘을 순환하는 기를 섭취하여 몸을 기르는 것을 중국 고대 도가는 최상의 경지로 생각했다.(p. 46)[9]

그러므로 복기의 시간과 앉는 방향이 중요했던 것이다. 『동의보감』에 소개된 방법 가운데는 복기의 시간이 해 뜰 무렵, 한밤중 등 서로 일치되지 않으나 천기의 순환 성쇠와 복기의 시간 사이의 일치를 중요시한 점은 공통된 특징이다. 동쪽으로 향해 앉는다는 태식론의 기술은 Maspero H.가 소개한 4세기경의 전설적 인물로 추정되는 주의산(周義山)의 복기방법에도 발견되는데, 그는 해뜰 무렵 동쪽을 향해 서서 침을 삼키고 복기하고 태양을 향해 2회 절하였다고 했다.(p. 49)[9] 동쪽은 태양이 뜨는 곳으로 보편적으로 치유의 능력과 의식화의 상징과 관련된다. 태양에 절을 한다는 것으로 보아도 동쪽과 태양의 관계를 의식하고 있음이 분명하다. 일광, 월광욕은 『동의보감』에는 자세히 소개되지 않았으나 양생술의 또 하나의 방법이었던 점을 생각하면 시간과 방향이 모두 신화적인 상징성을 지니고 있음을 알 수 있다.

호흡하고 이를 마주 친다는 기록이 자주 있는데 이것은 순수한 기를 삼키는 연기(嚥氣)의 전 단계에서 실시하는 마술적 분획 또는 변환의 의미를 가진 행위로 보인다. Maspero H.가 소개한 환진(幻眞)선생 복내기원기결법(服內氣元氣訣法)에 보면 목이 외기를 토해내는 마지막 순간에 급히 입을 다물고 몇 번씩 앞니를 "딱 딱" 마주쳐 깨문다. 그러고 나서 목 속의 내기를 물이 내려가는 소리를 내며 삼킨다.(pp. 65-66)[9] 밖으로 배출되는 외기에 섞여서 내기가 빠져나가지 않고 입 안에 머물도록 막거나 그것을 옥수(玉水, 침)로 변하게 하여 삼키도록 하는 물리적 변화의 목적을 지닌 행위인 듯하다. 천고(天鼓, 머리)를 치는 행동도 있는데 이 또한 비슷한 기능을 가진 것인지 모른다. 이를 마주치거나 머리를 두드림으로써 잠에서 깨어 정신이 들고 집중력을 향상시킨다는 현상도 그런 행동을 공식화하는 데 기여했을 것이다. 왜냐하면 목에서 삼킨 내기는 '물이 한 방울씩 떨어지는 것처럼 들리며, 그로써 내기와 외기의 분리가 분명해지고' 의지로써 기를 재빨리 기해(氣海)에 들어가도록 유도해야 하는 것이다.(pp. 65-66)[9] 기의 도입은 의지의 힘으로 주의 깊게 통솔해야 하는데 기법은 사람마다 다르고 두 개의 콧구멍으로 몸 속에 들어간 하얀 기의 선(線)줄을 상상하든가, 신장 3, 4치 밖에 안 되는 소인(小人, 影人)의 모습이 보이면 그 소인으로 하여금 자기가 원하는 장소로 가도록 하라는 '복내원기결법(服內元氣訣法)'(p. 74)[9]의 기술은 복기가 단순한 물리적 호흡법이 아니라 형이상학적 전제하에서 실시되는 심신의 합동수련이며 기의 순환로에 대한 믿음과 상상(imagination)이 필수적인 요소임을 암시하고 있는데, 여기의 소인은 민담에 흔히 나타나는 psychopompos(영혼의 인도자)로서의 호뭉클루스(homunculus)와 같은 상징이라고 볼 수 있다. 분석심리학적으로 전체 정신의 핵심으로 자아를 인도하는 아니마, 아니무스, 또는 '자기', Selbst 그 자체의 한 상징적 측면이라 할 수 있다.

도인(導引)은 본래 기가 순조롭게 막힘 없이 통과하고 신속히 단전에 들어가는 것을 돕는 신체적 운동이다. 서양근대의 체조가 중국 고대의 도인술에서 유래한다는 관점도 있으나 근대의 체조와 다른 점은 바로 이 정신적 목표와 형이상학적 전제에 있다.

그런데 복기나 도인에는 심리적·상징적인 의미 이외에 실제적인 생리적 효과는 없는 것인가? 고대에 권장되다가 뒤에 수정된 폐기(숨을 막고 오래 참는 것)는 저산소증(anoxemia)을 일으키는데 그런 상태와 그로부터의 점진적 해방으로 극히 미약한 호흡의 내리쉼이 신체에 어떤 영향을 미칠 것인지는 가늠하기 어렵다. 이것은 뒤에 언급하게 될 성행위 시 그 절정기에 정액의 배출을 참고 그 정을 돌려 뇌를 보한다는 이치나 마찬가지로 극도의 내향적 자세, 외적 표현보다는 억제와 조절에 힘쓴 고대 동양인의 자세를 반영하는 것으로 어떻게 보면 일상성을 배격하고 자연을 거역하는 고도의 정신성을 나타내고 있다. 보이지 않는 기가 액체가 되어 입에 고인 것이 옥액, 침이라고 생각한 고대인이 침을 삼킴으로써 그것이 단전으로 내려간다고 믿은 것은 형이상학적 해부생리학에 기초한 것이며, 어디까지나 기의 경로에 대한 믿음을 전제로 한 것이며, 현재로서는 그 경로에 대한 과학적인 증명이 어렵기 때문에 뭐라 말할 수 없으나, 이를 마주쳐서 치근의 혈액순환을 촉진시키고 머리를 두드리는 것과 같이 새벽에 아직 무딘 정신상태에 있는 사람의 의식의 각성을 돕는 것과 마찬가지로 침을 삼키는 것도 목을 운동하는 데 의미가 있고 침에는 소화효소가 있으니 소화작용을 도왔을 것이다. 닭이 울

무렵에 일어나서 심호흡을 한다는 것은 새벽은 렘수면이 많이 발생하는 시기이며 렘수면의 특성상 호흡과 혈행이 불안정하므로 이러한 잔재를 기상(起床) 후에 해소시키기 위해서는 교감신경계의 활성도를 감소시키는 심호흡이 도움이 될 것이다. 전체적으로 보면 도인은 수면 중에 비활성화되어 있던 각종 신체기능을 일깨워 각성 상태에 대비하기 위한 준비로 보인다. 또한 그것은 아침 기상시간 근처가 심장병으로 인한 사망률이 높다는 현대의학의 지견으로 미루어 볼 때 무리하게 수면상태에서 각성 상태로 넘어가다가 심장발작 등의 부작용이 나는 것 등 신체의 부조화로 인한 건강장애를 막기 위해 단계별로, 점진적으로 신체를 활성화시키는 방법이라고도 볼 수 있다. 욕심을 덜 부리고 생각을 적게 하고, 말을 적게 한다는 등, 양생술사의 기본자세에 관한 권장사항들도 전체적으로 교감신경계를 흥분시키는 과도한 활동을 하지 말고 안정상태를 유지하기 위해 노력하라는 문구로 보인다.

이진수(李鎭洙)는 『동의보감』에 도인법이 상당히 많이 소개되어 있는 것은 허준이 도인의 효능성과 그 효과의 큼을 잘 알고 있어 그것을 중요시한 때문이라고 하였고, 권3 심장문의 도인법에 관한 기술을 현대의 체조와 비교할 때 악력의 증강, 맨손체조에서의 팔 옆으로 벌리기, 온몸 운동에 해당하는 동작 등으로 구성됨을 지적하면서 신체운동에 의한 생리적 현상에 일찍부터 일가견을 가지고 있었던 저자 허준의 의도가 잘 나타나 있다 하였다.(pp. 227-230)[5] 그는 조선조의 도인서와 퇴계를 위시한 조선 유학자들의 양생과 도인을 소상히 소개하고 비록 도인이 현대의 치료체조와 같이 종합적인 생체과학의 지식을 기초로 하여 창출된 것은 아니었으나, 조선에 도입된 도인법은 치료 및 예방법으로서의 보건체조였으며 현재의 치료체조와는 달리 실내에서의 호흡운동, 와위, 좌위, 안마 등의 인위적 보건체조이고 그 내용은 손끝에서 발끝까지의 전신운동으로 얼굴같이 운동 불가능한 부분에는 마찰 등을 준비하고 있음을 지적하였다. 그는 또한 『수양총서』, 『보양지(補養志)』 등 조선조의 의서에 나타난 도인술을 소개하면서 이것들이 도교의학의 원리인 정 · 기 · 신, 3보(寶)를 중심으로 이루어졌음을 지적했고, 그 효력과 필요성에 대한 저자들의 주장도 언급하였다.(pp. 41-68)[5]

맥호백(MacHovec F. J.)[61]은 고대 동방의 각종 명상과 철학사상이 현대인의 치료와 상담에 매우 유용함을 지적한 바 있고, 이케미(Ikemi, 池見)[62] 등은 자가 조절 방법의 심리-생리적 · 임상적 고찰을 실시하였다. 또한 동양의 요가를 비롯한 각종 명상법의 치료효과를 객관적으로 검증하고자 시도한 실험적 연구들이 꾸준히 진행되고 있으나, 이것이 공적인 정신의학에 수용되고 있는 것 같지는 않다. 여러 가지 명상법 중에서 양생술의 하나인 중국의 '기공(氣功, Qui Kong)'에 관해서도 약간의 실험적 연구가 계속 중이다. 기공상태 중의 뇌파는 휴식기의 그것과 현저히 달라서 알파파 활동이 주로 전두부에서 우세함을 발견했고,[35] 기공 전, 기공 중, 기공 뒤의 뇌간과 대뇌 피질성 청각성 전위(auditory potential)를 측정하여 기공이 뇌간의 청각적으로 유발시킨 반응(auditory evoked response)을 촉진하고 동시에 피질 반응(cortical response)은 억제함을 관찰하여 이것이 치유기능과 관계되리라 추정하는 연구보고도 나왔다.[36] 주오(Zhuo D. H.)[37]는 기공을 포함한 중국의 전통적 재활요법의 생리적 기전을 소개하고 그것이 노화방지에 기여함을 보고하였다. 임상적으로도 기공치료가 고혈압환자에서 심장-Qi 결여(heart-Qi deficiency)와 울혈 유형(blood stasis type(HQDBS))에 유용하다는 결과가 발표되었고,[38] 한국에서도 기공수련자와 정상대조군 사이의 세포매개성 면역성의 차이가 발견된다는 결과를 보고하고 있다.[39] 복식호흡에 관해서도 과호흡증후군에 실시된 호흡재훈련의 성과가 보고되었고,[63] 복식호흡과 흉식호흡 사이의 근전도(EMG)와 말초피부온도상의 차이가 보고되었다.[64]

기공은 분명 고대중국의 양생술의 하나로 진기를 돌려 단전에 납입한다는 목표로 실시되는 신체운동인데 그 동작의 상징성이 유난히 강조되고 있는 것이 특징이다.[65,66] 손 등은 기공이 교감신경의 흥분도를 낮추고 부교감신경의 흥분도를 상대적으로 높이며 혈장 dopamine β-hydroxylase의 활성을 낮추며 모세혈관을 확장한다는 등 여러 가지 생리적 변화에 언급하고 있는데, 그 연구의 원전은 밝히지 않았다.(손, 신, ibid. p. 29, 33)[65] 무라기(村木)는 단전호흡의 복식호흡이 복압을 강하게 하여 복부 내장의 정맥혈을 심장으로 밀려 올라가게 하고 여기에 동맥혈이 흘러들게 하여 장기의 기능을 활발하게 하며 자율신경의 불균형을 방지하고 생체 내 각종 내분비계를 조종, 조화를 이루게 한다고 주장했고, 특히 복강 내 심장부 바로 뒤에 있는 태양신경절(plexus solaris)의 활동을 활발히 하여 생체의 운영을 올바른 방향으로 이끌어간다고 주장하고 있다.(pp. 19-20, 132-136)[67]

그러나 양생술 방법의 과학적인 분류, 특히 양생술 중의 심리적 조건, 자기 암시, 상상력, 집중력 등의 선천적 소질 등 여러 변인을 고려하여 보다 종합적이고 면밀한 연구가 요청된다.

6. 양성연년(養性延年)하는 약이들과 그 고찰

1) 약이

총 41개의 약제가 제시되어 있으나, 특히 신비한 효력이 있는 약으로 지목되고 있는 약을 소개한다. 경옥고, 삼정환 등이 『의학입문』에서 인용되었고, 하령고본단이 『단계심법』에서 소개되었다. 32가지 약제를 베개에 넣어 잘 때마다 베고 자는 신침법(神枕法)(p. 15-16)[12]이 있다.

(1) 경옥고(瓊玉膏)

환동(還童)하는 고약이다.

정(精)을 채우고 수(髓)를 보충, 노쇠를 조정, 양성(養性)하며 다시 젊게 할 뿐 아니라 환동하는 고약이다. 27년 동안 먹으면 360세를 살고, 64년을 복용하면 500세를 살 수 있다고 하여 좀 과장되게 설명하고 있다.

구성약제는 주로 생지황, 여기에 인삼가루 · 백복령 · 백밀을 정선한 것이다. 약탕관에 넣어 3주야를 끓이고 우물 속에 밤낮으로 달아 두었다가 다시 1주야 끓여낸다. 제일 먼저 조금 덜어서 천지의 신에 제를 지낸 뒤에 하루 2~3회, 1~2숟갈씩 따뜻한 술이나 끓는 물에 타서 먹는다. 뜨거운 여름에는 어둡고 신선한 곳(물 속 또는 지하)에 넣어둔다. 부인이나 상중에 있는 사람이나 닭이나 개 등에게 보이지 않는 것이 좋다. 약을 제재할 때 시종 철기를 쓰지 말고, 역시 부인, 닭, 개 등에게 보이지 않는 것이 좋고, 파, 마늘, 무, 초 등속은 기식

(忌食)이다.(『입문』)(p. 11)[12)]

(2) 삼정환(三精丸)

연년익수(延年益壽), 낯빛이 동자(童子)와 같이 된다.

창출(蒼朮, 하늘(天)의 정(精)), 지골피(地骨皮, 땅의 정), 흑상심(黑桑椹(버섯), 사람의 정)을 짓이겨 비단주머니에 넣어 즙을 짠다. 약탕관에 담아 관구를 밀봉하고 낮이면 일광을 쪼이고 밤이면 월광을 받아서 자연적으로 전건(煎乾)되면 그것을 다시 작말(作末)하여 꿀로 이겨 환을 팥 크기로 하여 매번 열 알씩 술 또는 탕으로 복용한다.(『입문』)(p. 12)[12)]

(3) 하령고본단(遐齡固本丹)

주로 혼백을 편하게 하는 약이다. 제약 기일을 엄수해야 하고 만들 때 하늘을 보지 말아야 한다. 상복하면 수명이 천지와 같이 무궁하다.(『회춘』)(p. 12)[12)]

복신(茯神) · 적석지(赤石脂) · 천초(川椒) · 주사(朱砂) · 유향(乳香) · 등심(燈心)을 섞어 만든다. 유향과 주사는 별도로 세말(細末)하여 계란 거청황(去淸黃)한 속에 넣어서 7중으로 견지(堅紙)로 밀봉하고 청견(靑絹)에 넣어 정기가 충장한 부인으로 하여금 배 위에 품어서 항상 따뜻한 기운이 있게 한다. 이 역시 약을 만들 때 부인, 닭, 개가 못 보게 하는 게 좋다고 했다.(『단계심법』)(p. 12)[12)]

2) 약물의 화학성분과 조제법의 고찰

『동의보감』에는 도교에서 성행하던 단약의 제조에 관한 비법같은 것은 별로 소개되어 있지 않다. 『포박자』의 '금단'은 각종 상징적 표현으로 기술되어 있어 서양의 연금술(alchemy)에서 만들고자 노력한 영원불멸의 최고 물질과 같은 것으로 융의 자기실현의 목표이자 원동력인 전일의 상징을 표현하고 있다. 단약의 자료는 대개 변하지 않는 금과 변하는 수은이었는데 그것으로 만들어진 단약을 마시면 더 이상 늙지 않는다고 믿어 역대의 중국의 왕이 이것을 복용하고 많이 중독되어 일찍 죽었다고 한다.[27)]

『동의보감』에도 어린이로 되돌아가게 하는 약, 수명이 천지처럼 무궁해지는 약 등 거창한 말로써 장식된 처방이 더러 있어 여기 제시했는데 그 약리적 기능을 확실히 알 수는 없으나 현재까지 알려진 바를 토대로 그 중요성분을 제시하면 다음과 같다.[68)]

(1) 경옥고

생지황 : 뿌리와 줄기 주성분은 β-sitosterol, mannitol, 지방산, vitamin A양 물질, stachyose, arginine과 α-butylamino acids(강심, 간염보호, 항균작용에 관한 긍정적인 동물실험결과가 기재됨)(p. 906)[68)]

인삼 : 인삼 saponin(중추신경, 내분비, 순환계에 대한 영향에 관한 많은 연구결과 기재됨)(p. 441)[68)]

백복령 : 균핵에는 주로 β-pachyman(이뇨, 항균, 소화계 영향에 관한 연구)(p. 142)[68)]

백밀 : 미상

개별적인 약제의 적응증은 의식혼미에서 정서불안에 이르기까지 매우 다양하다.

(2) 삼정환

창출 : 뿌리줄기의 주요성분인 sesquiterpene의 hinesol, 아세틸 화합물(중추억제, 항히스타민, 진정작용 보고)(p. 1026)[68]

지골피 : 근피에 계피산, 다량의 phenol류 물질, betaine

Vitamin B_1의 활성을 억제하는 물질, β-sitosterol. linoleic acid, linolenic acid, melissic acid(혈당저하, 해열작용 보고)(p. 827)[68]

흑상심 : 당분, tannin산, 사과산, vitamin B_1, B_2, C와 carotene

(3) 하령고본단

복신 : 복령의 균핵 사이에 소나무의 뿌리를 천연으로 안고 있는 것(복신목), 복령에는 균핵에 주로 β-pachyman, trterpenoid 화합물, 식물고무질, chitin질, 단백질, 지방, sterol, lecithin, 포도당, adenine, histidine, choline, β-pachyman 분해요소, lipase, proteanase 등이 있고, 이뇨, 항균, 소화작용이 있는 것으로 알려졌으나 복신은 진정작용이 있다는 보고.(pp. 41-43)[68]

천초 : avicennol, avicennin, cisavicennol, chelerythrine(toddaline), mitidine 등 그밖에 coumarin, flavonol, alkaoloid(국부마취, 진통 · 항균작용 보고)(p. 796)[68]

유향 : 수지 60~70%, 식물고무질 27~35%, 장유(精油) 3~8%

등심초 : 섬유, 지방유, 단백질(蛋白質)(이뇨작용)(p. 145)[68]

주사 : 진사 = 황화수은(단)

『향약대사전』에는 약리효과에 대한 실험적 연구결과도 제시되어 있으나, 보다 세련된 연구방법으로 각 약제의 혼합과 제조과정이 성분에 미치는 영향에 관한 연구와 장기적인 동물 및 임상실험이 필요할 것이며, 기적을 이루는 약이라는 판단을 내리기는 어렵다. 수은이 들어 있는 하령고본단은 중독의 우려가 있을 것이다. 다만 여기서 주목해야 할 것은 그 약의 제조과정이 서양연금술사들의 경우처럼 매우 신비적이고 상징성을 지닌 것이라는 점이다. 경옥고나 하령고본단에서는 약을 만들 때 부인, 닭, 개가 못 보게 하며, 경옥고에서는 철기를 쓰지 말고, 상중에 있는 사람이 보지 않아야 된다는 금기가 있다. 삼정환은 밀봉한 약탕관을 낮에는 일광을, 밤에는 월광을 받아서 자연스럽게 달이고 말린다고도 했다. 또한 하령고본단은 약을 7중으로 밀봉, 푸른 비단에 넣어 정기가 충장한 부인으로 하여금 배 위에 품어서 따뜻한 기운이 있게 한다고 하였다.

3) 환단내련법(還丹內鍊法)

『동의보감』 신형(身形)에는 내련으로 단을 만드는 법이 간략하게나마 소개되어 있다.

먼저 『금단문답』의 '금액(金液)', '환단(環丹)', '액(液)'의 뜻을 풀이하면서 '금액환단'의 뜻을 정의하고 있다. 그런데 첫마디부터 난해하다.

금액이라는 것은 금과 수(水)이다. 금은 수의 모(母)가 되지만 금은 또한 수에 숨어들기 때문에 '환단(環丹)이라는 말이 있다. 옛 학자들이 말하기를 "단(丹)이란 단전(丹田)이요, 액이란 폐액(肺液)이다. 폐액이 단전으로 돌아오기 때문에 금액환단이라고 한다"고 하였다.(동의문헌 연구실 p. 83)[13)]

金丹問答曰, 金液者金水也. 金爲水母, 母隱于胎, 因有還丹之號也. 前賢有曰, 丹子丹田也. 液者肺液也. 以肺液還于丹田, 故曰金液還丹.(원본 p. 76)

뒷부분은 글자 그대로 이해하면 될듯하지만 앞부분의 해석에는 문제가 있어 보인다. 금액(金液)이 '금과 수'인지, 금수(金水)인지 번역 여하에 따라 뜻이 달라진다.

금수(金水)라는 번역이 금과 수를 말하는지 금수, 즉 금의 물(金液)을 말하는지 잘 살펴보아야 한다. 이어지는 문장을 보면 금과 수를 대립, 또는 대응되는 양극으로 분리해서 생각한다고 볼 수 있다. 그런데 그 다음 문장은 더욱 심오하다. 남산당 역은 "금이 수의 모가 되며, 모가 자태(子胎)를 회(懷, 품다)한다, 그러므로 환단이란 이름이 붙는 법이다" 하였다. 위의 동의연구실 역은 "금은 수의 모가 되지만, 금은 또한 수에 숨어들기 때문에 환단이라는 말이 있다"고 번역하였으니 어느 쪽이 옳은가? '은(隱)' 자를 '숨어든다'고 해석한 것이 '품는다'는 말보다 한자 어의에 가까울 것 같다. 그러나 이 문장이 표현하고자 하는 변환과정은 무엇인가? 금이 수의 모가 되니 수는 금의 자태나 다름없을 터이다. 그러니 자태를 모(母)인 금이 '품는다(懷)'는 것은 자연스런 귀결이다. 그러나 그렇게 말하면 환단, 즉 단(丹)으로 '되돌아온다'는 뜻이 불분명해진다. 은(隱)을 회(懷)로 해석하는 것이 무리라는 점은 논외로 하더라도 말이다.

이 대목은 위의 해석처럼 근원과 그 산물은 둘이 아니고 하나라는 사실이 거듭된 기의 순환을 통하여 증명된다는 사실을 제시하고자 함이 아닐까? 혹은 오행과 상생상극 관계를 시사하는 말일지 모른다. 신선이 되어 장생을 누리게 하는 약, 즉, 선약(仙藥)으로 황금을 복용하기 시작한 것은 전한(前漢) 중기로 거슬러 올라간다고 추정되는데 진(晉)대에 이르러 금액이 최고의 불로장생약으로 중시되었다고 한다.(사까데(坂出) p. 572)[11,19] 금단(金丹)이란 환단(還丹)과 금액(金液)을 말하는데 환단이란 광물층에서 채취한 그대로의 단사(丹砂), 즉 유화수은(HgS)을 주성분으로 하는 육방품계의 주황색 광석이 아니고 광석을 가열하고 용해분리하여 생긴 수은을 다시 가열하고 환원시킨 단사를 가리킨다고 한다.(사까데 p. 571, 572)[11] 그것은 갈홍의『포박자』에 최상의 선약(仙藥)이라고 기술되어 있다. 금액에 대한 여러 설 가운데 하나는 황금에 수은 · 웅황 · 소금 · 식초 그 밖의 여러 광물질에 단사(丹砂)를 더해서 용기에 넣어 끓인 수용액이라는 설이 있다.(사까데 p. 572)[11]

황금의 영원불변성과 환단의 변화와 회귀(回歸)라는 성질로 하여 몸이 젊어지고 영원히 사는 약제라는 관념을 갖게 되었다고 한다.(ibid., 572-573)[11] 그러나 환단이나 금액은 모두 수은화합물이므로 맹독성을 지닌 것이어서 그 때문에 많은 제왕들, 고관과 그 가족들이 일찍 죽었던 것이다.[27] 내단(內丹)이란 외단(外丹)이 추구하는 이와 같은 신비의 선약에 필적하는 불로장생의 단약을 주로 자신의 정 · 기 · 신을 동원하여 자신의 체내에서 만들고자하는 시도인데 이 역시 적어도 중국 수(隋)대부터 시작된 것으로 추정된다.(ibid. p. 584 f)[19]『동의보감』은 내단의 목표물에 대한 개념을 설명한 뒤 내단 '제련'(내련)의 과정을『중심고사가』를 인용하여 제시하였다.

"심(諶)고사에게 드리는 노래에 이르기를 '그대는 나의 시설(試說)을 들어보라. 많이 말하지 않는 것(과언)이 참으로 묘한 비결이라네. 깊은 밤, 용이 울고 범이 부르짖을 때, 급히 하거(河車)를 몰아 잠시도 쉬지 않고, 잠깐 사이에 이환궁(泥丸宮) 높은 곳에 반입하면 마치 옥로(玉爐)에 불을 붙여서 어름과 눈을 녹이듯 화지(華池)(입 안)에 가득 고인 신수(神水, 침)가 맑고 맑은데, 때맞추어 황아(黃芽)에 물대주어 경장(瓊漿)과 옥액(玉液)을 자주 삼키면 사지가 따뜻해지고 얼굴빛이 바뀐다네. 이밖에 자질구레한 법들이 수없이 많지만 오직 이 도가 가장 적절하다네"라고 하였다.(p. 9)[12]

동의문헌연구실 역의 역자 주에 의하면 용은 원신(元神), 범은 원기(元氣)이다. 하거로 운반한다는 것은 진기(眞氣)가 임맥(任脈)과 독맥(督脈)에 운행하는 것인데 단전호흡할 때 아랫배에서 꾸륵꾸륵 하는 소리가 나는 것을 가리킨다. 옥로(玉爐)란 신(腎)을 말하며 황아(黃芽)는 연(鉛)에서 제련해낸 정화(精華)로서 선천(先天)의 기(氣)가 싹트는 것을 상징한다고 한다. 경장, 옥액은 모두 신액(腎液)을 일컬음인데 신액이 원기를 따라 상승했다가 금액이 되어 다시 하단전으로 돌아오는데 이를 옥액환단이라고 한다. 또한 신의 양기(陽氣)를 진수(眞水)라 한다.(p. 83(주))[13]

『동의보감』은 더 나가 『역진론』(易眞論)에서 진화(眞火, 신양(腎陽)기)를 상단전, 이환궁으로 올리고 다시 상악을 거쳐 금액이 되어 단전으로 되돌려 보내는 '금액환단'의 실제적 신체감각과 '눈을 감고 안으로 장부를 보면 촛불로 비춘 듯이 또렷이 보이고 점차로 금빛이 몸을 감싸게 된다'는 생생한 경험을 보여주고 있다.(p. 83)[13]

환단(還丹)의 요점이 신수(神水)와 화지(華池)에 있는데 그것은 다름 아닌 침과 침이 가득 찬 구강임을 말함으로써 '상징의 구체화'

(Konkretisierung des Symbols)라고 부를 만한 표현을 하고 있다. "하늘의 신은 해로 나타나고 사람의 신은 눈으로 나타난다." 내 생각에는 눈이 가는 곳에는 마음도 가게 된다. "邵子曰, 天之神發乎日, 人之神發乎月, 愚謂目之所至心亦至焉…"으로 시작되는 『소자』의 인용을 통해 대우주를 본 뜬 소우주로서의 인체와 대우주와의 상관성을 가리키면서도 심화(心火)를 내려서 단전에 들어가게 하기 위해 취하는 눈, 코, 배꼽으로 향하는 자세를 구체적으로 제시하고 있다. 양생가들이 잘 쓰는 용(龍), 호(虎)의 이미지는 분명 집단적 무의식의 원형층에서 올라온 원초적 대극적 에너지의 상징이다.

양생의 내련(內鍊)은 깊은 밤, 용과 범이 울 때 시작된다는 것도 매우 상징적인 표현이다. 태양이 가라앉은 캄캄한 밤은 무의식의 활동이 최고로 활성화되는 시간이다. 그때 용과 범의 원형상들이 활성화되면서 배열(konstellieren) 된다. 내련(內鍊)은 결국 신화적 현실에서 구체적 현실로의 변환과정이며 그 목표는 전신에 걸친 에너지의 순환, 정화, 아래서 위로, 위에서 아래로, 결국 몸 전체의 중심, 결코 위의 이환궁(泥丸宮, 뇌)이 아니라 배꼽 아래 하단전임을 시사하는 중심으로 되돌려 저장하는 작업이다.

분석심리학적으로는 무의식의 끊임없는 의식화과정(자기실현)을 통하여 전체정신인 자기(Selbst)를 실현해가는 작업을 상징적으로 표현한다고 말할 수 있을 것이다. 이 경우 도교적 인간관에 대한 믿음과 신뢰, 무엇보다도 그에 걸맞은 적극적 상상(Imagination)이 결정적 역할을 한다. 도가양생이 실제로 신체에 어떤 영향을 주는가에 대한 문제를 해결하려면 이와 별개의 연구가 필요하다.

4) 음양 양성법(養性法)에 관련하여

방중술로 알려진 양생술의 또 하나의 방법에 관해서는 『동의보감』에 자세히 기술되어 있지 않다. 다만 정(精)과 정액을 동일시하여 정기가 서로 보양하여 기가 모이면 정이 충만하고 정이 충만하면 기가 성한다고 했고, 음양의 도에 정액이 보배가 되므로 삼가서 수호하면 후천적으로 오래 살 수 있다는 말이 기술되어 있다.(내경편 정)(p. 21)[12)]

> "음양의 도에 정액이 보배가 되니 삼가서 지키면 후천적으로 오래 살 수 있는 것이다. 『경송(經頌)』에 이르기를 도는 정으로 보(寶)를 삼으며, 보배를 가진 자는 마땅히 비장해야 된다. 남에게 주면 남이 살고 자기 몸에 두면 자기가 왕건(旺健)하게 되므로, 너무 쌓아두는 것도 오히려 불가하거든, 하물며 돌연히 기손하면 쇠약하고 늙어서 명이 떨어지는 것이다."(『선경(仙經)』)(pp. 17-18)[12)]

또한 정(精)은 모든 오장에 있고 끊임없이 순환하고 교감하기 전에는 정이 혈중에 함출하여 아무런 형상이 없다가 교감이 되면 욕화(慾火)가 극성하고 전신에 유행하는 혈(血)이 명문(고환, 정낭)에 이르러서 정으로 변하여 배출되는데, 정수는 일정한 처리를 하면 다시 혈이 된다는 등의 매우 소박한 정혈관계를 설명하고 있다.(진전(眞詮))(p. 18)[12)]

어쨌든 이와 같은 이유로 해서 정은 비장해야 한다는 결론이 유도된다.

"무릇 음양의 요결은 양(陽)이 비장되어야 견고해지므로 양은 강한 것이며 비장되지 않으면 음기가 따라서 끊어지는 것이다. 음이

명(平)하고 양(陽)이 비(秘)하면 정신이 편안하고 음양이 서로 떨어지면 정기가 끊어진다"는『내경』의 설명을 인용하면서 양생술 중 방중술의 원칙을 말하고 있다.(p. 18)[12]

> "음양 교회(交會)의 요는 양기를 밀폐하여 함부로 쏟아내지 않는 데 있으며, 그렇게 하면 생기(生氣)가 굳세고 장구하며, 양이 스스로 강하여도 폐장(閉藏)하지 않으면 음기가 배설되고 정기가 고갈하는 것이며, 음기가 화평하고 양기가 폐밀(閉密)하면 정신운용이 더욱 건전해진다."(『내경』)(p. 18)[12]

그리하여 욕화를 조절하며 정기를 쌓아야 하는 중요성이 재삼 강조된다.

> "양사(陽事)가 치성함을 깨달을 때 반드시 근신 억제할 것이며, 만일 욕화를 따라서 자행하면 스스로 자신을 해치는 데 불과하다",(자장(自壯)) "1차(次)의 절욕(節慾)은 그만큼의 화를 멸한다",(양생서) "욕화가 많으면 정을 모손하니, 절정(節精)을 하지 않으면 장수하지 못한다",(『입문』)(p. 18)[12] "정은 양생의 시후에 맞추어 물리적으로 단련할 수도 있고 염담(恬憺)한 식물로써 보충된다."(보정(補精))(진전(眞詮))(pp. 19–20)[12]

또한 정액이 새는 것을 물리적으로 막는 방법(정(精)의 도인(導引))이 소개되어 있고, 실정(失精)을 다스리는 약제도 제시되고 있다.(p. 23)[12] '양생요결'에 인용된『단계색욕잠』에서는 "혈기가 방강(方强)할 때에 예법으로 만나고, 시기가 적이하게 교접하면 가정의 화목도 여기에 있다"고 하였다.

마스페로(Maspero H.)[9]에 의해서 소개된 고대중국의 전통적인 방중술의 원리는 '정을 돌려 뇌를 보하는 것' 환정보뇌(還精補腦)이다. 옥방지표(玉房指票)의 인용문을 보면 정이 왕성, 활발한 순간 사정 직전 사출을 막고 입에서 천천히 기를 토해내서 기를 멈추지 않고 이를 딱딱거린다. 이렇게 되면 사랑해도 성은 밖으로 안 나가고 옥경을 경유해서 되돌아와 상승하여 뇌 속에 들어간다.(p. 137)[9]

방중술 또한 하나의 신비한 방술(方術)로서 수많은 상징적 수식과 신화적 묘사로 이루어진 변환과정으로서 분석심리학적으로 해석할 만한 부분이 많다. 요컨대 양생가들은 정액을 생명을 만들어내는 신비한 액이며 생명력을 내포하고 있는 보배로 간주하여 그것의 보전이 불멸의 영원한 생명체를 이루는 데 필수적이라는 생각을 하였다.

니덤(Needham J.)[25]에 의하면 '정(精)'의 양은 성적 자극으로 될수록 증가시키는 동시에 그 손실을 막는 것에 도가의 목적이 있다고 하고, 이들은 양력(陽力)이 음력(陰力)으로써 영양 공급되면 장생한다고 믿었다고 하였다. 방중술에서 흔히 권장되는 극치감 직전에 사정을 억제하는 행위는 성교 중단(coitus interruptus)이 아니라 coitus reservatus(성교보류)이며, 1회의 사정에 대해서 계속되는 여러 다른 상대방과의 다수의 삽입을 뜻하고 여성의 오르가즘은 남성의 생명력과 같아 음의 영양을 많이 받기 위해 될수록 긴 성행위를 했다고 했다. 그는 말하기를 건강과 장수에 남녀협력이 필요하고 여성을 존중, 찬양했고 육체적 성의 현상을 신비적 집단 정화(numonous group catharsis) 속에 편입하였으며, 원시적 · 부족적 집단주의 속에 있는 모권제적(母權制的) 요소이며, '사랑만이, 즉 우주에서의 친화와 합일의 힘만이 여러 원소들, 즉 별들과 신들을 지배한다'(p. 151)는 생각을 반영한다고 했다.[25]

양생가에게 성(性)은 현대인과는 달리 음양의 신비적 융합

mysterium coniunctionis이었다. 그것은 그와 같은 원형적 합일의 상징의 구체화로서 그러한 경지에 도달하는 과정을 신화적으로 설명한 것이다.[53)]

이동호[40)]는 방중술의 현대의학적 고찰을 통하여 불로장생을 목적으로 행하여지는 일반적 개념의 방중술에서 사정중단법이나 보류법을 사용하는 것은 자연스러운 성체험을 역행하는 것으로 성기와 부성기의 염증, 성선과 부성선의 폐용성 위축을 일으키고 성선의 기능저하를 일으켜서 불로장생에 오히려 불리한 조건을 만들 수도 있음을 지적했다. 그러나 성적 동반자인 여성을 만족시킴으로써 정신적 스트레스를 해소시키는 데 도움을 줄 수 있다고 하였고, 심신의 수련을 통하여 신선이 되는 핵심요소로서 체내에서 만들어진다고 믿은 노화방지의 신비스런 물질은 도인(導引), 행기(行氣) 등으로 비수련자와는 다르게 변화되어 있을 신체적 · 내적 환경 속에서 특수한 약물효과를 지니게 될 활성화 물질이 생합성된다는 추정을 하였고, 이런 추정이 지나친 논리의 비약이라고만 할 수는 없을 것이라 했다.(pp. 446-447, 450)[40)]

'물질의 생합성'이 어떻게 이루어지든 도가의 목적은 인간으로 하여금 영생할 수 있는 어떤 핵심요소를 만들어내고자 한 것임에 틀림없고 그러한 '물질'이 합성되어 우화신선(羽化神仙)이 되었다는 증거가 없는 이상 그것은 최고의 불변 물질을 만들고자 한 서양 연금술사들의 노력이나 '단'이라는 신비한 물질을 만들고자 한 외단술에 역점을 둔 양생술사의 노력과 그 목표에 궤를 같이 한다. 이러한 방중술은 폐기법을 중시한 행기의 술과 마찬가지로 그 진행과정에 공통된 특징이 있는데, 그 하나는 일반적이고 통상적인 생리를 그 마지막 순간에 의지로써 역행하는 것(일종의 인위적인 에난치오드로 미아), 둘째로는 그로써 모은 재료를 밑에서 머리 끝까지 전신을 순환시킨다는 것(전체성의 실현), 셋째로 단순한 것을 신비스런 힘이 있는 '물질'로 변화시킨다는 것이다. '변환을 통한 전체성의 실현'은 Jung이 말하는 개성화 과정의 상징[42]이다. 인간 무의식에는 보편적으로 전체 정신을 실험하고자 하는 잠재력이 있는데, 그것은 대극과 합일의 상징으로 꿈이나 그밖의 무의식 현상 속에 나타난다. 자기실현 또는 개성화의 상징은 사람들이 그것을 자신 속에서 발견하지 못할 경우 밖으로 투사되어 경험되는데, C. G. Jung(융)은 이것을 서양의 연금술과 중국 도교경전 『태을금화종지』에서 발견했는데, 방중술에도 그러한 상징적 과정이 표현되고 있다. 다만 방중술에서는 생명을 잉태할 수 있는 능력을 가진 정액을 서양연금술의 시발물질인 원질료(prima materia)로 삼았고 그 보존과 변환과 순환을 인체라는 장에서 기도했다는 것이 특이하다. 또한 성관계를 단지 일시적인 긴장의 완화를 위한 배출과 생리적 남성 본위의 쾌락욕구의 충족이라는 차원에서 보지 않고 남녀 상호간에 새로운 정기를 얻는 기회로 삼고자 하는 도가의 절욕, 중도(中道), 예술적 쾌락주의(epicurian)의 철학에 바탕을 둔 경험의 소산이라고 볼 수 있는 측면도 있다. 어느 경우든 방중술이 신체 내에 새로운 물질을 생성시키는지 아닌지는 뇌생리학적인 증명을 요하는 과제이고 그 가능성 여부를 판단하기는 이르다.

7. 맺는말 및 요약

전통적 양생술의 개념, 방법 및 그 이론적 배경을 조사하고 그 의미를 정신의학적 · 분석심리학적 입장에서 분석 고찰하여 장차 양생술의 각종 세부 연구에서 기초적 이해를 정립하기 위하여 저자는 우리 나라 전통의서 『동의보감』에 기술된 양생사상과 양생술을 대상으로 문헌적 비교 고찰의 방법으로 구명하였다.

『동의보감』은 도교적 신체 · 생리관을 그 바탕으로 삼고 있고, 복기, 도인, 양성하는 약 등의 양생술을 소개하고 있는데, 방중술에 관한 기술은 극히 간략하였고 단을 몸 밖에서 만드는 외단법은 소개되지 않았다.

양생술은 소우주로서 인간의 신비적 신체관과 정 · 기 · 신 3요소를 중심으로 한 상징적 생리체계, 영원불멸의 생명요소인 단을 간직하는 장소인 3단전의 존재와 이를 통과하는 신체 내 경로에 관한 인식을 전제로 실시되었다.

양생술은 정 · 기 · 신을 보존하고 기르는 것으로 마음을 비우고 도에 합치는 자세를 기본으로 하며, 우주자연과의 시간적 · 공간적 조화를 강조하고 있다.

저자는 정 · 기 · 신의 개념에 관하여 여러 해석을 비교 고찰하였는데 이것은 정신생리적 활동의 여러 측면을 나타내는 것으로 분석심리학적으로 정신과 물질 사이를 매개하는 정신 비슷한 기능(psychoid function)에 비유될 수 있을 것으로 보았다.

양생술은 형이상학적 신체생리관에 입각한 신비체인 '몸'을 그릇으로 하고, 정신적 명상(imagination)을 도구로 하여 최고의 불멸 물질 또는 상태를 몸 안에서 만들고자 한 것으로 최고의 물질을 합성하려던 서양의 연금술과 그 목표와 과정이 유사하며 천심(天心), 도(道), 단(丹), 태식(胎息)으로 표현되는 '중심'의 사상과 전체성의 실현, 근원으로의 회기를 강조함으로써 분석심리학의 자기 실현 목표를 상징적으로 표현하고 있다.

양생술의 정신적 · 생리적 측면의 실제 효과에 관한 여러 실험적 연구 결과를 고찰하였는데 대체로 긴장의 완화, 자율신경계의 조정 등 긍정적인 생리적 효과를 추정할 수는 있었으나, 확실한 성과를 판정하기 위해서는 여러 가지 변인을 고려한 양생 수행자의 체험에 관한 장기간 추적 조사와 객관적 · 심리적 · 생리적 변화에 관한 면밀한 검증을 실시해야 할 것으로 보인다.

8. 참고문헌

1. 이능화(1959) : 한국도교사. 서울 :한국문화사.
2. 차주환(1986) : 한국도교사상연구. 서울 : 서울대출판부.
3. 이진수(1984) : 조선양생사상의 성립에 관한 고찰(1)-도인을 중심으로-. 석당논총. 9집 : 107-163.
4. 이진수(1985) : 조선양생사상의 성립에 관한 고찰(2)-『동의보감』을 중심으로-. 석당논총. 10집 : 219-254.
5. 이진수(1987) : 조선양생사상의 성립에 관한 고찰(3)-『보양지』를 중심으로-. 석당논총. 12집 : 41-68.
6. 小曾戶丈夫, 濱田善利(1978) : 意譯黃帝內經素問. 東京 : 築地書館.
7. 홍원식(역)(1972) : 황제내경소문해석. 서울 : 고문사.
8. 홍원식(역)(1973) : 황제내경영추해석. 서울 : 고문사.
9. Maspero H.(特田 역)(1985) : Les procedes de "Nourrir le principe vital" dans la religion taoiste ancienne. (道教の養生術) *Journal Asiatique, Avril-juin/ Juillet-septembre*. 1937. 東京 : せりか書房.
10. 福永光司(1988) : 道教思想史 研究. 東京 : 岩波書店.
11. 坂田祥伸(編)(1988) : 中國古代養生思想の總合的研究. 東京 : 平河出

版社.
12. 허준(동의보감국역위원회(역 · 편))(1998) : 동의보감. 서울 : 남산당.
13. 허준(동의문헌연구실 역)(2015) : 신완역 동의보감 1. 법인문화사.
14. 許浚 : 繪圖東醫寶鑑. 上海校經山房.
15. 허준(2017) : 원본 동의보감. 서울 : 남산당
16. 김낙필(1987) :『해동전도록』에 나타난 도교사상. 한국도교사상연구회(편). 도교와 한국사상. 서울 : 범양사출판. pp. 135-170.
17. 김용(1988) : 고대 도인술의 현대적 조명. 한국도교사상연구회 제3차 학술세미나 구연발표.
18. 原田二郎(1988) : 養生說における「精」の概念の展開. (in) 坂田祥伸(編). 中國古代養生思想の總合的 硏究. 東京 : 平河出版社.
19. 坂出祥伸(1988) : 隋唐時代に於ける服丹と內觀と內丹 (in) 坂出祥伸(編) 中国古代養生思想の総合的研究. ibid.. pp. 566-599.
20. 楠山春樹(1979) : 老子傳說の硏究. 東京 : 創文社.
21. 이부영(1978) : 동양의학의 기개념에 관한 고찰. 신경정신의학. 17 : 41-52.
22. 小野沢精一 (等)(編)(1978) : 氣の思想. 東京 : 東京大學出版會.
23. Granet M.(1963) : *Das chinesische Denken*. München : R. Piper & Co. Verlag.
24. Porkert M.(1974) : *The Theoretical Foundation of Chinese Medicine. Systems of Correspondence*. Cambridge : The MIT Press.
25. Needham J.(1975) : *Science and Civilization in China Vol. 2. History of Scientific Though*t. Cambridge : Cambridge University Press.(ジョゼフ · ニ-ダム 著, 王鈴 協力, 東畑精一, 藪内清 監修.(1981) 中國の科學と文明. 第2巻, 思想史 (上). 東京 : 思索社)
26. Sivin N.(1969) : *Chinese Alchemy : Preliminary Studies.* Cambridge : Havard Univ. Press.
27. 요시다 미쯔구니(吉田光邦)(오진곤 역)(1975) : 연금술. 서울 : 전파과학사.
28. 장기근, 김봉영(역)(1972) : 회남자, 포박자. 서울 : 대양서적.
29. Jung C. G., Wilhelm R.(1965) : *Das Geheimnis der Goldenen Blüte*. Zürich :

Rascher Verlag.
30. 이부영(1973) : 『동의보감』에 나타난 정신병관. 최신의학. 16 : 106-112.
31. 이부영(1976) : 『동의보감』에 나타난 정신병 치료-정신요법사례를 중심으로-. 신경정신의학. 15 : 20-27.
32. 이부영(1977) : 『동의보감』에 나타난 심신관계. 신경정신의학. 16 : 23-32.
33. 김광일(1972) : 한국의 전통적 질병개념. 최신의학. 15 : 35-37.
34. 우종인(1976) : 『동의보감』에 나타난 정신장애의 약물요법. 신경정신의학. 15 : 84-88.
35. Zang J. Z.(1988) : EEG findings during special psychical state(QI Gong state) by means of Compressed spectral array and topographic mapping. *Comput-Biol. Med.* 18(6) : 455-463.
36. Liu G. L. et al(1990) : Changes in brainstem and cortical auditory potentials during Qi-Gong meditation. *Am-J-Med* .18(3-4) : 95-103.
37. Zhuo D. H.(1988) : Traditional Chinese rehabilitative therapy in the process of modernization. *Int-DisabilStud.*10(3) : 140-142.
38. Wang C. X. et al(1995) : Effect of qigong on heart qi deficiency and blood stasis type of hypertension and its mechanism. *Chung Kuo Chung Hsi I Chieh Ho Tsa Chih.* Aug. 15(8) : 454-458.
39. Ryu H. et al(1995) : Delayed cutaneous hypersensitivity reactions in Qigong(chun do sun bup) trainees by multitest cell mediated immunity. *Am J Chin Med.* 23(2) : 139-144.
40. 이동호(1988) : 수련도교의 방중술에 관한 현대의학적 고찰. 한국도교사상연구회 『도교와 한국문화』. 서울 : 아세아문화사. pp. 419-452.
41. 이부영(1990) : 의학심리학적 견지에서 본 양생사상. 한국도교사상연구회. 제5차 도교사상세미나 구연발표.
42. Jung C. G.(1944/1952) : *Psychologie und Alchemie.* Zürich : Rascher Verlag.
43. Von Franz M.-L.(1980) : *Alchemy - An Introduction to the Symbolism and the Psychology.* Toronto : Inner City Books.
44. 한의학대사전 편집위원회(편)(1998) : 한의학대사전(기초이론편). 서울 :

남산당.
45. 日原利國(編)(1984) : 中國思想辭典. 東京 : 硏文出版.
46. 長濱善夫(1961) : 東洋醫學概說. 大阪 : 創元社.
47. Veith I(1972) : *The Yellow Emperor's Classic of Internal Medicine*. Berkeley : University of California Press.
48. Nagera H. et al(1969) : *Basic Psychoanalytic Concepts on the Libido Theory*. London : George Allen and Unwin.
49. Jung C. G.(1967) : *Theoretische Überlegungen zum Wesen des Psychischen. Gesammelte Werke Bd. 8*. Zürich : Rascher Verlag.
50. Jung C. G.(1948) : *Über psychische Energetik und das Wesen der Trume*. Zürich : Rascher Verlag.
51. Jung C. G.(1963) : *Psychologie und Religion*. G. W. Bd. 11. Zürich : Rascher Verlag. pp. 110-111.
52. Jung C. G.(1951) : *Symbolik des Geistes*. Zürich : Rascher Verlag.
53. Jung C. G.(1968) : Mysterium Coniunctionis. Zürich : Rascher Verlag.
54. 서정선(1993) : 생물학관점에서 본 서양의학과 동양의학. 과학과 사상. 제5호 : 72-92.
55. Miyuki M.(1984) : *Die Erfahrung der Goldenen Blüte*. Bern : Otto Wilhelm Barth Verlag.
56. 李叔還(編)(1990) : 道教大辭典(影印本). 抗州 : 淅江古籍出版社.
57. 이원변(역)(1972) : 노자, 장자. 서울 : 대양서적.
58. 이부영(2012) : 노자와 융 - 노자 도덕경의 분석심리학적 해석. 서울 : 한길사.
59. 이부영(1981) : 노자도덕경을 중심으로 한 C. G. Jung의 도개념. 소암 이동식선생 환갑기념 논문집. 도와 인간과학. pp. 223-241.
60. Jung C. G.(1958) : *Praxis der Psychotherapie*. GW Bd 16. Zürich : Rascher Verlag.
61. Mac Hovec F. J.(1984) : Current therapies and the ancient East. *Am-J-Psychother Jan*. 38(1) : 87-96.
62. Ikemi A., Tomita S., Kuroda M., Hayashida Y., Ikemi Y.(1986) : Self-

regulation method : psychological. physiological and clinical considerations. An overview. *Psychother-Psychosom*. 46(4) : 184-195.

63. Han J. N. et al(1996) : Influence of breathing therapy on complaints, anxiety and breathing pattern in patients with hyperventilation syndrome and anxiety disorders. *J. Psychosoma Res Nov*. 41(5) : 481-493.
64. Boyer B. A., Poppen R.(1995) : Effects of abdominal and thoracic breathing upon multiplesite electro-myography and peripheral skin temperature. *Percept mot Skills Aug*. 81(1) : 3-14.
65. 손사명, 신민교(1988) : 도해 도인기공학. 서울 : 영림사. p. 29, 31, 33, 36.
66. 焦國瑞(1988) : 氣功養生學. 陰陽學說. pp. 342-378.
67. 안지영(편역)(1989) : 실용 단전호흡. 하서건강총서. 서울 : 하서출판사. p. 132, 134-135.
68. 정보섭, 신민교(1990) : 향약대사전(식물편). 서울 : 영림사.

Abstract

Theoretical Considerations on the Taoistic Techniques of Nurturing Life, Yang-saeng-sul, Mentioned in *Dong-eui bo-gam*

The basic concepts and methods applied in the techniques of Yang-saeng (Nurturing Life) cited in the book, *Dong-eui bo-gam* are investigated in order to elucidate medico-psychological and symbolical implications of these meditative techniques.

The goal of the Yang-saeng Techniques is the achievement of a long healthy life, or eternal youth. The person in the highest grade of training, Jin-in (眞人) was said to be a person who comprehends and employs the law of Heaven and Earth, Yin and Yang, breathes their spiritual energy, and can preserve jeong (精) within the body. Briefly speaking, a person living in Dao.

There are two major procedures: Bok-ki (服氣), the breathing of gi (ch'i) (氣) and Do-in (導引), physical exercise to induce the smooth flow of ki. Tae-sick (胎息), fetal breathing – one specific form of Bok-ki, reminds us of man's attempt at returning to the original state of life in order to be reborn with a new body.

The procedures of Bok-gi are different according to the texts cited in the Book. Major steps may be described as: 1. the inhalation of, won-gi (元氣), primordial energy, which enters into the palace of Nihwan (泥丸)(mud ball)(brain), 2. Transformation of Gi from ethereal to fluid form, or other precious (golden) fluid, by circulating throughout body, and swallowing from the three gateways: Sam-gwan (三關) on the back, down to the lower field of Dan (下丹田), located on the site of 3 chi (寸)(ca 9cm) below the umbilicus, then upwardly to the middle and upper field of Dan (丹). Circulation of energy can be repeated until the refinement of the gi is completed and is preserved in the lower field of Dan. This process is called Bo-yang Jeong-gi-sin (保養精氣神), (Nurturing jeong 精, gi 氣 and shin 神), the three major vital forces of Daoist Yang-saeng, and the transformation procedures is called Hwan-dan Naeryeon–beob (還丹內煉法), the method of internal refinement to return to Dan(丹).

In addition, the book briefly mentioned herbal remedies fostering Yang-saeng and also Bang-jung-sul(房中術)–sexual techniques for Yang-saeng. The principle behind sexual techniques for preserving jeong-gi through the inhibition of ejaculation came from the erroneous concept of jeong (精) as semen containing vital force, loss of which was believed to deplete one's vigor. These ideas do not correspond to normal physiology, and may cause emotional instability to the person due to one's anxious inhibition of the natural course of the sexual act.

The remedies of Yang-saeng need more elaborate pharmacological and clinical studies.

The "Human body is like a nation." *Dong-eui bo-gam* mentions the notion of Pobakja (抱朴子) in the Chinese Classic of Yang-saeng-sul. The concept of man as a microcosm is the fundamental principle of medical thought in the East. In regard to the fact that all organs and viscera are carrying not only the names of the palaces of a Kingdom but also the names of governing deities, the human body can be seen as the 'divine' empire or 'mystic body' in which the fostering of the internal gi (內氣) is taking place through its circulation, transformation and refinement to establish the final elixir. Man actively experiences the whole process. The crucial point is the basic attitude of the person who is engaged with the divine techniques. One should keep certain taboos and live a Taoistic way of life – modesty in every respect. Yang-saeng techniques have many semblances to western alchemy. The difference is that the vessel of western alchemical work (vas hermeticum) is a retort, an object, whereas in Yang-saeng, the human body. The goal of both works can be said to be the establishment of the incorruptible thing.

As C. G. Jung has confirmed the symbols of individuation process in the western alchemical work, we might claim that we have found in the archetypal images of the Yang-saeng techniques the symbols of Self and individuation. The question of how effective Yang-saeng techniques are to the person – in its psychophysical and spiritual respects – can be solved only through additional studies.

이부영李符永

서울대 의대(1959)와 동 대학원 졸업, 의학박사
신경정신과 전문의
스위스 취리히 체. 게. 융(C. G. Jung)연구소 수료(1966)
Jung학파 분석가. 국제분석심리학회 정회원
스위스 취리히 C. G. 융연구소 강사 역임
서울대학교 의과대학 정신과학교실 교수직(1969~1997), 동 교실 주임교수
미국 하와이 동서센터(East-West Center) 초빙연구원으로 문화와 정신건강 연구계획 참여
서울대학교병원 신경정신과 과장
대한신경정신의학회 회장 및 이사장
동아시아문화정신의학회 창립회장
한국분석심리학회 창립회장, 국제 표현정신병리 및 예술요법학회 부회장
세계보건기구 정신보건전문가위원단 위원
미국 뉴욕 유니온신학대학원(정신의학과 종교 강좌) 석좌교수

현재
서울대학교 의과대학 명예교수, 한국융연구원 원장 및 이사장

주요 저서

『분석심리학- C. G. Jung의 인간심성론』, 제3판, 일조각, 2011
『분석심리학의 탐구 ① 그림자』, 한길사, 1999
『분석심리학의 탐구 ② 아니마와 아니무스』, 한길사, 2001
『분석심리학의 탐구 ③ 자기와 자기실현』, 한길사, 2002
『한국민담의 심층분석』, 집문당, 1995/2011
『한국의 샤머니즘과 분석심리학』, 한길사, 2012
『노자와 융- 노자도덕경의 분석심리학적 해석』, 한길사, 2012
『지중해의 회상』, 정우사, 1993 / 집문당, 2019
『의학개론』(편저) Ⅰ·Ⅱ·Ⅲ, 서울대출판부, 1994/1995
『분석심리학 이야기』, 집문당, 2014
『정신건강 이야기』, 집문당, 2014
『괴테와 융-파우스트의 분석심리학적 이해』, 한길사, 2020

역서

세계보건기구 : 『ICD-10 : 정신 및 행태장애』(역자대표), 일조각, 1994
K. 슈나이더 : 『임상정신병리학』 14판 (한오수와 공역), 일조각, 1996
C. G. 융 : 『현대의 신화』(삼성출판사, 1986) 개역판, 솔출판, 2013
C. G. 융 : 『기본저작집』(감수 및 공역), 제1~9권, 솔, 2001/2008
A. 야훼(엮음) : 『C. G. Jung의 회상, 꿈 그리고 사상』, 집문당, 2012
C. G. 융 : 『인간과 상징』(이부영 외 공역/개역), 집문당, 1983/2013
M. L. 폰 프란츠 : 『C. G. 융-우리시대 그의 신화』(이부영), 한국융연구원, 2016
M. L. 폰 프란츠 : 『민담의 심리학적 해석』(이광자와 공역), 한국융연구원, 2018

수상

분쉬의학상(1995) 대한의학회
Ernst Kris 금상(2000) 미국표현정신병리학회
Robert Volmat 상(2009) 국제표현정신병리학 및 예술요법학회
대한의학회 명예의 전당 등재(2016)